医学文献检索

（第三版）

邢美园　王　鸿　何立芳　主编

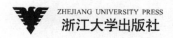
ZHEJIANG UNIVERSITY PRESS
浙江大学出版社

医学文献检索

主　编　邢美园　王　鸿　何立芳

副主编　苏开颜　刘　琼　卓仁杰

编　委　邢美园　浙江大学医学院附属第一医院

　　　　苏开颜　浙江大学

　　　　刘　琼　浙江大学

　　　　卓仁杰　宁波大学医学院

　　　　田　稷　浙江大学

　　　　何立芳　杭州师范大学

　　　　陈小清　浙江大学医学院附属第一医院

　　　　杜文婷　浙江医学高等专科学校

　　　　王　鸿　浙江医学高等专科学校

　　　　韩　冬　浙江省中医药研究院

目　录

第一章　绪　论 ……………………………………………………………………… 1
  第一节　文　献 …………………………………………………………………… 1
  第二节　文献检索 ………………………………………………………………… 6
  第三节　文献检索语言 …………………………………………………………… 12
  第四节　计算机检索基本知识 …………………………………………………… 27

第二章　文摘型检索工具 ………………………………………………………… 32
  第一节　中国生物医学文献数据库 ……………………………………………… 32
  第二节　PubMed ………………………………………………………………… 42
  第三节　美国化学文摘(CA)网络版——SciFinder Scholar 数据库 …………… 52
  第四节　引文数据库 ……………………………………………………………… 57

第三章　期刊全文数据库 ………………………………………………………… 69
  第一节　中国知网(CNKI) ……………………………………………………… 69
  第二节　维普中文科技期刊数据库 ……………………………………………… 79
  第三节　万方数据资源系统 ……………………………………………………… 94
  第四节　外文期刊全文数据库 …………………………………………………… 106

第四章　电子图书 ………………………………………………………………… 123
  第一节　概　述 …………………………………………………………………… 123
  第二节　中文电子图书 …………………………………………………………… 126
  第三节　外文电子图书 …………………………………………………………… 135

第五章　特种文献 ………………………………………………………………… 148
  第一节　专利文献 ………………………………………………………………… 148
  第二节　学位论文信息 …………………………………………………………… 181
  第三节　医学会议文献 …………………………………………………………… 188

第六章　网络信息资源检索 ……………………………………………………… 191
  第一节　网络信息资源概述 ……………………………………………………… 191
  第二节　搜索引擎 ………………………………………………………………… 193
  第三节　国内外重要临床医学网站选介 ………………………………………… 209

　　第四节　护理学资源…………………………………………………………… 213

　　第五节　药学资源……………………………………………………………… 216

　　第六节　其他医学资源………………………………………………………… 220

第七章　医学论文的撰写与投稿………………………………………………… **230**

　　第一节　医学论文的特征和分类……………………………………………… 230

　　第二节　医学论文的结构和格式……………………………………………… 231

　　第三节　医学论文投稿信息的获取…………………………………………… 237

　　第四节　文献分析管理软件的应用…………………………………………… 241

第八章　科技查新………………………………………………………………… **259**

　　第一节　科技查新定义………………………………………………………… 259

　　第二节　科技查新机构………………………………………………………… 259

　　第三节　科技查新委托书撰写要求…………………………………………… 260

　　第四节　科技查新检索………………………………………………………… 261

第一章 绪 论

第一节 文 献

"文献"一词最早见于《论语·八佾》:"子曰,夏礼,吾能言之,杞不足征也。殷礼,吾能言之,宋不足征也。文献不足故也。足,则吾能征之矣。"这时"文"指典籍文章,"献"指的是古代先贤的见闻、言论以及他们所熟悉的各种礼仪和自己的经历。朱熹《论语集注》中解释:"文,典籍也。献,贤也。"后该词向偏义词演化,偏重于"文",单指典籍。宋代马端临《文献通考》中将文与献,作为叙事与论事的依据:"文"是经、史历代会要及百家传记之书,"献"是臣僚奏疏、诸儒之评论、名流之燕谈、稗官之记录。在他的影响之下,关于文献的认识,便只限于一般的文字记载。

中国国家标准对文献的定义是:记录有知识的一切载体。具体地说,文献是用文字、图形、符号、声频、视频等技术手段记录人类知识的一种载体,或理解为固化在一定物质载体上的知识,也可以理解为古今一切社会史料的总称。除书籍、期刊等出版物外,凡载有文字的甲骨、金石、简帛、拓本、图谱乃至缩微胶片、光盘、声像资料等等,皆属文献的范畴。

文献具有知识性、记录性和物质性三个基本属性。文献构成的三要素包括:第一,要有一定的知识内容;第二,要有用以保存和传递知识的记录方式和手段,如文字、图形符号、视频、声频等技术手段;第三,要有记录知识的物质载体,如纸张、感光材料、磁性材料等,这三者缺一不可。一本白纸,再厚也不是文献;而口述的知识,再多也同样不是文献。由此可见,文献与知识既是不同的概念,又有密切的联系。文献必须包含知识内容;而知识内容只有记录在物质载体上,才能构成文献。

文献是记录、积累、传播和继承知识的最有效手段,是人类社会活动中获取情报的最基本、最主要的来源,也是交流传播情报的最基本手段。它的作用如下:

第一,文献是人们获取知识的重要媒介。文献是人类文化发展到一定阶段(具有可记录的内容与记录的工具、手段时)的产物,并随着人类文明的进步而不断发展。人类认识社会与自然界的各种知识的积累、总结、贮存与提高,主要是通过文献的记录、整理、传播、研究而实现的。文献能使人类的知识突破时空的局限而传之久远。

第二,文献的内容反映了人们在一定社会历史阶段的知识水平,而文献的存在形式(诸如记录手段、书写材料、构成形态与传播方式等),又受当时社会科技文化发展水平的影响与制约。例如在纸发明以前,我国的古人只能在甲骨、简牍、缣帛上作记录;在雕版印刷发明以前,古人只能凭手工抄写来记录文献。然而,正是在文献的初级原始阶段经验积累的基础上,才发明了纸与雕版印刷术,使文献的记录方式更为便利,传播的范围更广,速度更快。人们又从文献中汲取、利用知识贡献于社会,从而极大地推动了社会文明的发展。由此可见,社会的发展水平决定了文献的内容与形式,而文献的继承、传播与创造性的运用,又反作用于社会,成为社会向前发展的有力因素。

第三，文献是科学研究的基础。任何一项科学研究都必须广泛搜集文献资料，在充分占有资料的基础上，分析资料的种种形态，探求其内在的联系，进而作更深入的研究。纵观中国医学史，凡是在学术上有重大成就的医家，无不十分重视对文献的研究。医圣张仲景"勤求古训，博采众方，撰用《素问》、《九卷》、《八十一难》、《阴阳大论》、《胎胪药录》并《平脉辨证》，为《伤寒杂病论》合十六"；明代伟大的科学家李时珍"渔猎群书，搜罗百氏，凡子、史、经、传，声韵、农圃，医卜星相，乐府诸家，稍有得处，辄著数言"，"岁历三十稔，书考八百家"，编纂了不朽的名著《本草纲目》，被称为"博物之通典"，据统计，其直接和间接引用的文献达 900 余种。

由于文献的种类繁多，各具特色，不同类型文献所记载的信息内容也各有侧重，因此，首先了解文献的级别、类型、特点等知识，对进一步做好文献检索工作将有很大的帮助。

文献因载体形式、生产来源、出版发行方式以及特别用途而呈现出多样性。因此，文献根据不同的划分方式又可分为多种类型。

一、依据文献的加工深度划分

依据文献传递知识、信息的质和量的不同以及加工层次的不同，人们将文献分为四个等级，分别称为零次文献、一次文献、二次文献和三次文献。

（一）零次文献

零次文献一般是通过口头交谈、参观展览、参加报告会等途径获取，不仅在内容上有一定的价值，而且能弥补一般公开文献从信息的客观形成到公开传播之间费时甚多的弊病。学术界还常将通过非正常交流渠道获得的、非正式出版物称作灰色文献。它具有客观性、零散性、和不成熟性的特点。

零次文献主要包括两个方面的内容：一是人们的口头交谈，直接作用于人的感觉器官的非文献型的情报信息；二是未公开于社会即未经正式发表的原始的文献，或没正式出版的各种书刊资料，如书信、手稿、记录、笔记，也包括一些内部使用、通过公开正式的订购途径所不能获得的书刊资料。

（二）一次文献

一次文献通常是指原始创作，即作者以本人的研究成果为基本素材而创作（或撰写）的文献。如期刊论文、会议论文、科技报告、学位论文、专利说明书、标准文献、产品样本、档案，也常被称为原始文献。它在整个文献系统中是数量最大、种类最多、使用最广、影响最大的文献，具有以下特点：

一是内容先进性，是作者本人的工作经验、观察或者实际研究成果，具有较强的先进性、新颖性和学术性，往往反映了有关领域最新研究成果。

二是叙述详尽性，便于研究者参考、学习和利用。

三是数量庞大、分散，它分布在各种期刊、媒体、会议论文集、图书、特种文献等众多出版物之中，查找较为困难。

（三）二次文献

二次文献是指信息工作者对大量分散、零乱、无序的一次文献进行整理、浓缩、提炼，并按照一定的逻辑顺序和科学体系加以编排存储后得到的产物。其主要类型有目录、索引和文摘等。二次文献具有明显的汇集性、系统性和检索性，其重要性在于使查找一次文献所花费的时间大大减少。它汇集的不是一次文献本身，而是某个特定范围的一次文献线索，以提供一次文献内容梗概为目的。其基本作用是提供密集的科研信息，便于研究人员获取原始文献，提高检索效率，使研究人员花费较少的时间和精力，获得较多、较全面的原始信息和原始情报，有利于提高科研工作效率，还有利于信息交流。

（四）三次文献

三次文献是利用二次文献提供的线索，选用大量有关的一次文献内容，经过综合、分析、研究而编写出来的文献。它通常是围绕某个专题，利用二次文献检索搜集大量相关文献，对其内容进行深度加工而成，通常把这类文献称为"情报研究"的成果。属于三次文献的有综述、评论、专题评述、进展、动态等期刊文献和百科全书、年鉴、手册、一次文献书目的书目、二次文献的书目等参考工具书，这类对现有成果加以总结、评论、综述并预测其发展趋势的文献，具有较高的实用价值。

三次文献具有系统性、综合性和知识性的特点，概括了某一阶段人类已掌握的某一领域的科学技术知识，有继承和累积前人知识、总结经验教训的作用。利用三次文献，可以快捷、系统地掌握当前科学技术发展水平与动态，预测科学技术的发展远景，从而为制订科学研究计划或经济发展规划、确定研究课题、提出技术方案或施工方案、引进先进技术、开发新产品等提供决策依据。

综述是三次文献中最常见和最有价值的，是对原始文献的综合、评价、压缩处理的文献，具有最新情报的报道功能、指导功能和目录功能。一般由各个专业的著名专家、学者撰写，并附有大量参考文献。综述分评论性综述和叙述性综述两大类型。评论性综述的撰写一般包括对特定领域的所有重要出版物进行详细公正的审查分析，同时结合该领域的进展进行批判性的评价，指示研究的文献和发展趋势的预测；叙述性综述主要是对现有资料的综合性叙述而不是评价。

总之，从零次文献、一次文献、二次文献到三次文献，是一个由分散到集中，由无序到有序，由博而精的对知识信息进行不同层次加工的过程。它们所含信息的质和量是不同的，对于改善人们的知识结构所起到的作用也不同。零次文献和一次文献是最基本的信息源，是文献信息检索和利用的主要对象；二次文献是一次文献的集中提炼和有序化，它是文献信息检索的工具；三次文献是把分散的零次文献、一次文献、二次文献，按照专题或知识的门类进行综合分析加工而成的成果，是高度浓缩的文献信息，它既是文献信息检索和利用的对象，又可作为检索文献信息的工具。

二、依据文献的发布类型划分

（一）图书

图书是人类用来记录一切成就的主要工具，也是人类交融感情，取得知识，传承经验的重要媒介，对人类文明的发展，贡献巨大。联合国教科文组织对图书的定义是：凡由出版社（商）出版的不包括封面和封底在内 49 页以上的印刷品，具有特定的书名和著者名，编有国际标准书号，有定价并取得版权保护的出版物称为图书。正式出版图书的版权页或其他部位标有一个国际标准书号（International Standard Book Number，ISBN），这是国际通行的出版物代码，具有唯一性和专指性，也是一种可利用的检索途径。

图书的特点为内容比较系统、全面、成熟、可靠，出版周期较长，传递信息速度较慢。图书通常记录一些比较系统、成熟的知识，图书按学科可分为社会科学和自然科学图书，按用途可分为普通图书和工具书，按装帧可分为精装书、平装书、线装书，主要有专著、文集、教科书、丛书、会议论文集、词典、百科全书、指南、手册等类型。

（二）期刊

期刊是指具有相对固定的刊名、编辑机构及版式装帧的定期或不定期连续出版物。期刊所记录的知识具有新颖、信息密度大等特点，一般不包括报纸和多卷图书。从广义上来讲，期刊可以分为非正式期刊和正式期刊两种。非正式期刊是指通过行政部门审核领取"内部报刊准印证"，作为行业内部交流的期刊（一般只限行业内交流不公开发行），是合法期刊的一种。正式期刊是由国家新闻出版署审批通过，并编入"国内统一刊号"，办刊申请比较严格，要有独立的办刊方针和实力。

正式期刊一般都有 CN 号和 ISSN 号。CN 号是"国内统一连续出版物号"的缩写，即国内统一刊号，它是新闻出版署分配给连续出版物的代码。ISNN 号是国际标准连续出版物编码（International Standard Serial Number，ISSN）的简称，是国际上通用的连续出版物国际标准化编码，每一种经过申请的出版物都可得到一个固定的 ISSN 号，用于区别其他不同的出版物，我国大部分期刊都配有 ISSN 号。

期刊按内容可分为四大类：（1）一般期刊，强调知识性与趣味性，读者面广，如《读者》；（2）学术期刊，主要刊载学术论文、研究报告、评论等文章，以专业工作者为主要对象，如中华医学会系列杂志；（3）行业期刊，主要报道各行各业的产品、市场行情、经营管理进展与动态，如《医药快讯》；（4）检索期刊，以提供文献线索为目的，如《全国报刊索引》。

按学术地位可分为核心期刊和非核心期刊两大类。核心期刊，是指在某一学科领域（或若干领域）中最能反映该学科的学术水平，信息量大，利用率高，受到普遍重视的权威性期刊。国内对核心期刊的测定，主要运用文献计量学的方法，以及通过专家咨询等途径进行。

按出版周期可分为周刊、旬刊、半月刊、月刊、双月刊、季刊、半年刊、年刊。多数学术性期刊在刊期的基础上，对其划分为卷（Volume）、卷内分期（Number or Issue），也有不分卷，只连续计期的。

学术期刊内容专深新颖，出版周期短，传播面广，连续性强，能较快地反映学科发展的水平和动态。它所积累的大量文献，历史地、系统地记录了某一学科或某一研究对象的发展过程，是科研工作的主要文献源、信息源、情报源，是科学交流的园地，也是科研过程中最为重要的文献类型。

（三）特种文献

特种文献是指有特定内容、特定用途、特定读者范围、特定出版发行方式的文献，一般指图书和期刊以外的各种信息资源，主要包括会议文献、学位论文、专利文献、科技报告、标准文献、政府出版物、档案资料、产品资料等。

特种文献一般不公开出版，普通图书馆也不收藏，较难获取。特种文献特色鲜明、内容广泛、类型众多、数量庞大，往往反映最新的研究和技术以及国家的法规、标准等不可缺或的信息，是非常重要的信息源。它的特点是非正式出版、内容新颖专深、信息量大、参考价值高、实用性强。

三、依据文献的载体形式划分

（一）印刷型

以纸质材料为载体，以印刷为记录手段而形成的文献形式，是目前整个文献中的主体，也是有着悠久历史的传统文献形式。它的特点是不需要特殊设备，可以随身携带，随处随时阅读。但存贮密度小,体积大,占据空间大,不便于保存。如传统的图书、期刊、报纸等。

（二）缩微型

以感光材料为载体,以照相为记录手段而形成的一种文献形式,包括缩微胶卷、缩微平片、缩微卡片等。缩微型文献的优点是体积小,便于收藏和保存等,但阅读需要有较复杂的阅读设备来支持。目前在整个文献中,所占数量较少。

（三）声像型

又称视听文献,以磁性和感光材料为介质记录声音、图像等信息的一种文献形式。其优点是存取快捷,直观、形象,易理解。包括录音、录影、幻灯、电影等。

（四）电子型

以机器(通常指计算机)能阅读和处理的形式存储在某些特殊载体上的信息或数据集合体。它是伴随计算机技术和网络技术发展而产生的,最早的电子文献是记录有数据的穿孔纸带和机器穿孔卡片。随着计算机技术、通信技术、互联网的快速发展,机读文献增长迅猛,种类也越来越丰富,其主要类型有:机读目录、电子图书、电子期刊、数据库、光盘文献、视频数据服务、电子票据、电子邮件、超级载体等。电子文献的出现和迅速发展,大大地便利了人类对知识和信息的获取与传播。它具有易复制性、节省存储空间、传播速度快且范围广,具有多媒体信息存储和传递功能等优点,但也存在使用条件较高、信息可信度较低、阅读习惯问题等不足。

四、依据文献的公开程度划分

（一）白色文献

白色文献是指公开出版发行的、通过正常渠道可以得到的文献,包括图书、报纸、期刊等。

这类文献大多通过出版社、书店、邮局等正规渠道发行,向社会所有成员公开,其蕴涵的信息大白于天下,人人均可利用,是利用率最高的文献。

（二）灰色文献

灰色文献是指不受营利出版者控制,而由各级政府、学术单位、工商业界所产制的各类印刷与电子形式的资料。

灰色文献品种繁多,包括非公开出版的政府文献、学位论文;不公开发行的会议文献、科技报告、技术档案;不对外发行的企业文件、企业产品资料、贸易文件(包括产品说明书、相关机构印发的动态信息资料)和工作文件;未刊登稿件以及内部刊物、交换资料,赠阅资料等。灰色文献流通渠道特殊,制作份数少,容易绝版,不易获得。虽然有的灰色文献的信息资料并不成熟,但所涉及的信息广泛,内容新颖,见解独到,具有特殊的参考价值。

灰色文献虽已出版但难以一般方式购得。但随着互联网的发展,灰色文献有逐渐转白的趋势。许多组织与个人将过去的灰色文献放置网络平台上,供民众自由全文阅览。

（三）黑色文献

黑色文献是指非公开出版发行或者发行范围狭窄、内容保密的文献。如军事情报资料、技术机密资料、个人隐私材料等。

除个人隐私材料外,绝大部分黑色文献有密级规定,并对读者范围作明确的限定,其制作、保管和流通都严格受控,一般不允许复制。其特点是保密程度高,非特定的读者对象基本上无法获取。

第二节　文献检索

　　文献检索是进行科学研究和撰写论文时所必需的一种手段。文献检索的概念有狭义和广义之分：狭义的文献检索是指依据一定的方法，从已经组织好的大量有关文献集合中，查找并获取特定的相关文献的过程。这里所说的文献集合，不是通常所指的文献本身，而是关于文献的信息或文献的线索。广义的检索包括信息的存储和检索两个过程。信息存储是将大量无序的信息集中起来，根据信息源的外表特征和内容特征，经过整理、分类、浓缩、标引等处理，使其系统化、有序化，并按一定的技术要求建成一个具有检索功能的数据库或检索系统，供人们检索和利用。而检索是指运用编制好的检索工具或检索系统，查找出满足用户要求的特定信息。

　　依据检索对象的不同，文献检索可分为三种类型：
- 以查找文献线索为对象的文献检索，如查找某篇论文的原文；
- 以查找数值与非数值混合情报为对象的事实检索，如查找鲁迅生于某年；
- 以查找数据、公式或图表为对象的数据检索，如查找某种材料的电阻。

　　依据文献检索的手段划分为以下两种：
- 手工检索；
- 计算机检索。

　　手工检索是计算机检索的基础，计算机检索是手工检索的发展。从检索原理来讲，手检与机检并无差别，在检索进行之前都要进行检索课题的分析、检索工具（文摘或文档）的选用、根据检索课题的要求制定检索策略、选择检索途径和检索方法，然后才能进行检索操作。

一、检索途径与检索方法

（一）检索途径

　　检索途径一般包括文献的内容特征途径和外表特征途径。内容特征途径主要有主题途径和分类途径，外表特征主要包括题名、责任者、机构名称、文献编号等途径。

1. 主题途径

　　通过反映文献资料内容的主题词或关键词来检索文献。该途径能直接、灵活、准确地表达课题和检索提问的主要概念，集中反映一个主题的各方面文献资料，因而便于读者对某一问题、某一事物和对象作全面系统的专题性研究。通过主题目录或索引，即可查到同一主题的各方面文献资料。

2. 分类途径

　　按照文献所属学科（专业）类别进行检索的途径。这一途径是以知识体系为中心分类排检的，因此，比较能体现学科系统性，反映学科与事物的隶属、派生与平行的关系，便于从学科所属范围来查找文献，并且可以起到"触类旁通"的作用。分类检索能较好地满足族性检索的要求，提高课题信息的查全率。从分类途经检索文献资料，主要是利用分类目录和分类索引。

3. 代码途径

　　利用事物的某种代码编成的索引，如分子式索引、环系索引等，可以从特定代码顺序进行检索，满足特性检索的需要。利用代码途径，需对代码的编码规则和排检方法有一定的了解。

4.著者途径

以著者姓名字顺进行检索的途径。大多检索系统都有著者索引、机构(机构著者或著者所在机构)索引、专利权人索引,利用这些索引可以查找某一著者、编者、译者、专利权人和团体机构名下的所有相关文献。

5.题名途径

根据文献的题名来查找文献的途径,文献信息的题名包括书刊名称、论文名称、专利名称、标准名称等。

6.机构名称途径

根据机构名称检索该机构出版或发表的文献情况,以了解和统计该机构的学术和科研成果。

7.引文途径

文献所附参考文献或引用文献,是文献的外表特征之一。利用这种引文而编制的索引系统,称为引文索引系统,它提供从被引论文去检索引用论文的一种途径。

8.编号途径

根据文献出版或发布时给出的编号进行检索的途径。这些编号包括专利号、报告号、合同号、标准号、国际标准书号和刊号等。文献序号对于识别一定的文献,具有明确、简短、唯一性特点。依此编成的各种序号索引可以提供按序号自身顺序检索文献信息的途径。

9.特定途径

从文献所包含有关的名词术语、地名、人名、商品名、生物属名、年代等的特定信息进行检索,可以解决某些特别的问题。

(二)检索方法

检索方法是为实现检索方案中的检索目标所采用的具体操作方法与手段的总称。检索方法很多,在检索过程中应根据检索系统的功能与检索者的实际需求,灵活运用各种检索方法,以达到满意的检索效果。

1.顺查法

顺查法是指按照时间的顺序,由远及近地利用检索系统进行文献信息检索的方法。这种方法能收集到某一课题的系统文献,它适用于较大课题的文献检索。例如,已知某课题的起始年代,现在需要了解其发展的全过程,就可以用顺查法从最初的年代开始,逐渐向近期查找。

2.倒查法

倒查法是由近及远,从新到旧,逆着时间的顺序利用检索工具进行文献检索的方法。此法的重点是放在近期文献上。使用这种方法可以最快地获得最新资料。

3.抽查法

抽查法是指针对项目的特点,选择有关该项目的文献信息最可能出现或最多出现的时间段,利用检索工具进行重点检索的方法。

4.追溯法

追溯法是指不利用一般的检索系统,而是利用文献后面所列的参考文献(引文),逐一追查原文(被引用文献),然后再从这些原文后所列的参考文献目录逐一扩大文献信息范围,一环扣一环地追查下去的方法。它可以像滚雪球一样,依据文献间的引用关系,获得更好的检索结果。

5.循环法

又称分段法或综合法。它是分期交替使用直接法（倒查法、顺查法和抽查法）和追溯法，以期取长补短，相互配合，获得更好的检索结果。

二、检索工具

检索工具是指用于报道、存储和查找文献线索的工具和设备的总称。它具有报道文献、存储文献、检索文献三大基本功能，其特点是：详细描述文献的内容特征与外表特征；每条文献记录必须有检索标识；文献条目按一定顺序形成一个有机整体；能够提供多种检索途径。

检索工具按照不同的标准可以划分为不同的类型。按照摘录与编制方式可分为目录型、题录型、文摘型、索引型检索工具；按照信息加工的手段或设备可分为手工检索工具、机械检索工具、计算机检索工具；按照载体形态可分为书本式、卡片式、缩微式、机读式，机读式包括磁带、磁盘、光盘和网络数据库等；按收录范围可分为综合性、专科性、专题性、全面性、单一性检索工具；按照时间范围可分为预告性、现期通报性、回溯性检索工具。

（一）文摘

文摘是对文献的主要内容进行简略而确切的描述的文献条目。具体地说，是以提供文摘内容梗概为目的，不加评论和补充解释，简明、准确地记述文献重要内容的短文，长度在200～400字之间。文摘具有报道、检索、参考和交流等功能，是开展情报交流的重要手段。其主要作用是：(1)帮助读者迅速准确地鉴别一篇文献的主要内容，决定其取舍；(2)能从中取得足够信息时，可免于查阅一次文献，在一定程度上可代替原文；(3)帮助读者克服语言上的障碍，节省查阅文献的时间和精力。

文摘按其内容可分为三种类型：(1)报道性文摘，概括叙述原文献中的重要事实情报，包括研究对象、工作目的、主要结果，以及与研究性质、方法、条件、手段等有关的各种资料，在一定程度上可代替原文献，一般适合用于主题集中，内容单一的文献。(2)指示性文摘，指明原文献的主题与内容梗概，为读者查检和选择文献提供线索。又称简介，篇幅较短，适用于那些原文篇幅长，内容复杂，在有限的字数内不容易将其中重要的信息反映出来的文献。(3)指示—报道性文摘，兼具报道性文摘与指示性文摘的特点。

医学论文常用的文摘类型是结构式文摘。1987年美国《Annals of Internal Medicine》(内科纪事)首先推出结构式文摘，国际医学期刊编辑委员会于1991年要求论著和综述类论文使用250个单词以内的结构式文章摘要。结构式文摘是医学论文摘要新的书写格式，给整个情报界带来了一次革命。结构式文摘有固定的格式，按照文摘的结构加小标题，使文摘各部分内容明确，逐项列出，便于格式化，给论文撰写者、情报工作者和读者带来极大的便利。

结构式文摘包括目的、方法、结果与结论四部分，文辞力求简明易懂。它的优点是具有固定格式，便于撰写，避免内容的疏漏，信息完整集中；其分设层次的结构，便于计算机检索，检索工具的编辑、收录；非英文国家的科技人员，比较容易掌握，便于国际间学术交流，促进文摘编写标准化。结构式文摘各部分内容要求如下：

(1)目的部分：直接准确说明研究目的或所阐述的问题。也可以在文摘开始，简要说明提出问题的背景。

(2)方法部分：对研究的基本设计加以描述。包括诊断标准、分组情况及随访时间，研究对象的数量及特征，以及对在研究中因副作用或其他原因而撤消的研究对象数目，观察的主要变量及主要的研究方法，治疗手段包括使用方法及作用时间等。若为临床研究，需说明是前瞻性随机对比研究或回顾性分析。方法学研究要说明新的或改进的方法、设备、材料，以及被研究的对象（动物或人）。

（3）结果部分：文摘的重点部分。提供研究所得出的主要结果，列出重要数据。指出新方法与经典方法比较而表现出的优缺点，并说明其可信度及准确性的统计学程度。

（4）结论部分：把研究的主要结论性观点，用一、两句话简明表达，不必另分段落或设小标题。

文摘式检索工具在名称中通常有"文摘"、Abstracts、Digest、Excerpta 等字样，如《中国药学文摘》、《Biological Abstracts》、《Chemical Abstracts》等，相关的文摘型数据库有《中国生物医学文献数据库》、MEDLINE、BIOSIS、Scifinder Scholar 等。这些检索工具书或数据库中收录内容是在"题录"基础上增加一段内容文摘，通常采用原文的作者文摘。少量检索工具或数据库采用情报和相关学科专家后加工式的文摘，如《Excerpta Medica》、EMBASE。

（二）目录

目录是按照某种顺序编制的文献清单或清册，通常以一个完整的出版单位或收藏单位为基本著录单位。它产生于文献的大量积累和人们对文献利用的需求，作为一种联系文献与需求者之间的媒介或纽带，以最大限度满足人们的书目情报需求。目录对文献的描述比较简单，主要记述其外部特征（如图书名称、著者、出版事项和稽核事项等），其基本功能包括检索功能、报道功能、导读功能、揭示功能等。

目录是手工检索工具中出现最早的一种检索工具类型。由于文献的类型、数量、内容和形式多种多样，文献利用者的需要千差万别，文献目录的类型呈现多样性。每一种目录都以其特定的编制方法，实现其揭示与报道文献信息的功能，各种不同类型的目录，反映着人们利用文献的不同目的和需要。目录类型的划分根据不同的标准，有不同的类型。按揭示内容分有书名、著者、分类和主题目录等；按出版类型分有图书目录、期刊目录、会议论文目录等；按载体形式分有书本式、卡片式、期刊式、附录式、缩微式和机读式等；按职能分有馆藏目录、联合目录和出版发行目录等。

（三）索引

索引是将文献中具有检索意义的事项（可以是人名、地名、词语、概念或其他事项）按照一定方式有序编排起来并注明出处的一种提供文献资料线索的检索工具。通常由一系列按字顺或其他逻辑次序排列的款目组成，其基本功能是揭示文献的内容和指引读者查找文献。常见的索引有著者索引、题名索引、语词索引、主题索引和分类索引。

三、数据库

数据库是可以被多个用户共享的、某些具有共同的存取方式和一定的组织方式的相关数据的集合。从发展的历史看，数据库是数据管理的高级阶段，它是由文件管理系统发展起来的。简单来说，数据库可视为电子化的文件柜——存储电子文件的处所，用户可以对文件中的数据进行新增、截取、更新、删除等操作。

（一）数据库的特点

数据库是依照一定的数据模型进行组织、描述和存储的数据集合。它要求数据尽可能不重复，以最优方式为某个特定组织的多种应用服务，其数据结构独立于使用它的应用程序，对数据的增加、删除、修改和检索都由统一软件进行管理和控制。它有以下主要特点：

1. 实现数据共享

数据共享包含所有用户可同时存取数据库中的数据,也包括用户可以用各种方式通过接口使用数据库,并提供数据共享。

2. 减少数据的冗余度

同文件系统相比,由于数据库实现了数据共享,从而避免了用户各自建立应用文件。减少了大量重复数据,减少了数据冗余,维护了数据的一致性,提高利用效率。

3. 数据的独立性

数据的独立性包括逻辑独立性(数据库中数据库的逻辑结构和应用程序相互独立)和物理独立性(数据物理结构的变化不影响数据的逻辑结构)。

4. 数据实现集中控制

文件管理方式中,数据处于一种分散的状态,不同的用户或同一用户在不同处理中其文件之间毫无关系。利用数据库可对数据进行集中控制和管理,并通过数据模型表示各种数据的组织以及数据间的联系。

5. 数据一致性和可维护性,以确保数据的安全性和可靠性

主要包括:①安全性控制:以防止数据丢失、错误更新和越权使用;②完整性控制:保证数据的正确性、有效性和相容性;③并发控制:使在同一时间周期内,允许对数据实现多路存取,又能防止用户之间的不正常交互作用。

(二)数据库的结构

数据库中存放的是一系列彼此相关的数据,而计算机信息检索系统所用的数据库,其主要部分是各种主文档(或称顺排文档)和索引文档(或称倒排文档)。每个文档都是由许多记录所组成的,而每一条记录又由不同的数据项(或称字段)组成,字段中所含的真实内容叫做数据(或称字段的属性值)。

文档包含顺排文档和倒排文档。顺排文档是数据库的主体,又称主文档,它按每条记录的顺序号大小排列。检索结果的信息都来自于顺排文档。倒排文档在一个数据库中可以有若干个,如主题词索引、著者索引、刊名索引等,它按索引词的字顺排列。检索时,计算机按输入检索词的字顺先从指定的倒排文档中找到相匹配的索引词,然后根据索引词后的记录顺序号到主文档中调出记录。

记录是构成数据库的基本单位。一条记录代表一个检索对象,如一篇论文、一幅画、一本专著、一篇专利说明书、一部电影、一首歌曲、一种期刊等。

字段是组成记录的数据项,包括了检索对象的各种可作为检索入口的具体特征,如主题词、分类号、题名、著者、出版(发表)时间、出版社、文摘、来源、语种等等。每个字段都有自己的字段标识符以供识别,把记录划分成字段的另一作用是便于进行限定检索。

因此可以这样说,多个字段构成一个记录,多个记录构成一个文档,多个文档共同组成数据库。

1. 数据库的记录格式

不同类型的数据库,尽管其标引的内容和形式有很大差别,但它的每一条记录基本上都是由三种字段组成的,即存取号字段、基本索引字段和辅助索引字段。

(1)存取号字段(access number)

机检系统为数据库中的每一条记录规定了一个特定的号码,用于识别这条记录。在同一个数据库中,每一条记录只能有一个存取号。一般情况下,存取号出现在记录的开头位置。

（2）基本索引字段

基本索引字段也称为主题性字段，主要是指那些用来表达文献记录的内容特征的字段。如篇名字段、文摘字段、叙词字段和自由词字段等几种字段，除此之外还有其他字段也属于基本索引字段，如全文数据库的正文字段等。

（3）辅助索引字段（additional index）

辅助索引字段也可称为非主题性字段，主要表达文献的外表特征。辅助索引字段一般不单独使用，它们通常与基本索引字段配合使用，起一种限定检索范围的作用。

不同种类的数据库，记录中包含的基本索引字段和辅助索引字段的种类、数量都有很大差别，即使是同一种数据库，比如书目型数据库，也会因不同的数据库而有所不同。

2. 数据库文档结构

文档是数据库中一部分记录的集合。由于分散杂乱的记录是无法检索的，只有对记录进行科学合理的组织，建立起彼此相关的几个文档，构成一个完整的数据库，才能用于检索。一般来说，一个数据库至少包含一个顺排文档和一个倒排文档。

（三）数据库的类型

数据库在类型的划分上有多种标准，从不同的角度出发可得出不同的分类，在文献检索系统中，一般按照数据类型、信息处理的层次和服务模式来划分数据库类型。

1. 按数据类型划分

（1）文本数据库：以文本信息为主要内容，是一种常用的数据库，也是最简单的数据库。任何文件都可以成为文本数据库，如法律数据库、文学数据库等。

（2）数值数据库：提供的是某种事实、知识的集合，主要包含数值数据，如统计数据、科学实验数据、科学测量数据、人口数据等。数值性数据时人们从文献资料中分析提取出来的，或是从实验、观测或统计工作中直接得到的。

（3）事实数据库：提供的是相互关联的事实集合。收录人物、机构、事务等的现象、情况、过程之类的事实性数据，如机构名录、大事记等。电子化的参考工具书，如词典、百科全书、指南等也属于事实数据库。

（4）图像数据库：以各种类型图形图像信息为主，如图片库、素材库、医学图谱库等。

（5）声音数据库：以音频信息为主，如生物声音样本数据库、数字音乐图书馆等。

（6）视频数据库：以视频信息为主，如视频课程数据库、视频资源数据库等。

（7）多媒体数据库：提供的信息是由多种不同类型媒体综合组成的，通常包括文本、图形、图像、声音、视频图像和动画等媒体形式。

2. 按信息处理层次划分

（1）书目/文摘数据库：提供文献的书目信息和简要内容，如书名、标题、作者、文摘、出处来源、馆藏单位等信息，OPAC、联合目录、文摘数据库、引文数据库等。书目/文摘可以帮助人们确定是否需要某篇文献及所要的文献刊登或收藏在何处。

（2）全文数据库：提供原始文献的全文，用户通过检索可直接获得原文。全文数据库集文献检索与全文提供于一体，免去了检索书目数据库后还得费力去获取原文的麻烦，并且提供全文字段检索，便于读者对文献的查询。全文数据库使用便捷，是近年来发展较快和前景看好的一类数据库。

3. 按服务模式划分

（1）单机数据库：只能在单机上提供检索服务，包括磁带数据库、磁盘数据库、光盘数据库。

（2）联机数据库：通过专门的通信线路，利用终端进行数据库检索服务。包括美国 Dialog、欧共体 ESA 和德国 STN 等计算机联机服务系统等。

（3）网络数据库：通过网络提供检索服务的数据库，也叫 Web 数据库。网络数据库是以后台数据库为基础的，加上一定的前台程序，通过浏览器完成数据存储、查询等操作的系统。简单地说，就是用户利用浏览器输入检索需求，通过网络对数据库进行查询，最终通过浏览器将检索结果返回给用户。

网络版数据库有着数据量大，更新迅速快，使用方便，不受时空限制等优势。作为一种主要的电子资源，其独特的优势在网络环境下日益突显。随着计算机、通信网络与信息技术的不断发展，网络数据库呈现良好的发展势头，并日益受到用户的青睐。

第三节　文献检索语言

一、文献检索语言

文献检索语言就是文献信息检索系统中的标识系统，能提供多种多样的检索点，如著者名、分类号、主题词、关键词等。文献检索语言是人工创制的或者由人工设计并由计算机自动生成的，它可以是从自然语言或专业文献中抽取出来并予以规范化的一套词汇（如主题词表），也可以是遵循某种分类体系的一套分类代码，或者是代表某一类事物的某一方面特征的一套代码（如代表化合物的多种代码）等。它们可用于对文献和网络信息的内容进行逻辑分类、主题标引或特定信息的描述和提示，所以又称为文献存贮与检索语言、标引语言、索引语言等。

文献检索语言在各种文献检索系统中无处不在，它种类繁多，各具特点，各有优势又或多或少存在缺陷。在实际应用中常有两种或多种检索语言用于同一检索系统以供选择使用或者相互取长补短。近年来在强大的计算机信息技术支持下研制开发的新型检索语言集成系统，已使网络文献信息智能化检索初显端倪。用户的检索提问可以用短语甚至句子等自然语言形式输入，系统能够进行自动分析形成检索策略进行检索。检索技术的长足进步，很大程度上得益于检索语言研究成果的应用。

（一）外表特征检索语言

（1）文献篇名或题名索引系统：以文献发表时的题目（篇名）、刊名或书名字顺为标识的检索语言，如书名目录（索引）、刊名目录（索引）、篇名索引等。

（2）文献著者姓名或团体名称作为标识的字顺索引系统：以文献著者姓名字顺为标识的检索语言。著者包括译者、编者、文摘人、专利权人、学会和机关团体名、学术会议名等。

（3）文献序号索引系统：以文献特有的序号为标识的检索语言，如专利号索引、科技报告序号索引、技术标准号、国际标准书号（ISBN）索引等。

（4）引文索引系统：以文献所附注的参考文献为检索标识的检索系统。一般这些参考文献指著者在文献末尾附加的用来表明论据或数据来源出处的文献资料，参考文献的书写有一定的格式。利用这种引用与被引用关系建立起来的文献检索系统就称为引文索引。

（二）内容特征检索语言

1. 主题检索语言

主题检索语言是用于表达文献主题内容的词语标识系统，应用较多的是主题词和关键词。

（1）主题词（subject headings）：又称叙词（discriptor），用于表达文献主要内容的规范化名词术语。其主要特点是采用的词语有较严格的限定，对一个概念的同义词、近义词及拼法变异词等进行"规范"，以保证词语与概念的一一对应，是典型的规范化语言。如美国国立医学图书馆编制的《医学主题词表》（MeSH 表），中国中医药研究院编制的《中医药学主题词表》等（参见本章第四节）。

（2）关键词（keyword）：又称自然语言。指出现在文献中，能表达文献主题内容的，或被人们用作检索入口的关键性专业名词术语。由于关键词通常取自原文，不作规范化处理，没有特别的限定，因而能直接取自最新文献，即时反应科学领域的新观点、新方法、新发现以及新的名词术语。但由于一个概念的不同表达多种多样，不加以限制，会使同一类文献分散，如果不能找全同义词，则很容易造成漏检。

2. 分类检索语言

它是一种直接体现文献知识分类等级概念的标识系统，它以科学分类为基础，结合文献特点，采用概念逻辑分类，层层划分，构成具有上、下位隶属关系、同位之间并列的概念等级体系。分类语言的"词语"就是等级体系中的类目及相应的分类号。分类检索语言必须依据某一种分类体系构成其标识系统，如《中国图书馆分类法》、《中国科学院图书馆图书分类法》、美国《国会图书馆分类法》、杜威十进分类法等。

3. 代码检索语言

它是是以文献的某些代码作为标识系统的检索语言。随着计算机网络技术的发展和应用，出现了自然语言与人工语言结合的一体化语言。它体现出了人工语言与自然语言优势互补，即符合自然语言系统的专指性高，词汇量大，使用方便，又很好地利用了人工语言的规范性，避免漏检和误检，使之自动对应转换，达到了系统的智能化，它是网络环境下检索语言的发展趋势。

4. 医学信息检索语言

它是用于记录、存贮、传输临床诊疗过程中产生的文字、图像资料（如卫生统计资料、病案记录、放射影像资料等）的医学信息编码系统。如国际疾病分类法（ICD）、国际系统医学术语集（SNOMED）、一体化医学语言系统（UMLS）、当代操作术语集（CPT）等。

二、《中国图书馆分类法》

国内外有多种著名的图书分类法，我国常用的有《中国图书馆分类法》（简称《中图法》，CNC）、《中国科学院图书馆图书分类法》（简称《科图法》）、《中国人民大学图书馆图书分类法》（简称《人大法》），国外常用的有《杜威十进分类法》（Dewey Decimal Classification，简称《杜威法》，DC）、《美国国会图书馆图书分类法》（Library of Congress Classification，简称《国会法》，LC）。目前我国使用最广泛是的《中国图书馆分类法（第五版）》。

《中图法》是按照一定的思想观点，以科学分类为基础，结合图书资料的内容和特点，分门别类组成的分类表。它将知识门类分为"哲学"、"社会科学"、"自然科学"三大部类。这三大部类前后分别加上一个马克思主义、列宁主义、毛泽东思想、邓小平理论类和综合性图书类，组成五个基本部类。社会科学部类下分九大类，自然科学部类下分十大类，共二十二个基本大类。此外，在社会科学和自然科学各大类之前，均分别列出"总论"类，这是根据图书资料的特点，按照从总到分、从一般到具体的编制原则编列的，以组成社会科学和自然科学的完整体系。

《中图法》基本类目如下：

马克思主义、列宁主义、毛泽东思想、邓小平理论

A 马克思主义、列宁主义、毛泽东思想、邓小平理论

哲学

B 哲学

社会科学

C 社会科学

D 政治 法律

E 军事

F 经济

G 文化 科学 教育 体育

H 语言

I 文学

J 艺术

K 历史 地理

自然科学

N 自然科学总论

O 数理科学和化学

P 天文学

Q 生物科学

R 医药 卫生

S 农业科学

T 工业技术

U 交通运输

V 航空 航天

X 环境科学

综合类

Z 综合性图书

在《中图法》中与医学关系密切的大类有生物科学(Q 大类)和医药卫生(R 大类),其中"R 医药、卫生"大类又分为 17 个二级类目(表 1-5-1)。

表 1-5-1 医药、卫生 R 大类的二级类目

R1	预防医学、卫生学	R74	神经病学与精神病学
R2	中国医学	R75	皮肤病学与性病学
R3	基础医学	R76	耳鼻咽喉科学
R4	临床医学	R77	眼科学
R5	内科学	R78	口腔科学
R6	外科学	R79	外国民族医学
R71	妇产科学	R8	特种医学
R72	儿科学	R9	药学
R73	肿瘤学		

《中图法》采用汉语拼音字母与阿拉伯数字相结合的混合制标记符号。用一个字母标志一

个大类("工业技术"大类的二级类目采用双字母),以字母顺序反映大类的序列。在字母后用数字表示大类下的类目的划分。为了使号码清楚醒目,易于辨认,在分类号码的三位数字后,隔以小圆点"·"。

类目按概念之间的逻辑隶属关系,再往下逐级展开,划分出更细、更专指的类目,一般细分至六级或七级类目。如"R473.5 内科护理学"的上位类依次是:

R 医药、卫生
R4 临床医学
R47 护理学
R473 专科护理学
R473.5 内科护理学

三、《医学主题词表》

美国国立医学图书馆编制的《医学主题词表》(Medical Subject Headings,MeSH)是目前最权威、最常用的标引与检索的标准主题词表。许多著名的数据库(MEDLINE、中国生物医学文献数据库)、医学专业搜索引擎(如 CliniWeb)以及医学杂志的论文标引均采用 MeSH 词规范。

MeSH 选用的 19000 余个词和词组,通过注释、参照系统与树形编码表达 MeSH 词的历史变迁,主题词的族性类别、属分关系,揭示主题词之间语义关系,构成一部规范动态词典。

该词表有两种版本:一种是《医学主题词表》(MeSH),是指导用户使用《医学索引》和《医学累积索引》主体部分的工具;另一种版本《医学主题词注释字顺表》(Medical Subject Headings Annotated Alphabetic List,简称 MeSHAAL),专供专业情报人员进行标引、编目和联机检索使用。

MeSH 选词范围包括生物医学文献中能表达与医学或生命科学有关的概念、并且有检索意义的词或词组,共分十五个大类(见本节末附表一)。

(一)MeSH 的编排结构

MeSH 由主题词变更表、字顺表、树状结构表和副主题词表四部分组成,其中字顺表、树状结构表是其主要组成部分。

(二)字顺表(Alphabetical List)

字顺表收录有主题词、款目词、非主题词、特征词和副主题词等,采用按字顺混排的格式。在每个主题词下标有树状结构号、历史注释、参照系等内容,用来揭示表中词与词之间的关系。

例如:主题词 Gastric Acid(胃酸)在字顺表中的情况如下:

①**Gastric Acid**

②A12.200.307.603

③81;HYDROCHIORIC ACID,GASTRIC was see GASTRIC JUICE 1969-80

④see related

Achlorhydria

X Hydrochloric Acid,Gastric

XR Hydrochloric Acid

XR Parietal Cells,Gastric

Gastric Acid/analysis see Gastric Acidity Determination

注释:①主题词,在主题部分可直接用来检索文献,其下通常有副主题词与之配合使用;②树状结构号,表示该主题词的属类和它在树状结构中的位置。如该主题词属多个类别,则可给予多个树状结构号。在树状结构号后带有"＋"号时,表示它还有下位主题词;③历史注释,注明该主题词的启用年代及其变化情况。此例"Gastric Acid"是从 1981 年起用作主题词的,1969～1980 年间,欲查该词内容的文献,应使用主题词"Gastric Juice";④参照系统,在医学词汇中,有不少词汇含义相同或相近,IM 针对这种情况在主题词字顺表中建立了一套完整的参照系统,指引检索者以规范的词汇去进行检索。

在 MeSH 字顺表中,主题词有单词也有词组,词组的排列有顺置(如 Family Planning)和倒置(如 Hypertension, renal; Hypertension, Pregnancy-Induced; Hypertension, Renovascular 等)两种形式。MeSH 采用倒置语序的目的是使同属某一大概念的主题词能相对集中在一起,达到族性检索的目的。

(三)参照系统

MeSH 表的参照系统共有以下四种:

(1)"用代参照"或"等同"参照:参照符号为"see-X",用于处理词与词之间的同义关系。在 MeSH 表中,对于多个同义词只采用其中一个比较科学而通用的词作为主题词(用于标引和检索),其他词则作为款目词(不用于标引和检索),以"用代参照"将其联系起来,使这些款目词在词表中成为一种起指引作用的导入词,即指引检索者从款目词找到主题词,并用该参照加以联系,以保证最大限度的查全率。

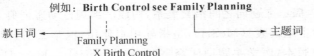

此例表示 see 后面的词为主题词,前面的词为款目词,欲查"计划生育"方面的文献,应用 Family Planning 这一主题词。在主题索引部分也可见到这种形式。

本组的逆参照符号为"X"。此例表示"X"前面的词代替其后面的词做主题词。

(2)"相关"参照:参照符号为"see related-XR",用于处理主题词与主题词之间的相关关系,检索时可以参考使用相关主题词,以扩大检索范围。

例如:**Population Control**

　　　　see related

　　　　　Family Planning

此例表示"see related"前面的词和后面的词都是主题词,而且两个主题词之间有相关关系,要想达到全面检索的目的,还可以参考检索相关主题词下的文献,以扩大检索范围。

本组的逆参照符号为"XR"。

例如:**Family Planning**

　　　　　　XR Population Control

(3)"也须"参照:参照符号采用"Consider also",用于指引与检索词从语言角度有关的其他主题词,可提高查全率。

例如:LUNG

　　　　consider also term at PNEUMO-and PULMON-

　　　　LUNG/blood supply:consider also PULMONARY CIRCULATION;LUNG/surg:

consider also PNEUMONECTOMY

(4)主题词/副主题词组配(see)参照:它向用户指出不得使用无效的主题词/副主题词组

配,而须用先组式主题词来表达这一同义概念。该参照从 1992 年起增设。

例如:Heart/abnormalities see HEART DEFECTS,CONGENITAL

Heart/transplantation see HEART TRANSPLANTION

（四）树状结构表（Tree Structures）

树状结构表又称范畴表或分类表,是将字顺表中的主题词按照每个词的词义范畴及学科属性,分门别类地归入 15 个大类之中,用 A—N 和 Z 等 15 个字母表示(参见本章末的附表一),每个大类根据需要划分为若干一级类目、二级类目、三级类目……,最小的类可分至九级。主题词按等级从上位词到下位词,用逐级缩排方式表达逻辑隶属关系。同一级的词按字顺排列,每个词后列出一至多个对应的结构号。一般来说,一个词归入一个类,给一个结构号。有些词具有多学科的性质,如糖尿病既是营养代谢疾病,又是内分泌疾病,故可同时归入两个类,有两个结构号。MeSH 对于那些本类以外的结构号用较小字体印刷,以示区别。

在树状结构表中,主题词严格按照学科体系汇集编排。词与词之间,上位与下位概念等级界限明确,隶属关系清楚,可帮助从学科体系中选择主题词、进行扩检和缩检、确定词的专业范围,特别适合专业人员按照学科体系进行选词。

字顺表与树状结构表的关系:医学主题词表分为字顺表与树状结构表两个部分,它们之间相对独立,又通过树状结构号互相联系。树状结构表揭示了每个主题词的纵向隶属关系,相当于美国《医学索引》IM 的主题分类表;字顺表从横向角度反映主题词之间的关系,而两者的联系通过树状结构号得以体现。检索者先在字顺表中找到合适的主题词及树状结构号,按此号查树状结构,再通过对该词的上位词和下位词的比较、分析,便可进行专指或扩展检索。

（五）副主题词表（Subheadings）

副主题词是对主题词进行限定,用于反映主题词的某个方面,使其具有更高专指性的规范化词汇。副主题词对主题词起细分作用或揭示多个主题词之间的关系,目前有 83 个。副主题词没有独立的检索意义,在主题索引中同主题词组配使用,对同一主题词不同研究方面的文献进行限定,其作用是增加主题概念的专指性,提高检索效率。但并非每个副主题词都能同任何主题词进行组配,两者之间要有必然的逻辑关系,必须严格遵循副主题词后括号内所标明的组配限定及使用范围。(参见本节末附表二、三)

四、《中国中医药学主题词表》

《中国中医药学主题词表》由中国中医研究院于上世纪 70 年代开始研制,最终于 1987 年编制完成,目前最新版是 2007 版。该词表同 MeSH 一样也是一部规范化、动态的检索语言叙词表。该词表具有体系结构完整、收词完备、一表多用等特点,与 MeSH 有很强的兼容性,因此逐渐成为全球范围内医学界进行中医药文献标引的依据。

该词表尽量收全中医药词汇,而对西医药名词一般不予收录。共收录主题词 13905 条,其中正式主题词 8307 条,入口词 5598 条。包括字顺表、树形结构表、副主题词表、出版类型表、医学家姓名附表和索引表六部分。

树形结构表共分 15 个类目 68 个子类目,内容如下:

TA 中医形态　　　　　TI 教育

TB 药用动植物　　　　TJ 工艺学与中药技术

TC 中医病证　　　　　TK 人文科学

TD 中药和方剂　　　　TL 信息科学

TE　中医诊断治疗技术和设备　　　　TM　各种人和各种职业名称

TF　中医精神疾病和心理学　　　　　TN　保健

TG　中医药学及其相关学科　　　　　TZ　地理名称

TH　自然科学

《中国中医药学主题词表》设置了 10 个专门用于中医药学的副主题词,并规定了其定义及使用范围(参见本节末附表四)。

附表一　MEDICAL SUBJECT HEADINGS

Categories and Subcategories

(MeSH 树状结构表主要类目)

A　Anatomy　解剖

　　A1　Body Regions 身体各部位

　　A2　Musculoskeletal System 肌肉骨骼系统

　　A3　Digestive System 消化系统

　　A4　Respiratory System 呼吸系统

　　A5　Urogenital System 泌尿系统

　　A6　Endocrine System 内分泌系统

　　A7　Cardiovascular System 心血管系统

　　A8　Nervous System 神经系统

　　A9　Sense Organs 感觉器官

　　A10　Tissues 组织

　　A11　Cells 细胞

　　A12　Fluids & Secretions 体液和分泌液

　　A13　Animal Structures 动物结构

　　A14　Stomatognathic System 口腔颌面系统

　　A15　Hemic Immune Systems 血液与免疫系统

　　A16　Embryonic Structures 胚胎结构

B　Organisms 生物体

　　B1　Invertebrates 无脊椎动物

　　B2　Vertebrates 脊椎动物

　　B3　Bacteria 细菌

　　B4　Viruses 病毒

　　B5　Algae & Fungi 藻类与真菌

　　B6　Plants 植物

　　B7　Archaea 原生物

C　Diseases 疾病

　　C1　Bacterical Infections & Mycoses 细菌感染与真菌病

　　C2　Virus Diseases 病毒性疾病

　　C3　Parasitic Dieases 寄生虫病

　　C4　Neoplasms 肿瘤

　　C5　Musculoskeletal Diseases 肌肉骨骼疾病

　　C6　Digestive System Diseases 消化系统疾病

　　C7　Stomatognathic Diseases 口腔颌面疾病

C8　Respiratory Tract Diseases 呼吸道疾病

C9　Otorhinolaryngologic Diseases 耳鼻咽喉疾病

C10 Nervous System Diseases 精神系统疾病

C11 Eye Diseases 眼疾病

C12 Urologic & Male Genital Diseases 泌尿与男性生殖器疾病

C13 Female Genital Diseases & Pregnancy Complications 女性生殖器疾病和妊娠并发症

C14 Cardiovascular Diseases 心血管系统疾病

C15 Hemic & Lymphatic Diseases 血液与淋巴系统疾病

C16 Neonatal Diseases & Abnomalities 新生儿疾病与畸形

C17 Skin & Connective Tissue Diseaes 皮肤与结缔组织疾病

C18 Nutritional & Metabolic Diseases 营养与代谢疾病

C19 Endocrine Diseases 内分泌系统疾病

C20 Immunologic Diseases 免疫性疾病

C21 Injuries, Poisonings &Occupational Diseases 创伤、中毒与职业病

C22 Animal Diseases 动物疾病

C23 Symptoms & General Pathology 症状与普通病理学

D　Chemicals & Drugs 化学制剂与药品

D1 Inorganic Chemicals 无机化学制剂

D2 Organic Chemicals 有机化学制剂

D3 Heterocyclic Compounds 杂环化合物

D4 Polycyclic Hydrocarbons 多环碳氢化合物

D5 Environmental Pollutants, Noxae & Pesticides 环境污染物、有害物、杀虫剂

D6 Homones, Homone Substitutes & Homone Antagonists 激素、激素代用品与激素拮抗剂

D7 Reproductive Control Agents 生殖控制剂

D8 Enzymes, Coenzymes & Enzyme Inhibitors 酶、辅酶、酶抑制剂

D9 Carbohydrates & Hypoglycemic Agents 碳水化合物和降血糖剂

D10 Lipids & Antilipemic Agents 脂类与降血脂类

D11 Growth Substances, Pigments & Vitamins 促生长素、色素与维生素

D12 Amino Acids, Peptides & Proteins 氨基酸、肽、蛋白质

D13 Nucleic Acids, Nucleotides & Nucleosides 核酸、核苷酸与核苷

D14 Neurotransmitters & Neurotransmitter Agents 神经递质与神经递质药物

D15 Central Nervous System Agents 中枢神经系统药物

D16 Peripheral Nervous System Agents 周围神经系统药物

D17 Anti-Inflammatory Agents, Antirheumatic Agents & Inflammation Mediators 抗炎药、抗风湿药与抗炎症介质

D18 Cardiovascular Agents 心血管系统药物

D19 Hematologic, Gastric, Renal Agents 血液、胃、肾疾病药物

D20 Anti-Infective Agents 抗感染药

D21 Anti-Allergic & Respiratory System Agents 抗过敏与呼吸系统药

D22 Antineoplastic & Immunosuppressive Agents 抗肿瘤药与免疫抑制剂

D23 Dermatologic Agents 皮肤科药物

D24 Immunologic & Biologic Factors 免疫学与生物学制品

D25 Biomedical & Dental Materials 生物医学与牙科材料

D26 Miscellaneous Drugs & Agents 其他药品及制剂

E　Analytical, Diagnostic & Therapeutic Techniques & Equipment 分析、诊断、治疗技术与设备

E1 Diagnosis 诊断

E2 Therapeutics 治疗学

E3 Anesthesia & Analgesia 麻醉与镇痛

　　E4 Surgical Procedures，Operative 外科手术程序、操作

　　E5 Investigative Techniques 调查技术

　　E6 Dentistry 牙科

　　E7 Equipment & Supplies 设备与材料供应

F　Psychiatry & Psychology 精神病与心理学

　　F1 Behavior & Behavior Mechanisms 行为与行为机制

　　F2 Psychological Phenomena & Processes 心理现象与过程

　　F3 Mental Disorders 精神障碍

　　F4 Behavioral Disciplines & Activities 行为规范与活动

G　Biological Sciences 生命科学

　　G1 Biological Sciences 生命科学

　　G2 Health Occupation 卫生保健工作

　　G3 Environment & Public Health 环境与公共卫生

　　G4 Biological Phenomena，Cell Phenomena & Immunity 生物现象、细胞现象与免疫力

　　G5 Genetics 遗传学

　　G6 Biochemical Phenomena，Metabolism & Nutrition 生物化学现象、代谢与营养

　　G7 Physiological Processes 生理过程

　　G8 Reproductive & Urinary Physiology 生殖与泌尿学

　　G9 Circulatory & Respiratory Physiology 循环与呼吸生理学

　　G10 Digestive，Oral & Skin Physiology 消化、口腔与皮肤生理学

　　G11 Musculoskletal，Neural & Ocular Physiology 肌肉骨骼、神经与眼生理学

　　G12 Chemical，Pharmacologic Phenomena 化学、药学现象

H　Physical Sciences 物理科学

I　Anthropology，Education，Sociology & Social Phenomena 人类学、教育学、社会学与社会现象

　　I1 Social Sciences 社会科学

　　I2 Education 教育

　　I3 Human Activities 人类活动

J　Technology，Industry，Agriculture 工艺学、工业、农业

　　J1 Technology，Industry，Agriculture 工艺学、工业、农业

　　J2 Food & Beverages 食品与饮料

K　Humanities 人文科学

L　Information Science 信息科学

M　Persons 人的称呼

N　Health Care 卫生保健

　　N1 Population Characteristics 人口特征

　　N2 Health Care Facilities，Manpower & Services 卫生保健的设备、人力与服务

　　N3 Health Care Economics & Organizations 卫生保健的经济与组织

　　N4 Health Services Administration 保健服务管理

　　N5 Health Care Quality，Access，Evaluation 卫生保健的质量、访问、评价

Z　Geographic Locations 地理名称

附表二　MeSH 副主题词及其使用范围

Abnormalities（AB）畸形（A1～5，A7～10，A13，A14，B2）

　　与器官主题词组配，表明因先天性缺陷引致器官形态学的改变；也用于动物的畸形。

Administration & Dosage(AD)投药和计量（D1～26）

与药品主题词组配,表明剂型、投药途径、用药次数和持续时间、计量,以及这些因素的作用。

Adverse Effects（AE）副作用（B6,D1~26,E1,E3,E4,E7,J2）

与药品、化学物质、生物制品、物理因素及各种制品主题词组配,表明其在以诊断、治疗、预防或麻醉为目的,正常用量或可接受的剂量情况下所出现的不良反应;也与各种诊断、预防、麻醉、手术或其他技术操作组配,表明因操作而引起的不良反应或并发症。禁忌证除外,禁忌证副主题词"禁忌证（contraindication）"。

Agonists（AG）激动剂（D1~7,D9~17,D19~23）

与化学物质、药物、内源性物质主题词相组配,表明这些物质对受体具有亲和力及内在作用。

Analogs & Derivatives（AD）类似物和衍生物（D3）

与药品及化学物质主题词组配,表明这些物质具有共同的母体分子(官能团)或相似电子结构,但其他原子或分子不同,即增加了原子或分子所取代,主题词表中又无此专指的化学物质主题词或合适的作用基团或同类化学品主题词。

Analysis（AN）分析（D1~26）

用于一种物质的成分或其代谢产物的鉴定或定量测定,包括对空气、水或其他环境媒介物的分析,但不包括对组织、肿瘤、体液、有机体和植物的化学分析。对后者用副主题词"化学（Chemistry）",本概念适用于方法学和结果。血液、脑脊髓液和尿中物质分析。分别用副主题词"血液（Blood）"、"脑脊髓液（Cerebrospinal Fluid）"和"尿（Urine）"。

Anatomy & Histology（AH）解剖学和组织学（A1~5,A7~10,A13~14,B2,B6）

与器官、部位、组织主题词组配,说明其正常的解剖学及组织学;与动植物主题词组配,说明其正常解剖学及结构。

Antagonists & Inhibitors（AI）拮抗剂和抑制剂（D1~17,D19~23）

与药品、化学物质、内源性物质主题词组配,表明与这些物质在生物效应上有相反作用机制的物质和制剂。

Biosynthesis（BI）生物合成（D8~9,D11~13,D17,D24）

与化学物质主题词组配,表明这些物质在有机体内、活细胞内或亚细胞成分中的合成。

Blood（BL）血液（B2,C1~23,D1~24,F3）

用以表明血中物质的存在或分析血中的物质;也用于疾病时血液中物质的变化及血液检查。但不包括血清诊断及血清学,前者用"诊断",后者用"免疫学"。

Blood Supply（BS）血液供应（A1~5,A8~10,A13~14,C4）

可与器官或身体部位组配,在需与血管主题词组配时,如无专指的血管主题词时,可与用以表明该器官、部位的动脉、毛细血管及静脉系统组配,表明通过器官内的血液。

Cerebrospinal Fluid（CF）脑脊髓液（B2,C1~23,D1~24,F3）

表明脑脊髓液中物质的存在或分析,也用于疾病状态时,脑脊髓液的检查和变化。

Chemical Synthesis（CS）化学合成（D2~23,D25~26）

与化学物质和药物组配,表明体外分子的化学制备。有机体内、活细胞内或亚细胞成分内化学物质的形成,用副主题词"生物合成（Biosynthesis）"。

Chemical Induced（CI）化学诱导（C1~20,C22,C23,F3）

表明因化学化合物引起的人或动物的疾病、综合征、先天性畸形或症状。

Chemistry（CH）（A2~16,B1,B3~7,C4,D1~26）

与化学物质、生物或非生物物质组配,表明其组成、结构、特征和性质;用于器官、组织、肿瘤、体液、有机体和植物组配,表明其化学成分和物质含量。但物质的化学分析和测定、合成、分离和提纯,分别须用副主题词"分析（Analysis）"、"化学合成（Chemical Synthesis）"、"分离和提纯（Isolation & Purification）"。

Classification（CL）分类（A11,A15,B,C,D,E1~4,E6~7,F3,G1~2,I2~3,J,M,N2~4）

用于分类学或其他体系、等级的分类系统。

Complications（CO）并发症（C1~23,F3）

与疾病主题词组配,表明两种或两种以上疾病同时存在或相继发生的状况,如并存症、并发症或后遗症。

Congenital（CN）先天性（C1~12,C14~15,C17,C19~23）

与疾病主题词组配,表明出生时或出生前即存在的疾病。不包括形态学畸形和产伤,后两者分别用副主题词"畸形（Abnormalities）"和"损伤（Injuries）"。

Contraindications（CT）禁忌证（D1~26,E1,E3,E4,E6,E7）

与药物、化学物质、生物和物理因子组配,表明在疾病或生理状态下,使用这些物质出现的不合适、不需要或不可取;也用于诊断、治疗、预防、麻醉、外科或者其他操作。

Cytology(CY) 细胞学（A2~10,A12~16,B1,B3,B5~7）

　　用于单细胞或多细胞有机体的正常细胞形态学。

Deficiency(DF) 缺乏（D8,D12）

　　与内源性和外源性物质主题词组配，表明其缺乏或低于有机体或生物系统的正常需要量。

Diagnosis(DI) 诊断（C1~23,F3）

　　与疾病主题词组配，表明诊断的各个方面，包括检查、鉴别诊断及预后，不包括普查、放射照相诊断、放射性核素成像、超声诊断。后几种分别用副主题词"预防和控制（Prevention & Control）"、"放射照相术（Radiography）"、"放射性核素成像（Radionuclide Imaging）"、"超声诊断（Ultrasonography）"。

Diagnositic Use(DU) 诊断应用（D1~26）

　　与化学物质、药物和物理作用剂主题词组配，表明用于对器官的临床功能的研究和人或动物的疾病的诊断。

Diet Therapy(DH) 饮食疗法（C1~23,F3）

　　与疾病主题词组配，表明疾病时对饮食和营养的安排。但对维生素或矿物质的补充，可用副主题词"药物疗法（Drug Therapy）"。

Drug Effects(DE) 药物作用（A2~16,B1,B3~7,D8,D12,G4~11）

　　与器官、部位、组织或有机体以及生理和心理过程主题词组配，表明药物和化学物质对其产生的作用。

Drug Therapy(DT) 药物疗法（C1~23,F3）

　　与疾病主题词组配，表明通过投给药品、化学物质和抗生素治疗疾病。不包括免疫治疗和用生物制品治疗，后者用副主题词"治疗（Therapy）"。对于饮食疗法和放射疗法，分别用"饮食疗法"和"放射疗法"。

Economics(EC) 经济学（C1~23,D1~26,E1~4,E6~7,F3,G1~2,I2~3,J1~2,N2~4）

　　用于任何主题的经济方面，财务管理的各个方面，包括资金的筹集和提供。

Education(ED) 教育（G1~2,M1）

　　与学科、技术和人群主题词组配，表明各个领域和学科以及各类人群的教育和培训。

Embryology(EM) 胚胎学（A1~5,A7~10,A13~14,B2,B6,C1~23）

　　与器官、部位和动物主题词组配，表明其在胚胎或胎儿期的发育；与疾病主题词组配，表明因胚胎因素而引起的出生后疾病。

Enzymology(EN) 酶学（A2~16,B1,B3~7,C1~23,F3）

　　与有机体（脊椎动物除外）、器官、组织和疾病主题词组配，表明有机体、器官、组织中的酶或疾病过程中的酶，不包括诊断性酶试验，后者用副主题词"诊断（Diagnosis）"。

Epidemiology(EP) 流行病学（C1~23,F3,Z1）

　　与人类或兽医学疾病主题词组配，表明疾病的分布、致病因素和特定人群的疾病特征，包括发病率、患病率、地方病和流行病暴发流行，包括对地理区域和特殊人群发病率的调查和估计。死亡率除外，死亡率用副主题词"死亡率（Mortality）"。

Ethnology(EH) 人种学（C1~21,C23,F3,Z1）

　　与疾病和有关主题词组配，表明疾病的人、文化、人类学等方面；与地理主题词组配，表明人群的起源地。

Etiology(ET) 病因学（C1~23,F3）

　　与疾病组配，表明疾病的致病原因及发病机制，包括引起疾病的微生物、环境因素、社会因素和个人习惯。

Genetics(GE) 遗传学（B1~7,C1~23,D6,D8,D11~13,D17,D24,F3,G4~5,G7~11）

　　用于正常的及病理状态时的遗传基础，用于遗传机制和有机体的遗传学；也用于内源性化学物质的遗传学方面的研究，包括对遗传物质的生物化学和分子的影响。

Growth & Development(GD) 生长与发育（A1~5,A7~10,A13~14,B1~7）

　　与微生物、植物及出生后动物主题词组配，表明其生长和发育情况；与器官和解剖部位主题词组配，表明其出生后的生长和发育情况。

History(HI) 历史（C1~23,D1~26,E1~4,E6~7,F3~4,G1~2,I1~3,J1~2,M1,N2~4）

　　用于任何主题组配，表明其历史情况，包括简要的历史记载，但不包括病史。

Immunology(IM) 免疫学（A2~16,B1~7,C1~23,D1~24,F3,G4~5,G7~10）

　　与组织、器官、微生物、真菌、病毒和动物组配，表明对其进行免疫学研究，包括疾病的免疫学等，但不包括用于诊断、预防、或治疗的免疫学操作，这些分别用副主题词"诊断（Diagnosis）"、"预防和控制（Prevention & Control）"、"治疗（Therapy）"。与化学物质主题词组配时，表明抗原和半抗原。

Injuries(IN) 损伤(A1~5,A7~10,A13~14,B2)

与解剖学、动物和运动主题词组配,表明其所受的创伤和损坏。但不包括细胞损坏,对后者用副主题词"病理学(Pathology)"。

Innnervation(IR) 神经支配(A1~5,A7,A9~10,A13~14)

与器官、部位或组织主题词组配,表明其神经支配。

Instrumentation(IS) 仪器设备(E1~4,G1~2)

与诊断或治疗操作、分析技术以及专业或学科主题词组配,表明器械、仪器或设备的研究或改进。

Isolation & Purification(IP) 分离和提纯(B3~5,B7,D1~26)

与细菌、病毒、真菌、原生动物和蠕虫主题词组配,表明对其纯株的获取或通过 DNA 分析、免疫学或其他方法(包括培养技术)表明上述有机体的存在或对其进行鉴定。也与生物物质和化学物质主题词组配,表明对其成分的分离和提纯。

Legislation & Jurisprudence(LJ) 立法和司法(G1~2,I2~3,M1,N2~4)

用于法律、法令、条例或政府法规,也用于法律争议和法庭判决。

Manpower(MA)人力(G1~2)

与学科、项目或计划主题词组配,表明其对人员的需求、提供、分配、招牌和使用。

Metabolism(ME) 代谢(A2~16,B1~7,C1~23,D1~26,F3)

与器官、细胞和亚细胞成分,有机体以及疾病主题词组配,表明其生化改变及代谢情况。也与药品和化学物组配,表明其分解代谢的变化(即复杂分子分解为简单分子)。对于合成代谢的过程(即小分子转变为大分子),则用"生物合成(B)"。酶学、药代动力学和分泌,则分别用副主题词,"酶学(Enzymology)","药代动力学(Pharmacokinetics)","分泌(Secretion)"。

Methods(MT) 方法(E1~4,G1~2)

与技术、操作和规范项目主题词组配,表明其方法。

Microbiology(MI) 微生物学(A1~6,B1~2,B6,C1~23,E7,F3,J2)

用于器官、动物、高等植物和疾病的微生物研究。但对寄生虫用"寄生虫学",对病毒用"病毒学"做副主题词。

Mortality(MO) 死亡率(C1~23,E1,E3~4,F3)

与人类疾病和兽医疾病组配,表明其死亡率的统计。但由于特殊病例引起的死亡率用"致死结果(Fatal outcome)",不用"死亡率"。

Nursing(NU)护理(C1~23,E1,E3~4,F3)

与疾病主题词组配,表明对疾病的护理和护理技术,包括诊断、治疗和预防操作中的护理作用。

Organization & Adminstration(OA) 组织和管理(G1~2,I2,N2)

与机构或卫生保健组织主题词组配,表明行政机构和管理。(1978)

Parasitology(PS) 寄生虫学(A1~16,B1~2,B6,C1~23,E7,F3,J2)

与动物、高等植物、器官和疾病主题词组配,以表明寄生虫因素。在疾病诊断过程中,寄生虫因素不明确时,不用此副主题词。

Pathogenicity(PY) 致病力(B1,B3~5,B7)

与微生物、病毒和寄生虫主题词组配,表明对其引起人和动物疾病能力的研究。

Pathology(PY) 病理学(A1~11,A13~16,C1~23,F3)

与组织、器官及疾病主题词组配,表明疾病状态时,组织、器官及细胞的结构。

Pharmacokinetics(PK) 药代动力学(D1~23,D25~26)

与药品和外源性化学物质主题词组配,对其在吸收、生物转化、分布、释放、运转、摄取和排泄的机制和动力学研究。

Pharmacology(PD) 药理学(D1~26)

与药品和外源性投给的化学物质主题词组配,表明它们对活组织或有机体的作用,包括对物理及生化过程的催化、抑制,及其他药理作用机制。

Physiology(ph) 生理学(A1~16,B1~7,D8,D11~13,D17,D24,G4~11)

与器官、组织和单细胞及多细胞有机体细胞组配,表明其正常功能。也与生化物质、内源性物质组配,表明其生理作用。

Physiopathology(PP) 病理生理学(A1~5,A7~10,A13,A14,C1~23,F3)

与器官和疾病主题词组配,表明疾病状态时的功能障碍。

Poisoning(PO) 中毒(B6,D1~26,J2)

与药品、化学物质、工业原料等主题词组配,指上述物质引起人或动物急、慢性中毒,包括因意外的、职业性的、自杀性的、误用的及环境污染等原因所致的中毒。

Prevention & Control(PC) 预防和控制(C1~23,F3)

　　与疾病主题词组配,表明增强人和动物的抗病力(如预防接种),对传播媒介的控制,预防和控制环境有害物质和引起疾病的社会因素,还包括对个体的预防措施。

Psychology(PX) 心理学(C1~23,E1~4,F3,I3,M1)

　　与非精神性疾病、技术及人群主题词组配,表明其心理的、精神性疾病、身心的、社会心理学的、行为的和感情的等方面。也与精神疾病主题词组配,表明其心理方面。与动物主题词组配,表明动物行为和心理学。

Radiation Effects(RE) 辐射作用(A1~16,B1,B3~7,D1~26,G4~11,J2)

　　与活的有机体、器官和组织及其组成部分、生理过程组配,表明电离辐射或非电离辐射对其发生的作用。与药品和化学物质组配,表明辐射对其产生的效应。

Radiography(RA) 放射照相术(A1~16,C1~23,F3)

　　与器官、部位和疾病主题词组配,表明对其进行 X 线检查。但不包括放射性核素成像,对后者用副主题词"放射性核素成像(Radionuclide Imaging)"。

Radionuclide Imaging(RI) 放射性核素成像(A1~16,C1~23,F3)

　　与解剖学和疾病主题词组配,表明对任何解剖学的放射性成像以及对疾病的诊断。

Radiotherapy(RT) 放射疗法(C1~23)

　　与疾病主题词组配,表明用电离或非电离辐射治疗疾病,包括发射性核素疗法。

Rehabilitation(RH) 康复(C1~21,C23,E4,F3)

　　与疾病和外科手术操作主题词组配,表明病后或术后个体的功能康复。

Secondary(SC) 继发性(C4)

　　与肿瘤主题词组配,表明肿瘤转移的继发部位。

Secretion(SE) 分泌(A2~16,C4,D6,D8,D11,D13)

　　与器官、组织、腺体、肿瘤和内源性物质组配,表明由于器官、组织或腺体的完整细胞活动而产生的内源性物质,经细胞膜排出进入细胞简隙或管内的过程。

Standards(ST) 标准(D1~23,D25~26,E1~4,E6~7,F4,G1~2,I2,J1~2,N2~4)

　　与设施、人员和规划项目主题词组配,表明对其可行性标准的制度、测试或应用。也与化学物质和药品组配,表明其鉴定标准、质量标准,包括工业或职业中的卫生和安全标准。

Statistics & Numerical Data(SN) 统计和数值数据(E1~4,E6~7,F4,G1~2,I2~3,J1~2,M1,N2~4)

　　与非疾病主题词组配,表明对数值的表达,用来描述特定的数值集合或数值组。不包括人力分配和物质设备等,对后两种情况,分别用副主题词"人力(Manpower)"和"供应和分配(Supply & Distribution)"。

Supply & Distribution(SD) 供应和分配(D1~23,D25~26,E7,J2)

　　与物质、仪器、设备、药品、健康服务设施主题词组配,表明可能获得上述物质或拥有上述设施的数量及其分配情况,但不包括工业和职业性的食品和水的供应。

Surgery(SU) 外科学(A1~5,A7~10,A13~14,B2,C1~23,F3)

　　用以表明对器官、部位或组织进行外科手术以治疗疾病,包括激光切除组织。但不包括移植术,后者用副主题词"移植(Transplantation)"。

Therapeutic Use(TU) 治疗应用(B6,D1~26)

　　与药品、生物制品及生物作用剂主题词组配,表明其在疾病的预防和治疗中的应用,包括兽医用药。

Therapy(TH) 治疗(C1~23,F3)

　　与疾病主题词组配,表明对疾病的治疗,也包括综合治疗。但不用于药物治疗、饮食治疗、放射治疗和外科手术等治疗。

Toxicity(TO) 毒性(B6,D1~26,J2)

　　与药物及化学物质主题词组配,表明其对人体和动物有害作用的实验性研究,包括测定安全界限或测定不同剂量给药产生的不同反应的研究。也用于对接触环境污染物的实验性研究。

Transmission(TM) 传播(C1~3,C22)

　　与疾病主题词组配,表明对疾病传播方式的研究。

Transplantation(TR) 移植(A2~3,A5~11,A13~16)

　　与器官、组织或细胞主题词组配,表明其在同一个体由一个部位移植于另一部位,或在同种或异种不同个体间的移植,包括激光切除组织。但不包括移植术,对后者用副主题词"移植(Transplantation)"。

Trends(TD) 发展趋势(E1~4,E6~7,G1~2,I2~3,N2~4)

用于表明事物随时间的推移而发生质变和量变的方式,包括过去、现在和将来,但不包括对具体患者疾病过程的讨论。

Ultrasonography(US) 超声检查(A1~16,C1~23,F3)

与器官、部位主题词组配,表明对其进行超声显像;与疾病主题词组配,表明对疾病进行超声诊断。但不包括超声治疗。

Ultrastructure(UL) 超声结构(A2~11,A13~16,B1,B3~7,C4,D8,D12)

与组织和细胞(包括肿瘤)和微生物主题词组配,表明其通常用光学显微镜观察不到的细微解剖结构。

Urine(UR) 尿(B2,C1~23,D1~24,F3)

用于尿中物质的存在与分析,也用于各种疾病时尿的变化或检查。

Utilization(UT) 利用(E1~4,E6~7,N2)

与设备、设施、规划项目、服务和卫生人员主题词组配,讨论其利用情况(通常用数据),包括讨论利用过度和利用不够。

Veterinary(VE) 兽医学(C1~21,C23,E1,E3~4,E6~7)

与疾病主题词组配,表明动物自然发生的疾病。与技术操作主题词组配,表明兽医学中使用的诊断、预防或治疗操作。

Virology(VI) 病毒学(A1~16,B1~3,B5~7,C1~23,E7,F3,J2)

用于器官、动物、高等植物以及疾病的病毒学研究,细菌、立克次体属、真菌用"微生物(Microbiology)",寄生虫方面用"寄生虫(Parasitology)"。

附表三　副主题词的树形扩展结构表

分析(AN)

　　血液(BL)

　　脑脊髓液(CF)

　　分离和提纯(IP)

　　尿(UR)

副作用(AE)

　　中毒(PO)

　　毒性(TO)

病因学(ET)

　　化学诱导(CI)

并发症(CO)

　　继发性(SC)

　　先天性(CN)

　　胚胎学(EM)

　　遗传学(GE)

　　免疫学(IM)

　　微生学(MI)

　　病毒学(VI)

　　寄生虫学(PS)

　　传播(TM)

解剖学和组织学(AH)

　　血液供给(BS)

　　细胞学(CY)

　　　病理学(PA)

　　　超微结构(UL)

　　胚胎学(EM)

　　　畸形(指器官,注意与先天性区别,后者指疾病)(AB)

　　神经支配(IR)

生理学(PH)

　　遗传学(GE)

　　生长和发育(GD)

　　免疫学(IM)

　　代谢(ME)

　　　生物合成(BI)

　　　血液(BL)

　　　脑脊髓液(CF)

　　　缺乏(DF)

　　　酶学(EN)

　　　药代动力学(PK)

　　　尿(UR)

　　病理生理学(PP)

　　分泌(SE)

组织和管理(OA)

　　经济学(EC)

　　立法和司法(LJ)

　　人力(MA)

　　标准(ST)

　　供应和分配(SD)

　　发展趋势(TD)

　　利用(UT)

化学(CH)

　　激动剂 AG

　　类似物和衍生物 AA

　　拮抗剂和抑制剂 AI

　　化学合成 CS

　　诊断(DI)

病理学 PY	外科手术 SU
放射照相术 RA	移植 TR
放射性核素成像 RI	药理学(PD)
超声检查 US	投药和剂量 AD
统计学和数值数据(SN)	副作用 AE
流行病学 EP	中毒 PO
人种学 EH	毒性 TO
死亡率 MO	激动剂 AG
供应和分配 SD	拮抗剂和抑制剂 AI
利用 UT	禁忌证 CT
治疗(TH)	诊断应用 DU
饮食疗法 DH	药代动力学 PK
药物疗法 DT	治疗应用(TU)
护理 NU	投药和剂量 AD
预防和控制 PC	副作用 AE
放射疗法 RT	禁忌证 CT
康复 RH	中毒 PO

附表四　中医药副主题词及使用范围

中医药疗法 /TCM therapy (traditional Chinese medicine therapy)

与疾病、症状及证候主题词组配,指以中医基础理论为指导,投予中药或正骨、刮搓、割治治疗疾病。如投予口服药物,可不加组配用法主题词,否则应组配投药途径。如外治法、薰洗疗法、直肠投药(保留灌肠法)等。中西药合并治疗时,不用此副主题词,而用/中西医结合疗法。以气功、推拿、按摩等非药物疗法治疗疾病时,则用相应的副主题词。

中西医结合疗法 /TCM-WM therapy, integrated Chinese traditional & Western Medicine therapy

与疾病、症状、征候主题词组配,指同时采用中西医两法或综合应用中西药物治疗疾病。

按摩疗法 /massage therapy

与疾病、症状、征候主题词组配,指用按摩、推拿、捏脊等手法治疗疾病。但穴位按压用/穴位疗法。

针灸疗法 /acup-mox therapy, acupuncture-moxibustion therapy

与疾病、症状、证候主题词组配;指按照中医理论及经络学说,用针刺、灸法(包括电针、耳针、头针、艾卷灸、艾炷灸等)治疗疾病,但不包括穴位埋藏疗法、激光、微波、穴位按压等非针和灸的穴位疗法及药物穴位贴敷等方法,也不包括穴位注射。此等疗法用/穴位疗法。用此副主题词一般尚需组配专指的针灸疗法主题词。

气功疗法 /qigong therapy

与疾病、症状、征候主题词组配,指使用气功(如外气)或指导病人练功,以达到治疗疾病的目的。

穴位疗法 /acupoint therapy

与疾病、症状、征候主题词组配,指在穴位上施用各种刺激,如激光、微波、红外线、指压或药物穴位贴敷、注射、埋线、埋药、磁疗等的物理、化学刺激方法以治疗疾病。

气功效应 /qigong effects

与器官、组织、内源性物质、生理或心理过程主题词组配,指气功对其产生的效应。

针灸效应 /acup-mox effects

与器官、组织、内源性物质、生理或心理过程主题词组配,指针灸对其产生的效应。

中医病机 /pathogenesis(tcm)

与脏腑、器官、疾病、症状、证候主题词组配。指按照中医基础理论对疾病、脏腑、器官、组织、气血等病理生理过程及其机理的认识。

生产和制备 /production & preparation

与中草药、成成药、剂型等主题词组配,指其生产、加工、炮制和制备。

第四节　计算机检索基本知识

计算机检索是通过计算机来模拟人的手工检索过程,由计算机来处理检索者的检索提问,将检索者输入检索系统的检索提问(即检索标识)按检索者预先制定的检索策略与系统文档(机读数据库)中的存贮标识进行类比、匹配运算,通过"人机对话"而检索出所需要的文献。目前计算机检索包括光盘数据库、网络数据库检索和互联网信息检索。

一、计算机信息检索系统

计算机信息检索系统即完成信息检索的计算机系统,由计算机检索终端、通讯设施、数据库、检索软件及其他应用软件几部分组成。

计算机检索系统按照不同的划分标准,可分为不同的类型。

（一）按检索系统的功能划分

1.目录检索系统

目录检索系统是对出版物进行报道和对图书资料进行科学管理的工具。目前可供计算机检索的电子版目录包括机读目录(Machine Readable Catalog,MARC)和运行于网络上的联机公共检索目录(Online Public Access Catalog,OPAC)。由于计算机网络可以把多个图书馆连接起来,因此使用 OPAC 不但可以查询单个图书馆的馆藏目录,还可同时查询多个图书馆的联合馆藏目录。

2.文献检索系统

文献检索系统主要用于文献资料的检索,通过检索得到参考文献的线索,包括论文的题目(Title)、作者(Author)、出处(Source)和文献的摘要(Abstract)等。由于该系统不提供原始文献,所以这种检索也称为二次文献检索。目录检索系统和文献检索系统使用的数据库称为参考数据库,或书目数据库,因此也可以把目录检索系统和文献检索系统统称为书目检索系统。

3.事实检索系统

事实检索系统指对事实、数据和全文(Full Text)的检索。事实检索系统所使用的数据库称源数据库,这种数据库的检索可直接获得具体数据和原始文献。不同的检索系统可从不同的角度、广度和深度揭示检索的信息资料,以满足用户对检索系统的不同要求。

（二）按访问模式划分

1.联机检索系统(Online Retrieval)

联机检索系统是指用户利用计算机终端设备,通过拨号、电信专线及计算机互联网络,从联机服务中心(国内或国际)的数据库中检索出自己需要的信息的过程。其特点为检索速度快、不受地理位置的限制、实现人机对话、保证检索质量及检索内容新等。联机检索的不足之处是检索费用较高。收费项目包括计算机信息检索系统的机时费、文献记录输出费以及通讯网络使用费等。

2.光盘检索系统

光盘检索系统是指利用计算机设备对只读式光盘数据库(CD-ROM)进行检索。光盘是一种高密度的信息载体,具有容量大、轻便、易保存、无磨损等优点。光盘检索系统的特点是检索速度快、稳定性好、检索费用低廉。与联机检索系统相比,光盘检索系统的数据库更新较慢。

3.网络检索系统

网络信息检索系统是指利用计算机设备和互联网检索网上各服务器站点的信息。互联网提供来自全世界数以千万计的计算机所形成的庞大网络上的丰富资源,具有信息量大、更新速度快以及传输形式多样性等特点。只要用户能够登录互联网,就可以检索网上各种各样的信息。网络检索成为继联机检索和光盘检索之后发展起来的最新的信息检索模式。

二、联机检索系统

(一)DIALOG 系统(http://www.dialog.com/)

DIALOG 系统是目前世界上最大的商业性国际联机检索系统,由美国洛克西德公司建于1964 年,1972 年正式成为向全球提供联机检索服务的系统。DIALOG 系统拥有 450 多个数据库,其收录的文献占世界各联机检索系统数据库文献总量的 50% 以上,内容几乎涉及所有学科领域,所收录的文献类型包括科技文献、公司产品设备、专利和商标、报纸新闻等。其中与医学相关的数据库有:

(1)International Pharmaceutical Abstrcts (742 文档)国际药学文摘

(2)CA search:Chemical Abstracts (399,308~314 文档) 美国化学文摘

(3)Mental Health Abstracts (86 文档) 精神卫生文摘

(4)Pharmaceutical News Index (42 文档) 药学新闻索引

(5)Health Devices Source Book (188 文档) 医疗保健设备目录

(6)Derwent Biotechnology Abstracts(357 文档)德温特生物技术文摘

(7)The Meck Index Online(304 文档)默克索引联机版

(8)Biobussiness(285 文档)生物学商情数据库

DIALOG 系统免费提供蓝页(Bluesheets,http://library.dialog.com/),可查阅数据库目录。

(二)MEDLARS 系统(http://www.nlm.nih.gov/)

MEDLARS 系统(Medical Literature Analysis and Retrieval System,医学文献分析与检索系统)由美国国立医学图书馆(National Library of Medicine,NLM) 于 1964 年研制成功。它是世界上最大的医学文献数据库联机检索系统。MEDLARS 共有 40 多个联机数据库,其中最著名的是 MEDLINE(MEDLARS Online,医学文献联机数据库),它是 MEDLARS 系统中最大的数据库,也是医学界最具权威性的数据库。其内容丰富、收录范围广、更新速度快,在互联网上免费向全球提供大量生物医学信息。

(三)OCLC 系统(http://www.oclc.orghome)

OCLC 系统(Online Computer Library Center,联机计算机图书馆中心)是一个总部设在美国俄亥俄州的大型计算机联机检索系统。OCLC 目前拥有 80 多个数据库,其中最具特色的数据库是联机联合书目数据库,该数据库收录的图书来自全世界 63 个国家的 3 万个图书馆的馆藏,记录超过 5 亿条,因此 OCLC 的最大优势在于向用户提供世界范围的图书馆藏信息,并提供馆际互借及原文传递服务。

三、检索提问式及其实现

使用计算机信息检索系统查找文献,是以一种人机交互的对话方式进行的,与手工检索最大的不同之处在于,用户需将自己的检索需求组织成计算机系统能够识别和处理的检索提问

式并输入计算机,这样计算机才能按照用户的意图在数据库中查找符合提问的文献记录。因此正确地构造检索提问式是关键。

（一）检索策略

要完成一个课题的检索,需要分成若干个步骤来进行。通常把对检索步骤的科学安排称作检索策略,它是用户为实现检索目标而制定的总体规划。一般来说,计算机信息检索应包括以下几个步骤。

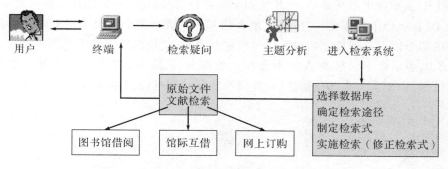

图 1-4-1　检索策略步骤示意图

在图 1-4-1 中所示的各个步骤中,准确分析检索课题,合理选择计算机信息检索系统及数据库,正确编制检索提问式,对检索结果的准确与否起着决定性作用。在选择好检索系统及数据库以后,编制检索提问式就是整个检索策略的具体体现。

（二）检索提问式

与手工检索一样,在计算机信息检索系统中,也有多种检索途径。主要的检索途径有:分类途径、主题途径、著者途径、名称(篇名)途径、号码(序号)途径等。只不过在手工检索中,每次检索只能从一个检索途径出发,而计算机信息检索系统可以适应多途径同时检索。这就需要制定一个计算机可识别的检索方案。

检索提问式就是采用计算机信息检索系统规定使用的组配符号(也称为算符 Operator),将反映不同检索途径的检索单元组合在一起而形成的一种逻辑运算表达式。它以计算机系统可以识别和执行的命令形式将检索方案表现出来,表述了各个检索单元之间的逻辑关系、位置关系等。通过这样一个检索提问式,对待查课题所涉及的各个方面及其所包含的多种概念或多种限定都可以实时做出相应的处理,从而通过一次检索,全面体现用户的需求。

1.常用算符

（1）逻辑算符

逻辑算符也称布尔(Boolean)算符,该算符由英国数学家乔治·布尔提出,用来表示两个检索单元(检索项)之间的逻辑关系。常用的逻辑算符有 3 种:AND(逻辑与,可用 * 表示)、OR(逻辑或,可用＋表示)、NOT(逻辑非,可用－表示)。假设有两个检索项 A 和 B,它们的各种逻辑组配关系及检索结果如表 1-4-2 和图 1-4-2 所示(由于不同的检索系统表示逻辑运算的符号可以是不同的,这里以 MEDLARS 系统为例)。

表 1-4-2　布尔逻辑运算符及其意义

逻辑算符	检索式	逻辑关系说明	作用
与（AND）	A AND B	检出结果同时含有 A 和 B	缩小检索范围
或（OR）	A OR B	检出结果中含有 A 或含有 B 或两者都含有	扩大检索范围
非（NOT）	A NOT B	检出结果中凡含有 A 而不含 B 的记录被检出	缩小检索范围

A and B：表示命中结果是 A 和 B 所相交的部分，使用此算符将使检索范围缩小。

A or B：表示命中结果是 A 和 B 中所有的部分。查找两个或两个以上同义词和近义词，查找两个或两个以上并列概念的检索词可使用此算符，使用此算符检索范围扩大。

A not B：表示命中结果是 A 中不含有 B 的部分，从原检索范围中减去某一部分，所以是缩小检索范围，由于会失去部分信息，此算符在实际计算机检索中很少使用。

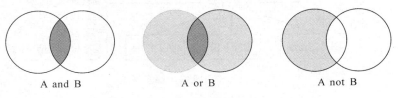

图 1-4-2　布尔逻辑运算符图示

（2）位置算符

near：同句检索。表示检索词存在于同一句子中，词序可以颠倒。

例如 information near retrieval 可检索出含有"information retrieval"和"retrieval of information"的文献。

near＋N：相邻检索。不同的检索系统稍有差别，表示检索词之间最多可插入 N 或 N-1 个词。

例如 acute near2 infarction 表示两词之间最多可插入二个其他词，可检索出含有"acute infarction"或"acute myocardial infarction"的文献。

With：同字段检索。表示两个检索词存在于同一字段，词序可颠倒，两个检索词之间的位置要比 near 宽泛。例如 women with hepatoma 可检索出该两词同时出现在篇名中，或同时出现在文摘中。

（3）截词符和通配符

以符号取代检索词中某些字母而检索出含某一类检索词的文献。

表 1-4-3　截词符、通配符表达方式及检索结果

截词符/通配符	检索提问式	检索结果（含有下列检索词的文献被命中）	说明
*	Comput *	compute，computed，computer，computers，computable，computations，computerization 等	无限截断
?	Analy? er	analyzer，analyzer	中间截断
?	Work?	work，works	限定检索词后只能出现一个其他字母

（4）字段限制符

限定检索字段即是指定检索词出现在记录中的哪一个字段。检索时，机器只在限定字段内进行搜索，这是提高效率的又一措施。如"arthritis in TI"表示检索词 arthritis（关节炎）限定在题名中的文献。

（5）范围算符

范围算符主要用来对检索结果进行时间、内容范围上的限定，及在检索过程中对运算的优先顺序进行限定。

①时间、内容范围上的限定符：主要有"＝"、"＞＝"、"＜＝"、"－"、"＞"、"＜"等。如"PY ＜＝1999"表示检索 1999 年以前的文献。

②优先顺序的运算限定符：主要有"（）"。"（）"的使用（包括多层次的使用）可以改变运算符的优先顺序。在无括号的状态下，不同数据库中各种运算符表示的运算优先顺序不同。上述计算机运算符号在 MEDLINE 检索系统中进行检索时的优先顺序是：（）＞NOT＞NEAR＞WITH＞AND＞OR。

2.编制检索提问式的注意事项

正确编制检索提问式是非常重要的，但是用户在初次检索时，经常会因为不熟悉检索系统或提问式不恰当而难以找到合适的文献，这时一方面通过查看系统的帮助信息以了解该系统允许的检索提问式的构成规则，另一方面就需要修改自己的检索策略，重新确定新的检索式。编制检索提问式的注意事项有：

（1）正确分析课题，准确提炼代表所检课题内容的主题概念，优先使用词表中的规范词。

（2）不同的检索系统提供的检索途径是不一样的，允许使用的算符也会有所不同，而且会用不同的符号来表示，这一点在检索前应通过查看帮助功能事先了解。

（3）一般情况下，布尔逻辑算符的运算顺序为 NOT、AND、OR（也可以用括号改变）。

（4）同时出现逻辑算符和位置算符时，优先执行位置算符。

练习题

1.文献根据不同的划分方式可以分为哪些类型？

2.图书和期刊的区别是什么？

3.常用的检索方式有哪些？

4.在文献检索系统中，数据库可划分为哪些类型？

5.简述主题词和关键词的区别与联系。

6.计算机检索根据不同划分标准可分为哪些类型？

7.检索提问式常用的逻辑算符及应用。

第二章　文摘型检索工具

第一节　中国生物医学文献数据库

一、中国生物医学文献服务系统

中国生物医学文献服务系统（SinoMed）由中国医学科学院医学信息研究所/图书馆开发研制。其涵盖资源丰富，能全面、快速反映国内外生物医学领域研究的新进展；功能强大，是集检索、开放获取、个性化定题服务、全文传递服务于一体的生物医学中外文整合文献服务系统。包含"中国生物医学文献数据库（CBM）"、"中国医学科普文献数据库"、"北京协和医学院博硕学位论文库"等 8 个数据库。（图 2-1-1）

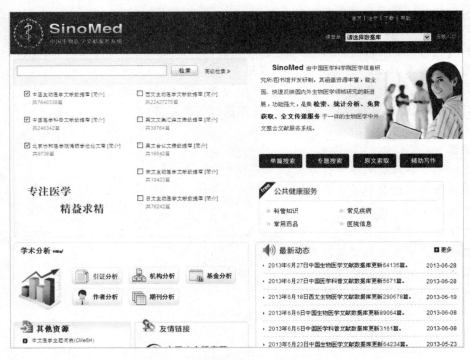

图 2-1-1　中国生物医学文献服务系统主界面

（1）中国生物医学文献数据库（CBM）收录 1978 以来 1800 多种中国生物医学期刊，以及汇编、会议论文的文献题录 600 余万篇，全部题录均进行主题标引和分类标引等规范化加工处理。年增文献 50 余万篇，双周更新。

（2）中国医学科普文献数据库收录 2000 年以来国内出版的医学科普期刊近百种，重点突显养生保健、心理健康、生殖健康、运动健身、医学美容、婚姻家庭、食品营养等与医学健康有关的内容。双周更新。

（3）北京协和医学院博硕学位论文库收录 1985 年以来北京协和医学院培养的博士、硕士研究生学位论文，学科范围涉及医学、药学各专业领域及其他相关专业，内容前沿、丰富，可在线浏览全文。每季更新。

（4）西文生物医学文献数据库（WBM）收录 6500 余种世界各国出版的重要生物医学期刊文献题录 2000 余万篇，其中馆藏期刊 4800 余种，OA 期刊 2400 余种；年代跨度大，部分期刊可回溯至创刊年，全面体现北京协和医学院图书馆悠久丰厚的历史馆藏。年增文献 60 余篇，双周更新。

（5）日文生物医学文献数据库收录 1995 年以来日本出版的日文重要生物医学学术期刊90 余种，部分期刊有少量回溯。每月更新。

（6）俄文生物医学文献数据库收录 1995 年以来俄国出版的俄文重要生物医学学术期刊30 余种，部分期刊有少量回溯。每月更新。

（7）英文会议文摘数据库收录 2000 年以来世界各主要学协会、出版机构出版的 60 余种生物医学学术会议文献，部分文献有少量回溯。每月更新。

（8）英文文集汇编文摘数据库收录馆藏生物医学文集、汇编，以及能够从中析出单篇文献的各种参考工具书 240 余种/册，报道内容以最新出版文献为主。每月更新。

二、中国生物医学文献数据库概述

中国生物医学文献数据库（CBM），是由中国医学科学院医学信息研究所开发的医学文献书目数据库。内容涵盖基础医学、临床医学、预防医学、药学、中医学及中药学等生物医学各领域，CBMdisc 是目前收录国内生物医学期刊最全的数据库（图 2-1-2）。

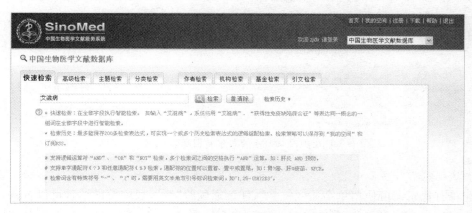

图 2-1-2 中国生物医学文献数据库主界面

CBM 注重数据的规范化处理和知识管理，全部题录均根据美国国立医学图书馆最新版《医学主题词表》、中国中医研究院中医药信息研究所《中国图书馆分类法·医学专业分类表》进行主题标引和分类标引。

CBM 检索系统具有检索入口多、检索方式灵活的特点。它设置了主题、分类、期刊、作者等多种词表辅助查询功能，检索功能完备，定题检索、限定检索、截词检索、通配符检索及各种逻辑组配检索功能大大提高检索效率，可满足简单检索和复杂检索的需求；与 PUBMED 具有良好兼容性,可获得较好的查全率和查准率。

目前 CBM 已经实现了与维普全文数据库的链接功能,可以在检索结果页面直接链接维普全文数据库获取 1989 年以来的全文。

三、CBM 数据库字段与检索运算符

CBM 数据库的记录共有 30 多个字段,主要字段有:UI(流水号)、TI(中文篇名)、TT(英文题目)、AU(作者)、AB(摘要)、TW(关键词)、AD(著者单位和地址)、TA(期刊名称)、IS(国际标准连续出版物号)、PY(出版年)、VI(卷)、IP(期(卷)、IP(期)、PT(文献类型)、MH(主题词)、MMH(加权主题词、主要主题词)、PS(人名主题词)、CT(特征词)、CN(分类号)等。

CBM 数据库可使用的运算符主要有布尔逻辑运算符、通配符、字段限制符和范围运算符等。

（一）布尔逻辑运算符

布尔逻辑运算符有 AND、OR、NOT 三种。在一个检索式中,可同时使用多个逻辑运算符,构成一个复合检索式。在复合检索式中,其优先级为:NOT > AND > OR。可以用()改变运算次序,括号内优先运算(图 2-1-3)。多个检索词之间的空格默认为"AND"运算。

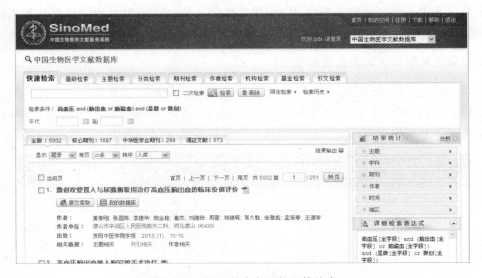

图 2-1-3　CBM 的布尔逻辑运算检索

（二）通配符

通配符有检索词可使用单字通配符"?"、任意通配符"%",通配符的位置可以置首,置中或置尾。如:胃?癌、肝%疫苗、%TACE。如检索式"血?动力",可检索出血液动力、血流动力等字符串的文献,CBM 允许使用多个"?"。任意通配符"%"的应用,可以减少字符的输入量,扩大检索范围,提高查全率。如检索式"小圆%肿瘤",可检索出"小圆细胞肿瘤、小圆形细胞肿瘤、小圆形细胞肿瘤、小圆细胞恶性肿瘤、小圆性细胞肿瘤、小圆蓝细胞肿瘤"等字符串的文献。

（三）字段限定符

字段限定符有 IN、=,字段标识符可用中文或英文缩写。例:TA＝中国癌症杂志;刊名＝癌症。字段标识符在后,表示对所指定字段的任意片段进行查找,例:护理 IN TA;癌症 IN 刊名。注意智能检索不支持逻辑组配。

（四）范围运算符

范围运算符用于对文献出版年代及流水号进行限定，仅用于数字字段的检索，包括：＝、
＜、＞、≤、≥、—，如 UI＞＝2005106318，表示检索出流水号 2005106318 及之后的文献。如
PY＝2004－2005，表示检索 2004－2005 年之间发表的文献。

四、检索途径及检索实例

CBM 检索系统共有快速检索、高级检索、主题检索、分类检索、期刊检索和作者检索等 6
种检索途径。

（一）快速检索

快速检索默认在全部字段执行智能检索，自动实现检索词及其同义词（含主题词）的同步
扩展检索，使检索过程更简单，检索结果更全面。如：输入"艾滋病"（图 2-1-2），点击"检索"按
钮，系统将自动用"艾滋病"、"获得性免疫缺陷综合征"等表达同一概念的一组词在全部字段中
进行检索。检索结果如图 2-1-4。

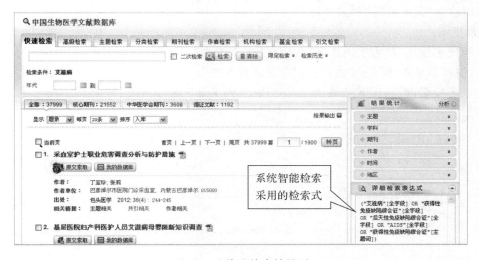

图 2-1-4　快速检索结果页

检索词可以是单词或词组，包括汉字、数字、检索序号、英文字母、单词等；也可以是包含通
配符、字段限定符、逻辑运算符或范围运算符的检索式。如胃？癌；肝癌 and 预防。检索词含
有特殊符号"－"、"（"等，用英文半角引号标识检索词。如 1,25－(OH)2D3。

输入多个检索词时，词间用空格分隔，默认为"AND"逻辑组配关系。

二次检索：二次检索是在已有检索结果基础上再次输入其他关键词检索，逐步缩小检索范
围。二次检索相当于该检索词与上一个检索词之间进行"AND"逻辑组配检索。

提示：智能检索基于自由词－主题词转换表，能将输入的检索词转换成表达同一概念的一
组词的一种检索方式，即自动实现检索词、检索词对应主题词及该主题词所含下位词的同步检
索。智能检索不支持逻辑组配检索。

（二）高级检索

SinoMed 中所有数据库均支持高级检索。高级检索支持多个检索入口、多个检索词之间
的逻辑组配检索，方便用户构建复杂检索表达式。可以对检索词进行字段限定检索，也可以进
行多个词的逻辑组配制定复杂检索策略，同时也可限定整个检索结果的文献年代、文献类型、

年龄组、性别、研究对象等。

1.字段检索

指仅在某一指定字段内检索用户输入的检索词。如选择"作者单位"字段可检索某单位发表的相关文献,选择"中文标题"可检索某检索词出现在论文题目中的相关文献。CBM 可以进行字段限定构建检索表达式,可选字段包括常用字段、全部字段、中文标题、英文标题、摘要、关键词、主题词、特征词、分类号、作者、第一作者、作者单位、国省市名、刊名、出版年、期地、ISSN和基金等。系统默认为常用字段,它是中文标题、摘要、关键词、主题词的组合。

检索方法:在"构建表达式"栏的检索框内输入检索词,选择字段下拉菜单的相关字段,选择匹配模式,选择逻辑运算符,然后点击"发送到检索框"按钮将检索表达式发送到检索框,最后点击"检索"按钮完成检索。

每次构建一个检索词的表达式,不支持逻辑运算符"AND","OR"和"NOT"构建包含多个检索词的表达式。构建表达式时,输入的字符串自动用英文双引号包围作为一个整体。如:"肺肿瘤"[常用字段]。

例1:检索"人工肝"的相关文献。

检索步骤:

① 构建表达式:检索字段选择"常用字段",输入"人工肝";

② 选择"智能检索"选择框,点击"发送到检索框";

③ 点击检索,得到检索结果:♯3   2512   "人工肝"[常用字段:智能]

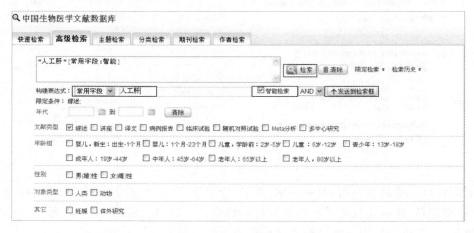

图 2-1-5   高级检索－构建表达式

2.限定检索

用于限定文献的年代、文献类型、年龄组、性别、研究对象等,可以使已检出的文献数量有针对性地减少,检索结果更符合用户需求。

例2:检索"人工肝"的综述文献。

①－②步同例1;

③ 点击限定检索,选择文献类型栏目的"综述"复选框;

④ 点击检索,得到检索结果:♯3   314 "人工肝"[常用字段:智能]AND 综述[文献类型]

(三)主题检索

主题检索是对文献内容的主题概念进行检索,有利于提高查全率和查准率,美国国立医学图书馆《医学主题词表(MeSH)》中译本、《中国中医药学主题词表》是 CBM 进行主题标引和主题检索的依据。基于主题概念检索文献,利于提高查全率和查准率。

　　输入检索词后,系统将在《医学主题词表(MeSH)》中文译本及《中国中医药学主题词表》中查找对应的中文主题词。也可通过"主题导航",浏览主题词树查找您需要的主题词。

　　主题检索可用中文主题词、英文主题词及同义词进行查找,可浏览主题词注释信息和树形结构,选用主题词的同义词、相关词、上位词、下位词进行查找,也可浏览主题词、副主题词及树状结构号等,帮助确定恰当的主题词。同时,可通过设置是否加权、是否扩展、选择合适的副主题词,使检索结果更符合需求。可以同时查找多个主题词,并使用逻辑运算符"AND","OR"和"NOT"组配检索。

　　检索方法:在构建表达式栏的检索框内输入检索词,选择字段下拉菜单的相关字段,选择匹配模式,选择逻辑运算符,然后点击"发送到检索框"按钮将检索表达式发送到检索框,最后点击"检索"按钮完成检索。

　　例 3:检索有关白血病化疗的相关文献。

　　检索步骤:

　　①点击"主题检索",选择"中文主题词",输入"白血病",点击查找(图 2-1-6)。

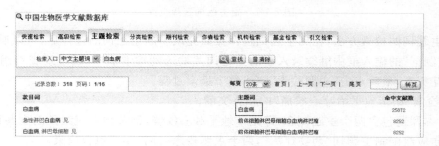

图 2-1-6　主题词列表

　　②点击主题词栏的"白血病",进入副主题选择页面。在该页面上半部分为副主题词选择框和主题词检索式框,下半部分为主题词注释,在树状结构表中可看到它的下位主题词。

　　③选择副主题词"DT 药物疗法",并点击"发送到检索框",点击"主题检索"(图 2-1-7)。系统返回检索结果 5630 篇。(不选择任何副主题词,直接点击"发送到检索框",系统默认为选择全部副主题词。)

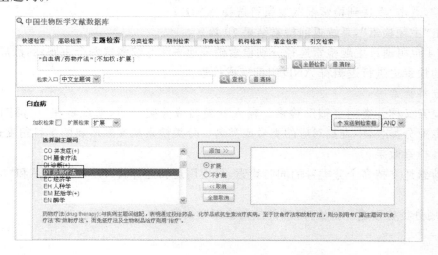

主题词：
白血病
英文名称：
Leukemia
树状结构号：
C04.557.337
相关参见：
Leukemic Infiltration（白血病浸润）
标引注视：
general or unspecified;many specific leukemie types are available
主题词详解：
A progressive，malignant disease of the blood-forming organs，characterized by distroted proliferation and development of leukocytes and their precursors in the blood and bone marrow.leukemias were originally termed acute or chronic based on life expectancy but now are classified according to cellular maturity. Acute leukemias consist of predominately immature cell;chronic leukemias are composed of mature cells.
(From The Merck Manual,2006)

主题词：
肿瘤
　肿瘤，组织学类型
　　白血病
　　　白血病，实验性（+4）
　　　白血病，多毛细胞
　　　白血病，淋巴样（+12）
　　　白血病，髓样（+17）
　　　白血病，浆细胞
　　　白血病，辐射性
　　　白血病，猫
　　　地方性牛造白细胞组织增生

图 2-1-7　副主题词选择页面

多个主题词的检索方法：在副主题词选择页面完成了副主题词的选择后，可以通过检索入口"中文主题词"的输入框中继续录入新的主题词并发送到检索框中，通过逻辑符组合多个主题词的相互关系，最后点击"主题检索"完成整个检索过程。

例 4：检索"硝苯地平治疗心绞痛"的相关文献。

分析：本课题包含两个主题概念，即硝苯地平和心绞痛，硝苯地平应组配副主题词"治疗应用"，心绞痛应组配副主题词"药物疗法"，两个主题概念可用"and"组合检索。

检索步骤：

①点击"主题检索"，选择"中文主题词"，输入"硝苯地平"，点击查找；

②点击主题词列表中的"硝苯地平"，从副主题词列表框中选择"TU 治疗应用"并点击"添加"，点击"发送到检索框"；

③继续在副主题词页面，从检索入口"中文主题"检索词输入框中录入"心绞痛"，点击"查找"，从页面下方的主题词列表中选择"心绞痛"；从副主题词列表框中选择"DT 药物治疗"并点击"添加"，点击"发送到检索框"（逻辑符选择 AND）；

④点击"主题检索"，系统返回检索结果 79 篇。

注：例 4 也可通过主题检索途径分别检索硝苯地平和心绞痛这两个主题词，然后通过快速检索页面的检索史进行逻辑符 AND 组配完成检索。

（三）分类检索

分类检索又称分类词表辅助检索。输入分类名或分类号后，系统将在《中国图书馆分类法·医学专业分类表》中查找对应的类号或类名。分类检索从文献所属的学科角度进行查找，能提高族性检索效果。

分类检索还支持多个分类号的同时检索，可使用逻辑运算符"AND"、"OR"和"NOT"进行组配。

例 5：用分类检索途径检索"肝癌的放射诊断学研究"的相关文献。

方法一

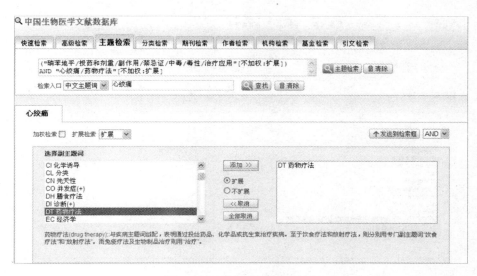

图 2-1-8 副主题词选择界面

①在 CBM 的分类检索页面的检索入口选择"类名",输入"肝肿瘤"后"查找",在列出的所有分类名中查找"肝肿瘤",点击分类名"肝肿瘤"(图 2-1-9);

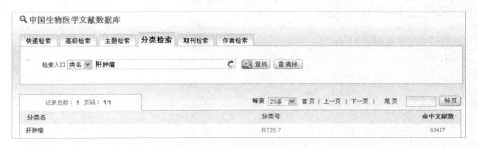

图 2-1-9 分类检索 1

②在分类词注释详细页面,显示了该分类可组配的复分号、详细解释和所在的树形结构。可以根据检索需要,选择是否"扩展检索"。

"肝癌的放射诊断研究"应选择复分号"0454 放射性诊断"。"添加"后"发送到检索框",再点击"分类检索"按钮,即可检索出"肝癌的放射诊断研究"方面的文献(图 2-1-10)。

方法二:

利用 CBM 在分类检索中设立的医药卫生大类的分类导航进行检索。选择 R73 肿瘤学,然后点击分类号前面的＋号,接着逐层点击 R735 消化系肿瘤→R735.7 肝肿瘤,进入分类复选择,其余操作同方法一。

(四)期 刊 检 索

期刊检索提供从期刊途径获取文献的方法,并能对期刊的发文情况进行统计与分析。用户可以从检索入口处选择刊名、出版地、出版单位、期刊主题词或者 ISSN 直接查找期刊,也可通过"分类导航"或"首字母导航"逐级查找浏览期刊。通过设置年代及刊期(默认为全部),点击"检索"按钮,即可检索该刊具体某个刊期的相关文献信息。

例 5:检索《中华医学杂志》的期刊详细信息及 2012 年的收录文献数量。

①在检索入口选择"刊名",输入"中华医学杂志",点击"查找";

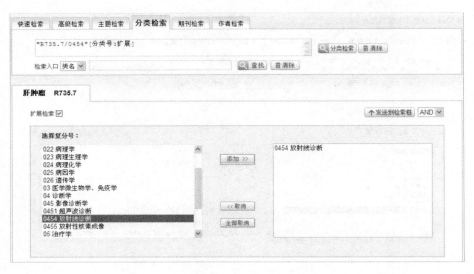

图 2-1-10　分类检索 2

②在列出的所有期刊中查找"中华医学杂志",点击刊名(图 2-1-11)。

③系统打开"中华医学杂志"的期刊详细信息,选择 2012 年,点击"浏览本刊",可检索得到 2012 年该刊命中文献数 1006 篇。

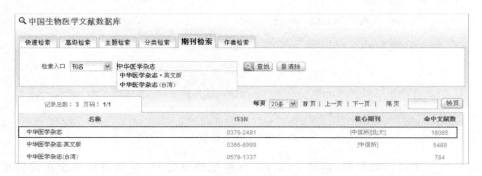

图 2-1-11　期刊检索

注:若在期刊详细信息输入框中输入文字,则意味着在该刊的限定卷期内查找特定主题的文献。

(五)作者检索

通过作者检索,可以查找该作者署名发表的文献,还能查找该作者作为第一作者发表的文献。并能通过指定作者的单位,准确查找所需文献。在作者检索界面,输入作者姓名或者姓名片断,可通过作者列表选择检索。点击其对应的第一作者图标,可查找该作者作为第一作者发表的文献。通过"作者检索"得到检索结果同基本检索的精确检索。

在高级检索中,也可进行作者检索。基本检索中的作者检索有三种方式。如在"检索入口"下拉菜单中选择"作者"字段,然后在检索提问框内输入著者姓名。

例 6:查找"浙江大学医学院附属第一医院李兰娟"发表的文献。

①进入作者检索界面,输入"李兰娟",点击"查找"按钮(图 2-1-12)。

②从系统返回的作者列表中选择作者"李兰娟",点击"查找"。返回检索结果 324 篇

（图 2-1-13）。

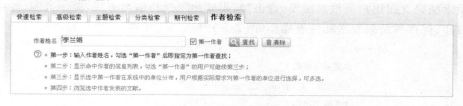

图 2-1-12　作者检索 1

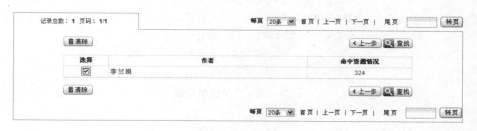

图 2-1-13　作者检索 2

（六）检索史

检索史页面按检索执行时间顺序保存了历次检索的检索式，通过点击序号左侧的选择框，可以将任意两个或多个相关的检索式通过逻辑运算符进行组合检索。

例 7：李兰娟撰写的有关人工肝的综述文献。

①选择检索史序号 2 和 3；

②点击逻辑运算符"AND"，快速检索的检索框内产生检索式"（♯3）and（♯2）"；

③点击"检索"，返回检索结果 13 篇。

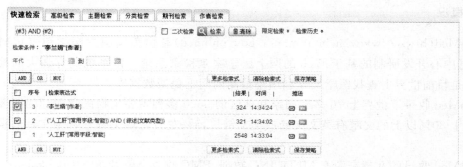

图 2-1-14　检索历史

五、检索结果的处理

（一）显示

每次检索完成后系统返回的检索结果默认格式为题录格式。若需浏览文摘格式，点击下拉菜单选择"文摘格式"，然后点击"显示"按钮即可。若想浏览另外检索命令所对应的文献记录,通过检索历史点击相应的检索表达式右侧的文献数字即可。

(二)检索结果输出

在检索结果页面用户可根据需要,点击"结果输出",选择输出方式、输出范围、保存格式即可进行打印、保存和结果发送邮件等操作(图 2-1-15)。

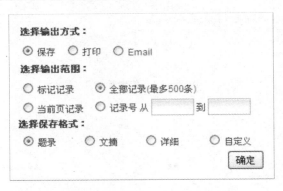

图 2-1-15　结果输出选项

练习题

1.CBM 数据库可使用的布尔逻辑运算符、通配符、字段限制符和范围运算符分别有哪些?请结合相关题目进行实践应用。

2.请结合自己专业制订一份投稿指南(内容可包括刊名、刊期地、年发文量、出版单位等)。

3.检索胃十二指肠溃疡的药物治疗相关文献。

第二节　PubMed

一、概况

PubMed(http://www.ncbi.nlm.nih.gov/pubmed)是由美国国立医学图书馆国家生物技术信息中心开发研制的基于 Web 的网上医学文献检索系统。该系统具有强大的检索和链接功能,是目前世界上查找医学文献利用率最高的网上免费数据库。

PubMed 收录了世界上 70 多个国家和地区的 5600 多种重要生物医学期刊的摘要和部分全文,其中 80% 以上的文献有英文文摘或全文链接,5% 左右可以免费查看全文。数据库每日更新。

PubMed 收录的文献来源有 MEDLINE 数据、PMC 收录文献及 NCBI Bookshelf。根据数据加工的程度的不同可分为 MEDLINE、PREMEDLINE 和出版商直接提供的文献数据等三种。其中 MEDLINE 与 MEDLARS 联机数据库相同,所有数据都已经完成标引加工;PRE-MEDLINE 数据库的记录均带有"PubMed-in process"标记,是由正在加工处理中的文献记录组成的数据;出版商直接提供的文献记录均带有"PubMed-as Supplied by Publisher"标记,该库中的记录每天都在不停地向 PREMEDLINE 传送,一旦被 PreMEDLINE 收录,则改为"PubMed-in process"标记,经标引后转入 MEDLINE。

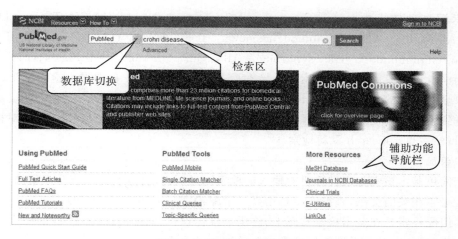

图 2-2-1　PubMed 检索主页

二、检索原理

PubMed 提供了词汇自动转换功能,当一个未加任何限定的检索词被输入到检索提问框后,会被自动地按照一定的顺序核对、转换、匹配和检索。其转换匹配的顺序为:

(一)MeSH 转换表

MeSH 转换表包括 MeSH 词表中的医学主题词、款目词、副主题词等。当检索词和MeSH 表中的词汇相匹配,这个词就以主题词和文本词原形各检索一次,并将两个检索结果用逻辑运算符“OR”组配检索。当在此表中找不到相匹配的词时,就接着在第二个表中查找。

(二)刊名转换表

刊名转换表包括 PubMed 收录期刊的三种表达形式:刊名全称、刊名缩写和国际标准刊号。该转换表能把键入的刊名全称自动转换成系统认可的刊名缩写后再检索。

(三)短语表

短语表该表中的短语来自 MeSH 词、含有同义词或不同英文词汇书写形式的统一医学语言系统和补充概念名称表。当在前两个表中均找不到相匹配的词时,PubMed 将自动到短语表中查找。

(四)作者索引

作者索引如果键入的词语在上述三表中均找不到匹配词,或者键入的词是一个单词后面跟有 1～2 个字母的短语,系统就会直接到著者索引中去查找。

如果按上述步骤找不到匹配词,系统就会将检索词拆开,按单个词再重复以上顺序分别查找,直到找到相匹配的词。如果仍然没有匹配词,系统则将检索词拆开成若干个单词,用逻辑运算符 AND 组配后在全部字段中检索。如果想要将短语作为一个词组检索,需给检索词加双引号表达。

三、检索方式

(一)基本检索

由于系统具有词汇转换匹配功能,因此用户在检索时,不用考虑词汇的类型,如主题词、人名、刊名或者期刊的 ISSN 号,只要是具有实质意义的词或数字都可以。如键入“AIDS”,系统会将检索词自动转换为"acquired immunodeficiency syndrome"[MeSH Terms] OR ("acquired"[All Fields] AND "immunodeficiency"[All Fields] AND "syndrome"[All Fields]) OR "acquired immunodeficiency syndrome"[All Fields] OR "aids"[All Fields],即将 AIDS 分别在主题词检索字段和文本词检索字段检索后,再用逻辑符 OR 相加得出检索结果。可通过检索结果显示页面的左侧栏 Search Details 窗口了解系统实际执行用户检索命令被系统自动转换的详细情况以及使用的检索规则和检索语法。此外,使用 Search Details 可以对检索策略进行编辑,然后点击 Search 重新检索。

(二)组配检索

由于简单基本检索是由计算机对输入的检索词进行自动匹配检索,查全率很高,但是经常会检出大量不相关的文献,查准率不是很高。组配检索可以对计算机的自动匹配检索进行人工控制。组配检索是在基本检索状态下,将用字段标识符和逻辑运算符组配的检索式直接输入到检索提问框,由检索系统执行检索。但要注意以下几点:

1.布尔逻辑运算符

系统支持布尔逻辑运算符 AND、OR、NOT,这些运算符大小写都可以,可以用()改变运算顺序。

2.截词检索和短语检索

PubMed 只有无限截词符"*",放在单词后面,可以提高查全率。短语检索则是将词组加上双引号,这样系统将不执行检索词自动转换功能,将引号内的词组作为一个短语检索。

3.限定字段检索

在检索词后加用方括号的字段标识符即可。如 SARS[ti]表示将检索词 SARS 限定在题名字段。PubMed 常用字段名称见表 2-2-1。

表 2-2-1　PubMed 数据库可检索字段一览表

字段标识	字段名称	说明	字段标识	字段名称	说明
AB	Abstract	文摘	LID	Location	出版号
AD	Affiliation	单位和地址	MHDA	MeSH Date	主题词标引日
AID	Article Identifier	文献标识符	MAJR	MeSH Major Topic	主要主题词
ALL	All Fields	所有字段	SH	MeSH Subheadings	副主题词
AU	Author	作者	MH	MeSH	MeSH 词
CN	Corporate Author	团体作者	JID	NLM Unique	NLM 流水号
1AU	First Author Name	第一作者	PG	Pagination	文献首页页码
FAU	Full Author Name	作者全称	PS	Personal Name as Subject	人物姓名主题词
CRDT	Create Date	记录创建日期	PA	Pharmacological Action MeSH Terms	药理作用主题词
RN	EC/RN Number	酶/注册号	PL	Place of Publication	出版地
FIR	Full Investigator Name	研究者姓名全称	DP	Publication Date	出版日期
GR	Grant Number	基金资助号	PT	Publication type	出版类型
IR	Investigator	研究人员	SB	Subset	数据库子集
IP	Issue	期号	NM	Substance Name	化学物质名称
TA	Journal Title	刊名	TW	Text Words	关键词
LA	Language	语种	TI	Title	题名
LASTAU	Last Author	末位作者	VI	Volume	卷号

（三）滤过功能（filters）

PubMed 完成任意一个检索命令后系统直接显示当前最新检索命令的结果，在该结果显示页的左侧栏提供了 Article types（文献类型）、Text availibility（文本获取类型）、Publication dates（出版日期）、Species（种属）、Languages（语种）、Sex（性别）等滤过器类型，每个类型下又包含若干个具体内容的限定项目，可选择相关项目将检索结果范围限定进一步缩小。图 2-2-2 显示的是将检索结果限定为综述的检索结果。

（四）MeSH Database 主题词检索

通过点击 PubMed 主页（图 2-2-1）右下方的 MeSH Database 进入 MeSH 词数据库（图 2-2-3）。输入检索词，点击"go"，系统显示主题词列表（图 2-2-4）。也可通过数据库切换下拉菜单选择 MeSH 数据库进行检索。

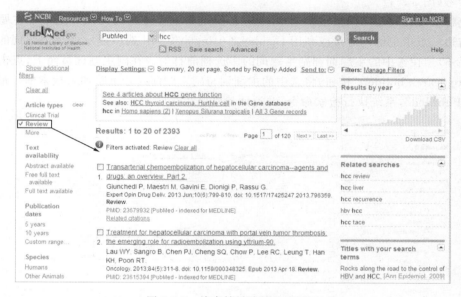

图 2-2-2　检索结果滤过处理页面

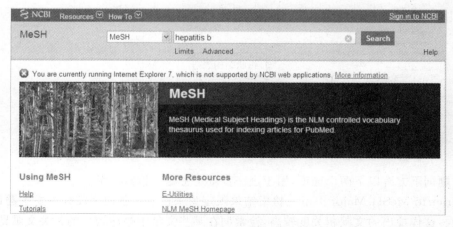

图 2-2-3　MeSH 检索界面

数据库会提供与正在查找的词汇相关的一系列 MeSH 主题词或款目词，供用户在选择主

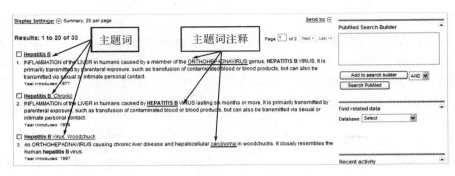

图 2-2-4　词字顺表

题词时参考(图 2-2-4)。

　　系统将所要查找的结果按主题词字顺排列,但是如果要查找的词正好是一个主题词则会排在最前边。点击主题词链接或利用 Display Settings 的 Full 选项显示选择主题词的详细信息(图 2-2-5)。在选中的主题词和副主题词的多选框前打勾。在副主题词页面上,点击页面上方"Add to search builder"按钮,将选中的主题词与副主题词组合策略加入检索框。最后点击"Search PubMed",系统执行检索命令,并返回检索结果。

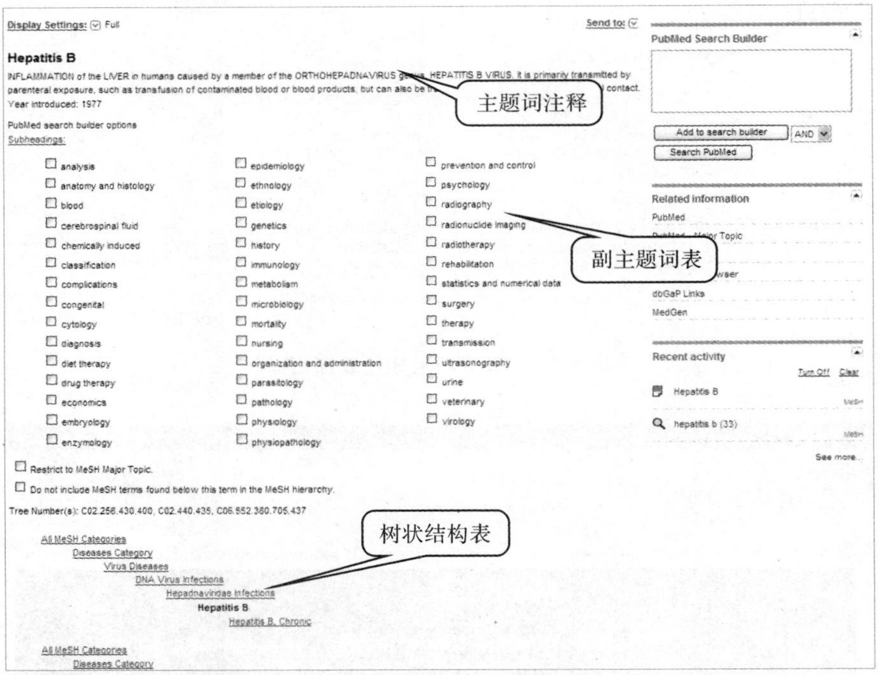

图 2-2-5　主题词详细信息窗口

　　副主题词下方有以下两个选项,用于进一步限定主题词检索结果。

　　Restrict to MeSH Major Topic:检索结果限定为来自于主题词字段有主要主题词标记的相关文献。这样检出的文献相关度较高,检索词在某些文献中描述较少的相关文献即被排除。

　　Do not include MeSH terms found below this term in the MeSH hierarchy:仅检索主题词本身包含的相关文献,其下位主题词对应的相关文献不包含在检索结果中。

（五）Advanced 高级检索

点击 pubmed 数据库检索页面的 Advanced 链接进入（图 2-2-6）。在高级检索界面集合了检索史、多字段组合检索和检索命令编辑等检索功能。系统可以保存一次检索中所有检索式和检索结果记录数（最多 100 条）。

Advanced 页面由三大区块构成，分别是检索命令编辑区、多字段组合检索区和检索史区。检索命令编辑区用于编辑检索命令，可以输入各类检索词、逻辑运算符，组织形成任意形式的检索策略，点击 edit 即可进行编辑。多字段组合检索区可以执行多个检索词进行不同字段定义的逻辑组合检索，点击 All Fields 下拉菜单即可选择相应的字段名称。检索史（History）区域显示所有的已执行的检索命令和检索结果，内容包括检索编号、检索词或检索表达式、记录数和检索时间。若想查看某个检索结果的具体文献内容，直接点击记录数链接即可。

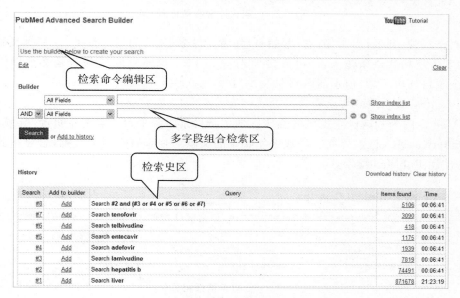

图 2-2-6　PubMed Advanced 检索页面

（六）Journals in NCBI Databases（期刊检索）

点击主页导航栏的 Journals in NCBI Databases 进入，可按主题、刊名、ISSN 号或 MEDLINE 缩写刊名等方式检索期刊。检索返回结果如图 2-2-7 所示，所有相关刊名按字顺排列，页面显示每种刊的简要信息，点击刊名可获取期刊的详细信息，其中包括该刊是否被 MEDLINE 收录以及期刊的网站链接，包括同各商业数据库的链接（如 Springer、EBSCO 和 ProQuest 等）和免费全文的链接等。若要检索某种期刊发表的相关文献，可在刊名左侧的复选框中打勾选择，再点击"Add to search builder"将该刊名放入检索框，最后点击"Search PubMed"即可完成检索。

（七）Citation Matcher（引文匹配检索）

引文匹配器的功能是根据已掌握的文献基本信息（如作者、刊名、出版年等）查找或核对文献，分为 Single Citation Matcher（单篇引文匹配器）和 Batch Citation Matcher（批量引文匹配器）两种。

单篇引文匹配器可根据已知的文献线索，如刊名、出版年、卷期和作者姓名及题名关键词等来查找某篇文献。输入的内容越少，返回的结果越多。成批引文匹配器可以同时查找一批

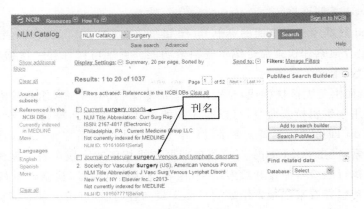

图 2-2-7　期刊检索结果页面

文献,输入格式为:刊名|出版年|卷|起始页|作者　姓名|用户自定义标签|。一批文献可以在检索界面安上述格式逐条输入,也可直接导入一个 TXT 文本。除了刊名是必须提供的项目之外,其余项目均可不填,但不能忽略"|"。

（八）Clinical Queries(临床咨询)

PubMed 专门为临床医生提供的临床医学文献检索服务平台。点击主页面"导航区"中的 Clinical Queries,进入检索界面。该数据库收录的文献为临床研究相关文献,若要达到查全的目的还需使用 PubMed 检索。

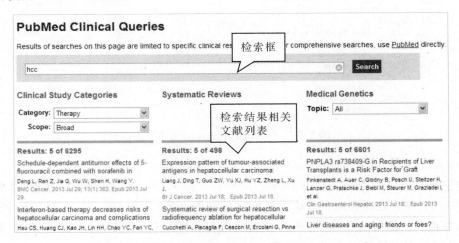

图 2-2-8　Clinical Queries 检索结果页面

输入关键词后点击"Search"按钮,系统即返回检索结果(图 2-2-8)。检索结果有三种类型:Clinical Study Categories(临床研究)、Systematic Reviews(系统评价)和 Medical Genetics(医学遗传学)。其中临床研究还可通过 categories 下拉菜单将文献研究范围限定为临床疾病的病因学、诊断、治疗、预后与临床指南这 5 个范围,同时可通过 Scope 将检索结果设定为 Broad(范围宽,检出文献多,查全率高)和 Narrow(范围窄,检出文献少,查准率高)。Systematic Reviews 部分提供循证医学实践、循证医学研究和循证医学证据等,文献内容包括系统评价、meta-分析,临床试验研究评述、循证医学、共识发展会议录及指南。Medical Genetics Searches 提供医学遗传学方面的文献,检出文献可以限定在诊断、鉴别诊断、临床描述、管理、遗传咨询、分子遗传学和遗传学检测等。

四、检索结果处理

（一）显示

系统提供的默认显示格式为 Summary 格式，包括论文题目、作者、文献来源出处、PMID 码及文献数据处理标记等信息。如要改变显示格式可通过点击"Displasy Setting"的 Format 来处理（图 2-2-9）。

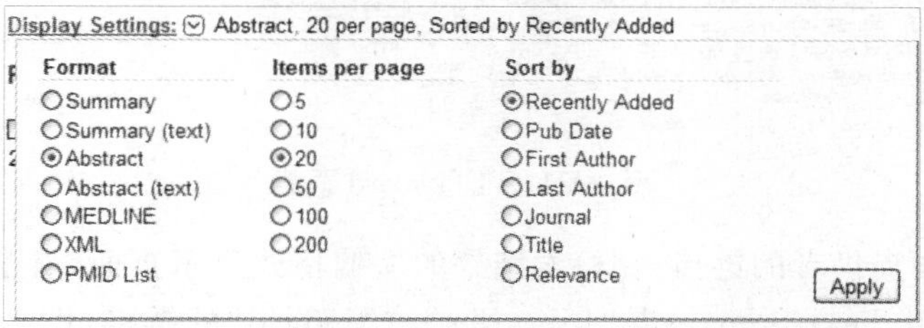

图 2-2-9　Display Setting 选项窗口

Items per page：每页显示的记录数，分别提供 5、10、20 等多项选择，最多可以显示 500 条记录。

Sort by：对检索结果提供按出版日期、作者姓名、刊名等多种排序方式，系统默认为按出版日期排序。

注：如要打印检索结果，Displasy Setting 的 Format 格式须选择 Summary（text）或 Abstracts（text）"。

（二）结果输出

选择好需输出的文献后，点击"Send to"。系统提供保存（File）、粘贴板（Clipboard）、存档（Collections）、发送邮件（E-mail）、原文传递（Order）、引文管理器（Citation Manager）、我的书目（My Bibliography）等服务（图 2-2-10）。

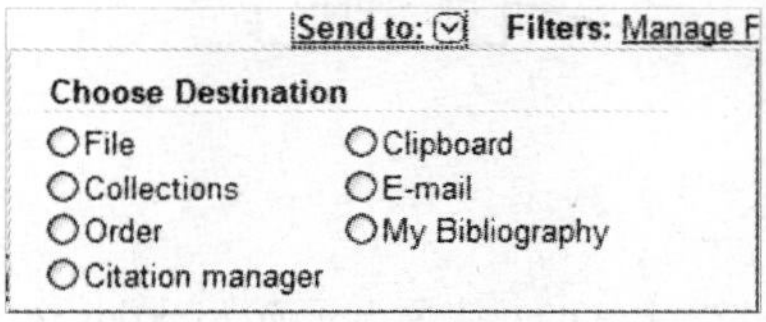

图 2-2-10　Send to 选择框

Clipboard（粘贴板）：系统允许临时保存检索结果，最多可以保存 500 条记录，并按记录存放的先后顺序显示题录，以便集中存盘或打印（图 2-2-11）。要把检索结果存入 Clipboard，用户需在检索结果显示页面的记录前做上标记，选择 Send to 右侧下拉菜单中 Clipboard，然后点击 Add to Clipboard 按钮即可。如要对剪贴板中的文献进行处理，点击"Clipboard"后系统能显示其中存储的所有文献。值得注意的是用户若在 8 小时内不激活剪贴板，系统就会自动删除剪贴板中保存的文献信息。

（三）链接

（1）与相关文献链接：PubMED 中的文献记录都提供相关文献链接（Related Citations）。点击此链接可检索到与原文内容相关度很大的一系列文献。

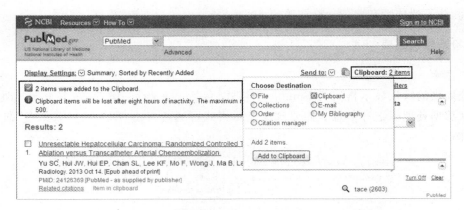

图 2-2-11　Clipboard 页面

（2）与期刊全文提供者的链接：在检索结果的文摘格式显示页面，点击"Linkout-more re-sources"可显示"Full Text Sources"、"Libraries"、"Medical"的链接（图 2-2-12）。"Full Text Sources"是与各期刊全文数据库的链接，包括 Springer、Elesiver Science、EBSCO、Free Full text（免费全文链）等。"Libraries"提供与各图书馆的链接。"Medical"则提供各类医学相关数据库及 Medlineplus 患者教育知识库的链接。

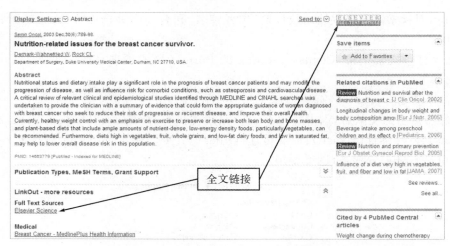

图 2-2-12　Pubmed 摘要显示页 Linkout 全文链接

（3）个性化服务：在检索主页的右上角，点击 My NCBI 注册即可。PubMED 的"个性化服务"功能为读者提供用于保存检索式、邮件提醒、定题服务、保存成批处理结果等资料的个人文件夹。

五、检索举例

例 1：用基本检索途径查找有关克罗恩病 2000 年以来中文发表的综述文献。

分析：本题的克罗恩病（crhone's disease）作为核心关键词，2000 年、中文文献、综述文献作为辅助检索信息，可通过滤过功能来完成。

检索步骤：

（1）如图 2-2-1 所示，在 Pubmed 检索主页的检索区内输入"chrone's disease"，点击 Search

按钮。系统返回检索结果 30192 篇。

(2)点击 Article types 下的 Review,文献结果减少为 4327 篇,也就是说克罗恩病的综述文献有 4327 篇。

(3)点击 Publication dates 下的 Sustom range,在弹出窗口起始日期框内输入 2000(图 2-2-13),点击 Apply,文献结果减少为 2690 篇。说明 2000 年以来有关克罗恩病的综述文献有 2690 篇。

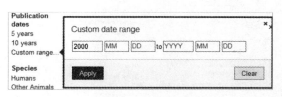

图 2-2-13　出版日期定义窗口

(4)点击 Languages 下的 Chinese,系统返回检索结果 1 篇。即克罗恩病 2000 年以来中文发表的综述文献为 1 篇。如图 2-2-14 所示。

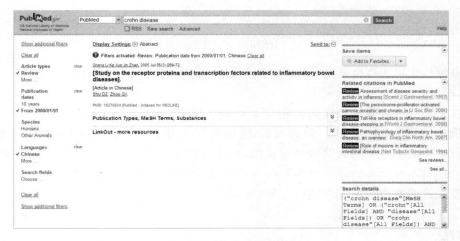

图 2-2-14　检索结果显示页

例 2:用主题词检索途径查找"淋巴瘤流行病学方面的相关文献"。

分析:淋巴瘤(Lymphoma)为主题词,流行病学(epidemology)为副主题词。

检索步骤:

(1)在 pubmed 首页点击"Mesh Database"进入主题检索页面,输入"Lymphoma",点击 Search 或回车;

(2)在系统返回的相关主题词列表中找到"Lymphoma",点击进入主题词/副主题词选择命令页面(图 2-2-15);

(3)如图 2-2-15 所示,在副主题词(subheadings)表中选择"epidemology",点击"Add to search builder"将该检索命令加入到检索命令框中。

(4)点击"Search Pubmed"按钮,完成整个主题词检索过程。

例 3:查找有关抗 HBV 核苷酸类药物拉米夫定、阿德福韦、恩替卡韦、替比夫定和替诺福韦治疗乙型肝炎的相关文献。

分析:分别检索乙型肝炎、拉米夫定、阿德福韦、恩替卡韦、替比夫定和替诺福韦的相关文

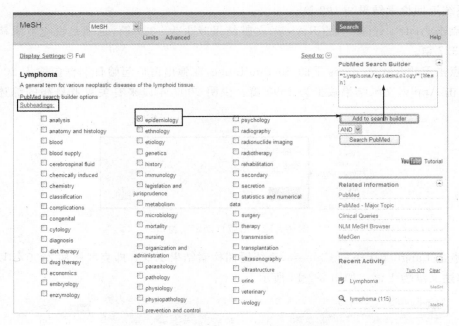

图 2-2-15 lymphoma 副主题词选择页面

献,利用高级检索功能将检索史中的多个检索结果用逻辑符号"and"组合起来即可。

　　检索步骤:

　　(1)在 PubMed 首页的检索词区输入"hepatitis b",点击 Search,得到乙肝的相关文献;

　　(2)依次分别检索拉米夫定、阿德福韦、恩替卡韦、替比夫定和替诺福韦的相关文献;

　　(3)点击"Advanced"进入高级检索页面,点击检索命令编辑框下方的 Edit,在编辑框内输入"#2 and (#3 or #4 or #5 or #6 or #7)",点击 Search 按钮,完成检索。

　　(4)系统返回检索结果 5106 条。(图 2-2-6)

　　练习题

　　1. 根据加工程度不同,PubMed 数据库的文献数据可以分为哪几种? 它们各自的标记分别是什么?

　　2. PubMed 数据库提供的词汇自动转换功能,其转换匹配的词汇表是哪几个?

　　3. 检索"泛素-蛋白酶体途径在肌腱粘连中的作用机制"的相关文献。

　　4. 检索"2005—2013 年发表的有关阿尔茨海默病(AD)"的综述文献。

第三节　美国化学文摘(CA)网络版
——SciFinder Scholar 数据库

　　美国化学文摘(Chemical Abstracts,CA)报道了世界上 150 多个国家、56 种文字出版的 20000 多种科技期刊、科技报告、会议论文、学位论文、资料汇编、技术报告、新书及视听资料,摘录了世界范围约 98% 的化学化工文献,所报道的内容几乎涉及化学家感兴趣的所有领域。

　　CA 网络版 SciFinder Scholar 是美国化学学会所属的化学文摘服务社 CAS(Chemical

Abstract Service)出版的化学资料电子数据库学术版。它是全世界最大、最全面的化学和科学信息数据库(图 2-3-1)。

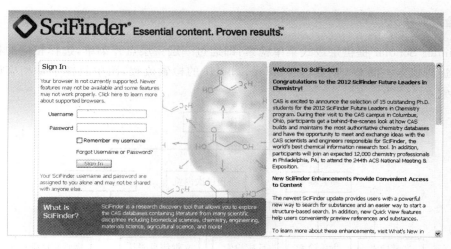

图 2-3-1　SciFinder Scholar 主页

SciFinder Scholar 整合了 Medline 医学数据库、欧洲和美国等 30 多家专利机构的全文专利资料以及化学文摘 1907 年至今的所有内容。涵盖的学科包括应用化学、化学工程、普通化学、物理、生物学、生命科学、医学、聚合体学、材料学、地质学、食品科学和农学等诸多领域。

SciFinder Scholar 收集的数据库可分为以下几种类型:

1. Reference Databases(文献数据库):CAplus,MEDLINE

CAplus 包含来自 150 多个国家、9000 多种期刊的文献,覆盖 1907 年到现在的所有文献以及部分 1907 年以前的文献,包括有期刊、专利、会议录、论文、技术报告、书等,涵盖化学、生化、化学工程以及相关学科,还有尚未完全编目收录的最新文献。目前有 2,430 余万条参考书目记录,每天更新 3000 条以上。

2. Structure Database(结构数据库):REGISTRY

REGISTRY 涵盖从 1957 年到现在的特定的化学物质,包括有机化合物、生物序列、配位化合物、聚合物、合金、片状无机物。REGISTRY 包括了在 CASM 中引用的物质以及特定的注册。例如:管制化学品列表如 TSCA 和 EINECS 中的注册。目前有 7400 余万条物质记录,每天更新约 7 万条,每种化学物质有唯一对应的 CAS 注册号。

3. Reaction Database(反应数据库):HCASREACT

CASREACT 包括从 1907 年到现在的单步或多步反应信息。CASREACT 中的反应包括 CAS 编目的反应以及下列来源:ZIC/VINITI 数据库(1974－1991,InfoChem GmbH),INPI(Institut National de la Propriete Insutrielle,法国)1986 年以前的数据,以及由教授 Klaus Kieslich 博士指导编辑的生物转化数据库。目前有 800 余万条反应记录和 403,000 条文献记录,每周更新约 700~1300 条。

4. Commercial Sources Database(商业来源数据库):CHEMCATS

CHEMCATS 化学品的来源信息,包括化学品目录手册以及图书馆等在内的供应商的地址、价格等信息。目前有 740 余万条商业化学物质记录,来自 655 家供应商的 793 种目录。

5. Regulatory Database(管制数据库):CHEMLIST

CHEMLIST 收录了 1979 年到现在的管制化学品的信息,包括物质的特征、详细目录、来源以及许可信息等。目前有 22.8 余万种化合物的详细清单,来自 13 个国家和国际性组织,每周更新 50 条新纪录。

一、检索方法

SciFinder Scholar 提供层级式菜单检索:即通过一层一层点开菜单,选择相应的检索入口和检索点进行检索。图 2-3-2 是 SciFinder Scholar 的检索流程,图中斜体字是相应检索入口提供的检索点。

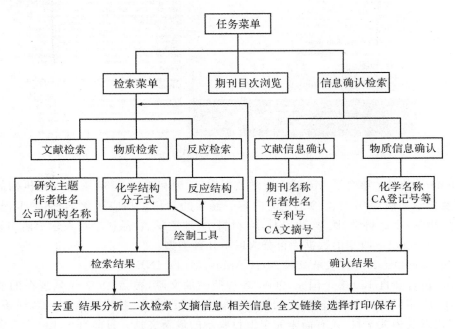

图 2-3-2　SciFinder Scholar 的检索流程

首先,需要下载检索软件进行安装。安装后在 Windows 桌面会生成一个"SciFinder-Scholar"图标,双击 SciFinder Scholar 图标,在 License Agreement 的弹出窗口中,用户选择 Accept 按钮,关掉 Message of day 的弹出窗口,就进入了 SciFinder Scholar 主检索界面,见图 2-3-3。工具条包括常用的功能:新任务,后退,向前,打印,保存,全文获取,参数设置,数据库,历史记录,网址,帮助,退出。点击工具栏的第一个图标 New task,弹出检索方式选择界面,见图 2-3-3。SciFinder Scholar 提供三种检索方式:Explore、Locate 和 Browse。

(1)Explore 检索:点击 Explore,进入 Explore 检索主界面,见图 2-3-4。

1)Explore Literature(检索文献)可以从以下 3 个途径检索文献:

①Research Topic(按研究主题搜索):在 Describe your topic、using a phrase 检索框中输入关键词、短语或句子搜索研究领域,例如:the effect of antibiotic residues on dairy products。可通过 Filters (过滤器)选项,通过限定出版年份、文档类型、语言种类、作者姓名、公司名称等筛选检索结果数量,见图 2-3-5。可以根据记录内术语的关系选择相关候选参考资料。单击"Get References"得到所选的参考文献。

Analyze/Refine 按钮,可用 Analyze 对所选文献按照年、机构来源、著者等进行分析得到直方图(histogram);或者 Refine 从研究主题、机构名称、著者名称、出版年、文献类型、语种、

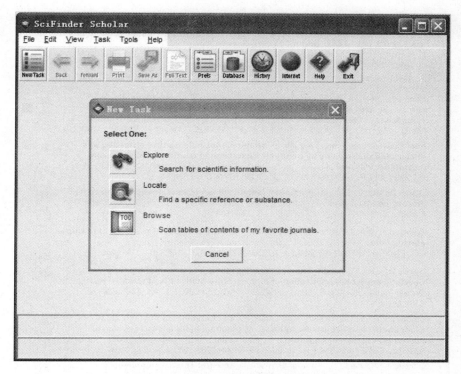

图 2-3-3　SciFinder Scholar 主检索界面

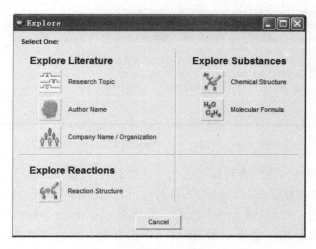

图 2-3-4　Explore 检索主界面

数据库、是否可获取全文 8 个方面对已有的结果进行二次检索。

Get Related 可以查看相关信息：所选文献引用的文献（Cited Reference），引用所选文献的文献（Citing Reference），所选文献中的物质（Substance），所选文献中的反应（Reactions），选 eScience，可以将您的检索扩展到整个网络。

②Author Name（根据著者姓名查找）：输入有关此姓名尽可能多的信息，如姓、名（或缩写）、中间名等。根据需要输入空格、连字符和省略符。使用相当的字符来代替特殊字符，如使用 a 或 ae 来替代？。选择"查找"以了解姓氏的其他拼写方式，从而识别姓名的变更及印刷上

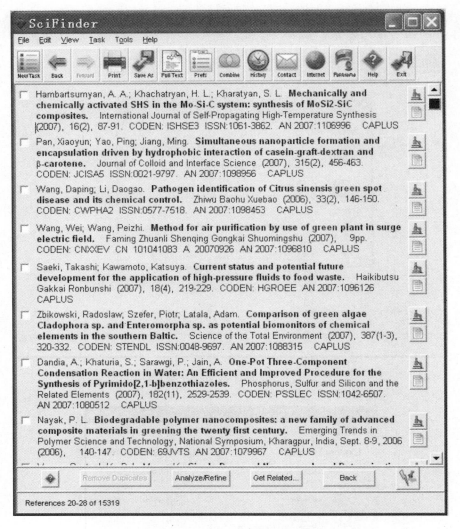

图 2-3-5　检索结果

的区别。对于复杂的姓名,使用多种搜寻方法并选择最佳结果。

③Company Narne/Organization(按公司名称/组织搜索):查找与特定公司、学术机构或政府组织相关的信息。一次仅输入一个组织。要查看 SciFinder Scholar 所收录的名称变体:单击分析/精化→单击分析→选择公司/组织→单击确定。然后您可选择相关的变体。单击"Get References(获取参考文献)",仅检索选定的参考文献。

2)Explore Substances (检索物质)可以从化学结构和分子式 2 个方面进行检索。

①Chemical Structure(化学结构检索):通过 SciFinder 的结构绘图工具,您可绘制化学结构,然后找出与此结构相匹配的特殊物质或物质组。实际搜索结果可能包括:您已绘制的结构、立体异构术、互变体(包括酮烯醇)、配位化合物、带电荷化合物、自由基或基离子、同位素、聚合物、混合物和盐。

在"结构绘图"窗口中,使用工具从左下边至底部绘制您的结构。单击"Get Substances(获取物质)"。要进行结果筛选时选择精确搜索,指定想要应用于搜索中的任何 Filter(过滤器）。单击确定。

②Molecular Formula(分子式检索)：输入分子式检索相匹配的文献和物质信息。

3）Explore Reactions(反应检索)：通过 SciFinder Scholar 的结构绘图工具绘制化学反应式，然后找出与此反应相关的文献和物质信息。

（2）查找(Locate)：可以查找特定参考文献和特定物质。

1）查找特定参考文献(Locate Literature)可以根据书目信息或文献标识符查找。

①根据书目信息查找文献（Bibliographic Information)：通过输入所需的书目信息，SciFinder 可帮助您查找特定的期刊或专利参考文献。

查找期刊文献时，选择 Journal Reference，输入相关的期刊参考文献信息。

查找专利参考文献时，选择 Patent Reference，输入相关的专利参考文献信息如专利号、专利申请号、优先顺序申请号等，还可选择高级选项 More，输入发明家或专利权人。

②根据文献标识符查找文献(Document Identrner)：键入专利号或 CAS 物质登记号进行查找。每行输入一个标识符，一次可搜索 25 个标识符。或者单击从文件中读取可以导入标识符列表。

2）查找物质(Locate Substances)：使用"物质标识符"及化学名称或 CAS 登记号查找特定物质或物质组。可以快速查找和验证化学名称、CAS 登记号、分子式和其他物质信息；获取计算和实验属性数据；识别商业来源；检索法规遵循信息；获取该物质的文章和专利。

键入化学名称、商标名称或 CAS 登记号进行查找。每行输入一个标识符，一次可搜索 25 个标识符。或者单击从文件中读取可以导入标识符列表。单击确定，得到检索结果。

要查看记录的属性数据，请单击"显微镜"图标以显示物质详情。如果属性信息可用，则提供链接。属性值来源显示于右侧列和脚注区域中。

（3）浏览目录(Browse Table of Contents)：从 1700 多种期刊按字母顺序的列表中查找选择您需要的期刊，单击"View"。也可通过 Edit 菜单→Find，查找所需期刊，注意名称必须完全匹配，一次只能查看一种期刊。默认显示的是最新一期的目录，Previous、Next、Select 可以浏览其他期的目录内容。单击"Select Issue(选择期刊)"，可选择卷号和期号。浏览期刊的标题，查找相关文章。要查看书目详情和文章摘要，请单击"显微镜"图标。查看文章全文的电子版，单击"电脑"图标。

二、检索结果输出

SciFinder Scholar 结果输出有打印和存盘两种形式。

（1）打印：选择想要打印的结果，选中对应条目前的方框。选择打印格式，然后选择文件(File)→打印(Print)。如未选择特定的结果，SciFinder Scholar 将打印所有的结果。

（2）存盘：选择想要保存的结果，然后选择文件(File)→另存为(Save As)。如的结果，SciFinder Scholar 将保存所有的结果。用.Rtf 或.Txt 格式至多可保存 500 个结果。

第四节　引文数据库

引文(Citation)一般是指被引用的文献(Cited Paper)，即一篇文献末尾著者列出的参考文献(References)，有时也指引用文献和被引用文献的统称。附有参考文献的文献本身称为来源文献(Source Paper)或引用文献(Citing Paper)。由此对应产生引文著者(Cited Author)、引文出处/出版物(Cited Publication)、来源著者(Citing Author)、来源出处/出版物(Citing Publication)等一系列概念。引文索引(Citation Index)是根据文献之间的引证关系按一定的规则组织起来的一种检索系统。

引文数据库:记录内容包括被收录论文的书目信息、作者摘要及其所引用的所有参考文献列表。检索途径除著者姓名、地址、研究主题、期刊刊名等外,参考文献也可作为检索项。

引文数据库的作用在于帮助研究者揭示:

(1)某一观点或某一发现的发展过程;

(2)这些观点和发现有没有被人应用过、修正过、实行过;

(3)某一学科,或某一技术发展进程;

(4)作者的著作被引用次数和持续时间,以估计这些著作的影响。

一、ISI Web of Knowledge 检索平台

ISI Web of Knowledge 是美国科学情报研究所(ISI)提供的数据库平台。ISI 的资源已从单一的产品转变为整合统一的数字化研究环境。ISI Web of Knowledge 依照与用户的数字图书馆环境协同工作的原则而设计,其有效地整合了学术期刊、技术专利、会议录、化学反应、Internet 资源等各种信息资源。

ISI 采用校园网范围 IP 控制使用权限,CERNET 专线传输。ISI Web of Knowledge 检索平台集成了多个数据库,可以进行跨库检索,也可以选择单库检索。主要数据库有:

(1)Web of Science(科学引文索引),http://www.webofknowledge.com/wos:包括SCIE、SSCI、A&HCI、CPCI-S、CPCI-SSH、CCR、IC 7 个子库的数据。

(2)Journal Citation Reports(JCR),期刊引用报告:http://isiknowledge.com/jcr

(3)Derwent Innovations Index(DII),德温特世界专利创新索引:http://isiknowledge.com/diidw

(4)Essential Science Indicators(ESI),基本科学指标:http://isiknowledge.com/esi

(5)MEDLINE,医学文摘:http://www.isiknowledge.com/medline

另外,通过 ISI Web of Knowledge 还可以检索 BiologyBrowser 等免费资源,并有参考文献最新报道、文献被引最新报道、期刊文献最新报道等。

进入 ISI Web of Knowledge 首页(图 2-4-1),可以看到其提供的一些典型服务的入口,包括个性化定制体验、引文跟踪服务、所有数据库检索(即跨库检索)等。其中跨库检索允许用户在一个界面中查找多个数据库中的资源,提高检索效率和查全率。

跨库检索的检索规则及检索结果的输出与 Web of Science 相似,可以参见本节的相关内容,在此不赘述。

二、Web of Science 数据库

Web of Science 是美国科学情报研究所(ISI)三大引文数据库的 Web 版,每周更新。它们分别是:①Science Citation Index Expanded(SCI-Expanded),②Social Sciences Citation Index(SSCI),③Arts &. Humanities Citation Index(A& HCI)。

目前,在 Web of Science 平台中,浙江大学校园网用户除了可以检索已订购的 Science Citation Index Expanded(简称 SCI)数据库外,还可以检索两个会议录数据库(CPCI-S 和 CPCI-

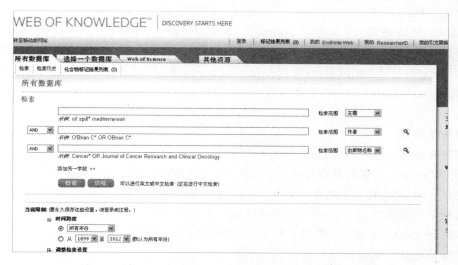

图 2-4-1　ISI Web of Knowledge 主页界面

SSH)及两个化学数据库(Index Chemicus 检索新化合物,Current Chemical Reactions,检索新奇的化学反应),它们提供了从 1985 年开始的 75 万个化学反应检索,每月更新。

(一)数据库结构

Web of Sciece 的记录结构主要包括:

字段中文名	字段英文名	注释
标题	Title	论文的完整标题。
作者	Author	包含作者的姓和不超过五位的名字的首字母。所有的作者姓名都被索引并可检索。作者超链接连接到相同作者名发表的其他文献记录上。
文献标题	Source Title	是论文发表的期刊的名称,同时含有卷、期和页码信息。
参考文献	Cited References	包含作者在其发表论文的参考文献列表中列出的文献目录。在某种程度上正是这些文献对作者的论文产生了某些影响。
被引次数	Times Cited	指该论文自发表以来被数据库收录的其他论文的引用次数。
相关记录	Related Records	指数据库中的与您正在浏览的记录共同引用了一篇或多篇相同参考文献的那些文章。
摘要	Abstracts	如果文章存在作者提供的英文摘要,则摘要被数据库索引。
作者关键词	Author Keywords	指由作者提供的关键词。
扩展关键词	Keywords Plus	指从文章的参考文献的标题中提取的关键词。
作者地址	Address	所有的作者地址都被索引。文章责任人地址被列在最前面,随后是研究人员地址。注意除文章责任人以外,其他作者姓名顺序与作者地址不一一对应。
作者邮件地址	Author Email Address	是否在记录中出现取决于论文原文中是否给出了邮件地址。
学科分类	Subject Category	指的是期刊的学科分类而不是文章的学科分类。这里所提供的学科分类与 Journal Citation reports 的分类完全相同。

Web of Science 对有些字段的检索用词进行了规范标引,如果对所输词拼写没有把握,可

以浏览对应字段的词表获得 SC1 的规范用词。词表包括 Author Index(著者索引)、Group Author Index(团体著者索引)、Full Source Title List(刊名全称列表)、Abbreviations Help(地址缩写列表)、Cited Author Index(被引作者索引)、Cited Work Index(ISI 来源所有类型文献索引)和 Thomson ISI list of journal abbreviations(ISI 来源期刊的缩写形式列表),化学方面列表有 Biological Activity List(生物活性列表)、Terms List(术语列表)、Keyphrase List(关键词列表)。

(二)检索规则

1.逻辑算符

Web of Science 的逻辑算符有 AND、OR、NOT、SAME、NEAR。其中 AND 表示概念间的交叉关系,OR 表示概念间的并列关系,NOT 表示概念间的排除关系。SAME 和 SENT 表示连续的两个概念必须出现在同一个句子或同一个地址中。

SAME:在"地址"检索中,使用 SAME 将检索限制为出现在"全记录"同一地址中的检索词。您需要使用括号来分组地址检索词。例如:

AD=(McGill Univ SAME Quebec SAME Canada) 查找在"全记录"的"地址"字段中出现 McGill University 以及 Quebec 和 Canada 的记录。

AD=(Portland SAME Oregon) 查找在记录的"地址"字段中出现 Portland、Oregon 或 OR(州名缩写)的记录。

请注意,当在其他字段(如"主题"和"标题")中使用时,如果检索词出现在同一记录中,SAME 与 AND 的作用就完全相同。

NEAR/x:使用 NEAR/x 可查找由该运算符连接的检索词之间相隔指定数量的单词的记录。该规则也适用于单词处于不同字段的情况。用数字取代 x 可指定将检索词分开的最大单词数。如果只使用 NEAR 而不使用/x,则系统将查找其中的检索词由 NEAR 连接且彼此相隔不到 15 个单词的记录。例如,以下检索式效果相同:

- salmon NEAR virus
- salmon NEAR/15 virus

这几种运算符执行的顺序为:NEAR/x、SAME、NOT、AND、OR,如要改变运算的先后顺序,用圆括号"()"将一组概念词括起来,这组词作为一个单元优先处理。

2.通配符

Web of Science 有三个通配符 ＊、? 和 ＄,所有可以使用单词和短语的检索字段均可以使用通配符。它们可在检索式中表示未知字符。星号(＊)表示任何字符组,包括空字符。问号(?)表示任意一个字符。美元符号(＄)表示零或一个字符。

3.禁用词

禁用词是指在 Web of Science 中出现次数太多的某些词。可以是名词(如在"address field"中的 LAB、MED、UNIV)、冠词(如 a、an、the)、介词(如 of、in)、代词(如 it、their、his)和某些词(如 do、put)。

(三)检索方法

Web of Science 的检索方式包括检索、被引参考文献检索、高级检索、化学结构检索,也可以调用"检索历史"(以前保存的检索策略)进行检索(图 2-4-2)。

检索前,先选择数据库,并限定检索的时间(文献被数据库收录的时间)。时间可限定为最近 1 周、2 周、4 周上载的数据或本单位所订购的该数据库的全部年限的数据,也可选具体某个

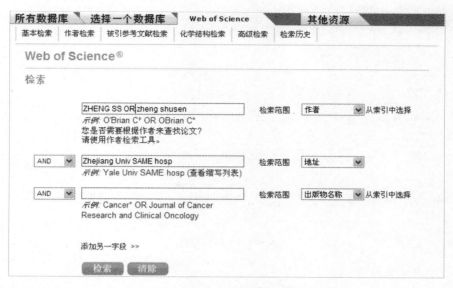

图 2-4-2 Web of Science 检索主页面

年份或时间段。

1.检索

普通检索是常规检索方法之一,用户可通过主题、标题、著者、团体作者、编者、出版物名称、出版年、地址等字段检索被 SCI 收录的某主题文献或某个研究人员的文献、已知题录信息的某篇文献。

例 1:检索有关利用干细胞进行肝病治疗的文献。

检索步骤:

(1)选择"主题"字段,输入"stem cell AND hepat*";

(2)点击"检索"按钮检索。

引申思考:同样,我们也可以通过进一步的字段限定查某位专家某段时间在这方面的研究文献或综述。

例 2:检索浙江大学附属第一医院郑树森院士发表的被 SCI 收录的论文。

检索步骤(如图 2-4-2):

(1)选择"地址"字段,输入"Zhejiang Univ same hosp",机构名称采用缩写格式,也可通过"查看缩写列表"查找准确的机构名称。

(2)选择"作者"字段,输入"zheng ss OR zheng shusen"(郑树森的英文缩写,为查全也可采用 zheng ss or zheng s or ss zheng or shusen zheng)。

(3)点击"检索"按钮,即可获检索结果(图 2-4-3)。

2.作者甄别

还可以通过作者甄别工具进一步确定作者的学术领域及工作单位,得到和上述方法一致的检索结果。此外,作者检索一般以姓在前名在后,姓全称名缩写,但该数据库在中国作者的处理上存在某些错误,如有时会出现姓缩写名全称和姓名都用全称的情况,因此用户需采用多种方式检索以提高查全率。如:检索潘云鹤教授的 SCI 文章可以在作者限定输入"Pan yh OR Pan y OR Yunhe P OR Yunhe Pan"。

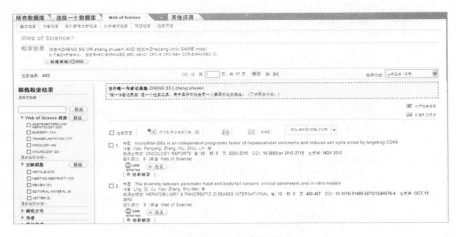

图 2-4-3　检索结果

3. 被引参考文献检索

如果知道与检索课题相关的一篇(或数篇)重要文献,但还要获得与之有关的更多更新的相关文献(比如想了解某一理论有没有得到进一步的证实、某项研究的最新进展和延伸、某个方法有没有得到改进、某个老化合物有没有新的合成方法、某种药物有没有临床试验、某个概念是如何提出来的等等)用这种方法最为适宜。另外若想了解或评价某学者的学术水平、科研成果、在某学科上所作的贡献及在国际上的知名度,也可通过此途径查该学者论文被何人何刊所引用,从而作出客观的评价。

引文检索可通过被引著者、被引著作(即被引文献的出版物名称,包括刊名缩写、书名缩写、专利号、被引年份三个检索字段检索文献被引情况,所有检索字段都可使用布尔运算符 OR。

例 3:检索胡永洲在 2005 年 BIOORGANIC MEDICINAL CHEMISTRY 上发表的文献被引用情况。

检索步骤(图 2-4-4):

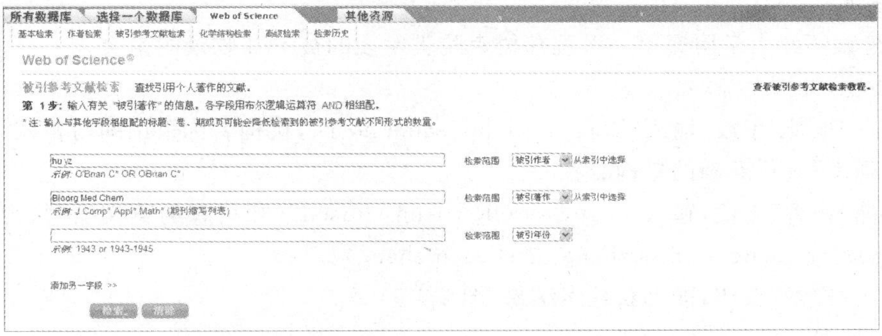

图 2-4-4　被引参考文献检索

(1)"被引作者:"输入"Hu yz"。

(2)"被引著作:"输入"Bioorg Med Chem";注意此处的刊名只能输入缩写(与 PubMED 的刊名缩写不同),可以根据"期刊缩写列表"查找正确的缩写形式。

(3)点击"检索"按钮,即可获得检索结果(图 2-4-5)。"施引文献"栏可看到文献被引用 10

次,点击查看记录可看这篇文献的摘要信息及被引用情况。在该文献记录左侧的方框内打勾,点击"完成检索"可得到引用胡永洲发表在 Bioorg Med Chem 中的文章的所有相关文献记录。

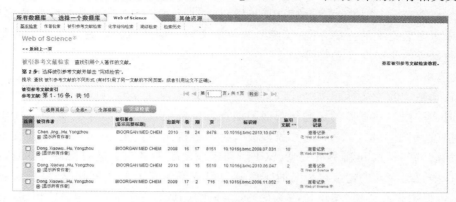

图 2-4-5 被引参考文献检索结果

4. 化学结构检索

化学结构检索的特点是可利用化学结构及反应类型进行检索,提供绘图工具软件,便于研究人员设计合成路线、选择最佳反应试剂、研究反应机制等,但绘制和显示反应式或结构式都需要下载并安装插件 Chemistry Plugin(http://mail. lib. tsinghua. edu. cnsoftisi/32plugin. exe)。

进入化学结构检索界面,如果想通过化学物质的结构来检索,可以点击"Draw Query"按钮,在"化学结构绘图"界面通过描画化学结构进行检索;如果想通过化合物名称、特性,化学反应数据等检索就要利用一些检索条件限定。

5. 高级检索

高级检索页面可以进行功能更强大的检索,通过输入组合好的检索表达式进行复合检索。其基本检索单元表达为:字段标识码=检索词,然后用逻辑算符组配若干个基本检索单元进行检索。常用的字段标识码如下:TS=Topic,TI=Title,AU=Author,GP=Group Author,SO=Source,AD=Address,OG=Organization。逻辑运算符包括 AND、NOT、OR、SAME。此外,也可采用检索式序号进行复合检索如:♯1 NOT ♯2,但要注意检索式序号不能与字段标识码同时使用。

例 4:检索发表在 Energy 或者 Energy Policy 期刊上有关减少二氧化碳排放的文献。

其检索表达式可以写为:"TS=《carbon dioxide or co2》same emlssion * and(reduc * or mitigate * or abat *) and SO=(energy or energy policy)"。

6. 检索历史

在一次检索完成后,系统会自动将检索式添加到检索历史窗口,并可以保存起来,以备后用。策略可存储在用户本地的硬盘或可移动存储器上,用户可以指定文件目录。

7. 检索结果的显示、标记和输出

(1)题录格式(图 2-4-3)

除被引文献检索外,其他检索方式检索结果都以题录格式显示所有命中记录,包括文献前三位著者、文献题目、来源出版物名称、卷、期、页码、被引频次等。

在结果显示界面左侧为用户提供了"分析检索结果"的功能,其有助于从宏观上把握所检出文献的情况,并且将需要的文献按作者、文献类型、机构名称、语种、出版年、来源刊名、主题内容进行归类、统计和排序。Web of Science 这种强大的分析功能非常实用,它有助于让用户知道引用了自己所选定论文的文献主要以什么文献类型进行发表、哪一个机构最经常引用自己感兴趣的研究论文、所选定文章被引用的时间趋势、所选定的文献经常被哪些杂志所引用,以便选择未来发表论文的投稿方向、了解所选定论文被不同领域的研究论文引用的状况从而了解该课题研究的学科交叉趋势等。

(2)文摘格式

点击题录格式的论文标题可打开该文的全记录页面(如无链接,则表示该文献为书籍或未被 SCI 收录或受限于数据库的定购年限而不能查看该条记录)。全记录页面(图 2-4-6)提供参考文献链接(适用于 1997 年之后的文献)、被引频次链接及引证关系图(如果一篇文献与另一献引用了相同的一篇或几篇参考文献,SCI 则判定该文献为另一文献的相关文献)链接,研究人员通过这些层层深入的链接可以及时了解某一研究领域目前的进展状况、发展历史和进展方向;同时也提供全文链接(本单位购买的)或馆藏情况链接(与本单位 iPAC 相连,对于查找没有电子版的全文文献非常便利),还可以创建引文跟踪,了解未来该文章被引用情况。

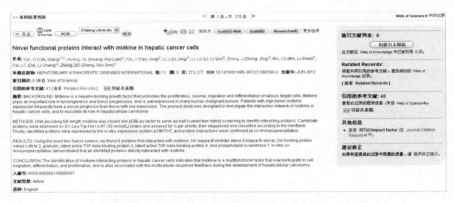

图 2-4-6　Cited Reference Search 检索结果全记录格式

(3)记录标记与输出

①选择与标记记录:在以题录格式显示的检索结果列表页面,在每条记录左侧的多选框内勾选,或点击"页面上的所有记录"选择该页所有记录,或在记录□至□的方框中输入选择记录的起始序号。

②选择记录输入格式:有简要格式(包含作者、标题、来源出版物可加包括摘要)和全记录两种格式可供选择。

④记录输出:点击图 2-4-6 中的"更多选项",即显示图 2-4-7。经选择的记录可直接打印和转发到电子邮件,也可以保存到某个特定的参考文献管理软件中。

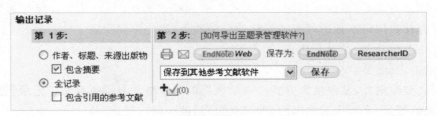

图 2-4-7　输出界面(输出格式设置)

三、期刊引用报告(JCR)

ISI Citation Report（Journal Citation Report，JCR）是由美国科学情报研究所（ISI）编辑出版的一种用于期刊评价的工具书。它对于期刊进行评价的数据源取自目前世界上60多个国家和地区的3300余家出版商出版的7500余种学术期刊论文的引用被引用信息。JCR按学科范围划分为科技版（JCR SCIENCE EDITION）和社科版（SSCI）两种。科技版收录科学技术领域6592种期刊的评估信息；社科版收录社会科学领域1933种期刊的评估信息。本节主要介绍JCR Web版本的使用。

JCR提供按类检索（View a group of journals）、按刊名检索（Search for a specific journal）和浏览所有期刊（View all journals）三种检索途径（图2-4-8）。

（一）检索步骤

点击ISI平台中的"其他资源"，可显示分析工具，包括Journal Citation Reports，点击进入。在JCR主页左下方的Select a JCR edition and year表格选择框内选择数据库的版本和年份。

通过ISI Web of knowledge进入JCR主页，JCR提供按类检索（View a group of journals）、特定期刊检索（Search for a specific journal）和浏览所有期刊（View all journals）三种检索途径（图2-4-8）。

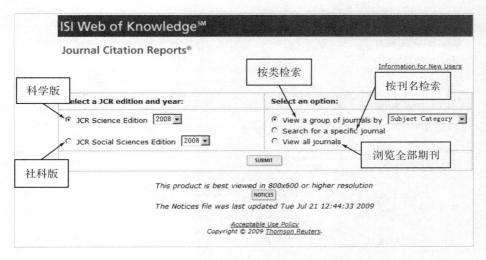

图2-4-8　JCR主页

检索步骤：

（1）在JCR主页左下方的Select a JCR edition and year表格选择框内选择数据库的版本和年份。

（2）选择检索模式：

①按类检索：首先选择您想要查的某一个学科类别、某一个出版社或某一个国家，也可以分别选择您想要查的某几个学科类别、某几个出版社或某几个国家（先按下"Ctrl"键，再选择其他学科类别、其他出版社或其他国家）；选择按Journal Title（刊名）、Total Cites（被引用总次数）、Impact Factor（影响因子）、Immediacy Index（即时指数）、Articles（文献总数）、Cited Half-life（被引半衰期）排序检索结果；然后按下"SUBMIT"键提交检索，就可以得到您想要查的某

一个(或几个)学科类别、某一个(或几个)出版社或某一个(或几个)国家的期刊。

②按刊名检索:在检索框处根据需要输入相应的期刊名全称、缩写、题名关键词或 ISSN，点击"Search"开始检索。

③浏览全部期刊:选择"View all journals"，然后按下"SUBMIT"键提交检索。

(二)浏览检索结果(图 2-4-19)

检索结果除提供期刊详细信息外，重要的是它提供了几个评价期刊的基本指标，包括：

(1)影响因子(Impact Factor, IF)是一个国际上通行的期刊评价指标，由 E. 加菲尔德于 1972 年提出，是对文献或文献集合获得客观响应，反映其重要性的宏观度量。由于它是一个相对统计量，所以可公平地评价和处理各类期刊。通常影响因子越大，它的学术影响力和作用也越大。具体算法为：影响因子＝(该刊前两年发表论文在统计当年被引用的总次数)／该刊前两年发表论文总数。

(2)即时指数(Immediacy Index)：即该刊于 JCR 出版当年发表的论文被引用的次数/该刊于 JCR 出版当年刊载论文的篇数。

(3)引用半衰期(Citing Half-life)：将某一期刊在某一时段时间(通常是某一年)内所引用的全部参考文献依出版日期先后次序降序排列，前 50％的论文出版年限即为引用半衰期。

(4)被引半衰期(Cited Half-life)：将某一期刊在某一时段(通常是某一年)内被引用的全部论文依出版日期先后次序降序排列，前 50％的论文出版时间即为该期刊的被引半衰期。

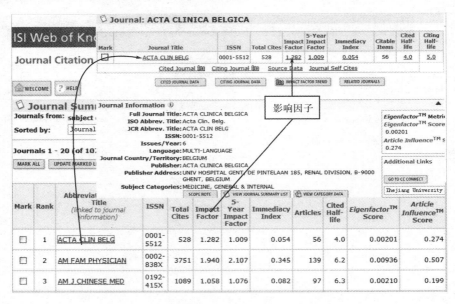

图 2-4-9　JCR 检索结果

四、基本科学指标数据库(ESI)

ESI 数据库是由世界上著名的学术信息出版机构 ISI(美国科技信息所)于 2001 年推出的衡量科学研究绩效、跟踪科学发展趋势的基本分析评价工具，是基于 ISI 引文索引数据库 Science Citation Index(简称 SCI)和 Social Science Citation Index(简称 SSCI)所收录的全球 8500 多种学术期刊的 900 万多条文献记录而建立的计量分析数据库。ESI 从引文分析的角度，针对 22 个专业领域，分别对国家、研究机构、期刊、论文以及科学家进行统计分析和排序,主要指标包括:论文数、引文数、篇均被引频次。用户可以从该数据库中了解在一定排名范围内的科学家、研究机构(大学)、国家(城市)和学术期刊在某一学科领域的发展和影响力,确定关键的科学发现,评估研究绩效,掌握科学发展的趋势和动向。ESI 中的数据包括高被引率作者的排名、论文排名(前 1%)、国家排名(前 50%)和期刊排名(50%),并有简要的说明指导用户如何进行数据分析,所有图表带有解释性的链接页面。ESI 的另一个独特之处是提供被称为研究前沿的专业领域列表,该列表反映了当前正深入研究的和有突破性进展的科学领域。ESI 进行数据统计的范围仅限于 ISI 中做了索引的期刊的文章,不包括图书及其章节或 ISI 中未做索引的期刊中刊登的文章,也不对其出版数量和引文数量进行统计(图 2-4-10)。

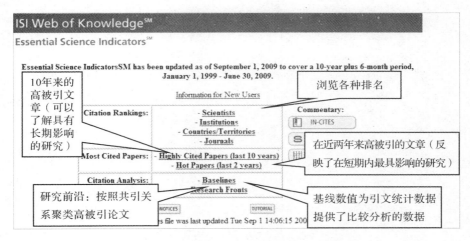

图 2-4-10 ESI 首页各检索项功能解析

五、其他引文检索工具

2006 年,Elsevier 最新推出了大型引文追踪(Citation Tracker)数据库——Scopus,提供来自全球 4,000 家科学出版公司的 14,500 多种科学期刊,其中 88% 的期刊是经过业内专家审校的专业期刊(Peer Review)。Scopus 目前提供自 1966 年以来的 2,700 万篇文摘以及自 1996 年以后的 23,000 万篇参考文献,每日更新。Scopus 不仅可以检索被引文献的题录信息,也可以分析查看特定文献历年被引次数、特定年份所有文献被引次数、各文献特定年份内被引次数小计、各文献所有年份被引次数总计。

Scopus 与 SCI 的不同之处在于:Scopus 可以检索到上至 19 世纪发表的文章的被引情况,SCI 只能浏览 1997 年之后文献的被引情况,1997 年之前的只提供被引用次数;Science Citation Index Expanded(SCIE)收录的来源期刊只有 6592 种,Scopus 范围宽泛得多;Scopus 与 SCIE 都可以对检索结果排序、分析,但后者的标引深度更深,可以查找"相关文献",开放链接功能也更强。

Google Scholar 也提供被引文献链接,可以查到 80 年代之后文献的引文情况。

如今,一些全文数据库(如:OVID、PubMed Central)在检索结果项也开始提供被引情况的链接,但由于其来源文献仅局限于被自身全文数据库收录的情况,所以所得被引结果十分有限。

综上分析,如果查 1996 年后的文献被引情况使用 Scopus 就可以把引文情况基本查全;如果查 1996 年前的文献，只需要知道被引次数的可查 SCI，需要了解被引细节的可以将 Scopus 与 google 配合使用。

练习题

1. 什么是引文和引文索引？引用数据库能起到什么样的作用？

2. 请结合自己或身边的科研工作者，检索该作者发表的论文是否被 SCI 收录，及其被引用情况。

3. 请检索中华医学杂志英文版的 IF 值。

第三章　期刊全文数据库

第一节　中国知网(CNKI)

一、CNKI 概况

CNKI(China National Knowledge Infrastructure)工程,即中国知识基础设施工程,是以实现全社会知识信息资源共享为目标的国家信息化重点工程,被国家科技部等五部委确定为"国家级重点新产品重中之重"项目。由清华同方光盘股份有限公司、清华大学光盘国家工程研究中心、中国学术期刊(光盘版)电子杂志社、清华同方光盘电子出版社、清华同方知识网络集团、清华同方教育技术研究所联合承担。CNKI 涵盖了我国自然科学、工程技术、人文与社会科学期刊、博硕士论文、报纸、图书、会议论文等公共知识信息资源;用户遍及全国和欧美、东南亚、澳洲等各个国家和地区。

CNKI 主要有《中国期刊全文数据库》(China Journal Full-text Database,CJFD)、《中国优秀博硕士学位论文全文数据库》(China Doctor/Master Dissertations Full-text Database,CDMD)、《中国重要会议论文全文数据库》(China Proceedings of Conference Full-text Database,CPCD)和《中国重要报纸全文数据库》(China Core Newspapers Full-text Database,CCND)、《中国医院知识仓库》(China Hospital Knowledge Database,CHKD)等 223 个数据库。

(1)《中国期刊全文数据库》(CJFD)是目前世界上最大的连续动态更新的中国期刊全文数据库,收录了 1979 年至今全文文献 3252 多万篇,分为理工 A(数学物理力学天地生)、理工 B(化学化工冶金环境矿业)、理工 C(机电航空交通水利建筑能源)、农业、医药卫生、文史哲、经济政治与法律、教育与社会科学综合、电子技术与信息科学和经济与管理等十大专辑,十专辑下分为 168 个专题和近 3600 个子栏目。产品有 WEB 版(网上包库)、镜像站版、光盘版和流量计费等形式。CNKI 中心网站及数据库交换服务中心每日更新数据,各镜像站点通过互联网或卫星传送数据可实现每日更新,专辑光盘每月 10 日更新,专题光盘年度更新。

(2)《中国优秀博硕士学位论文全文数据库》(CDMD)收录 1984 年至今全国 400 多家培养单位的博士学位论文和 600 多家硕士培养单位的优秀硕士学位论文。是目前国内相关资源最完备、高质量、连续动态更新的中国优秀博硕士学位论文全文数据库,至 2012 年 10 月,累积博硕士学位论文全文文献 170 万多篇。产品分为十大专辑:基础科学、工程科技Ⅰ、工程科技Ⅱ、农业科技、医药卫生科技、哲学与人文科学、社会科学Ⅰ、社会科学Ⅱ、信息科技、经济与管理科学,十大专辑下分为 168 个专题文献数据库。产品形式与更新频率同《中国期刊全文数据库》。

(3)《中国重要会议论文全文数据库》(CPCD)收录 2000 年以来国家二级以上学会、协会、高等院校、科研院所、学术机构等全国 1943 家单位主办的 20547 个国际、国内学术会议的论文集,截至 2012 年 6 月,已收录出版 1.2 万多次国内重要会议投稿的论文,累积文献总量 170 多万篇。产品形式与更新频率同《中国期刊全文数据库》。

　　(4)《中国重要报纸全文数据库》(CCND)收录 2000 年至今 591 种地市级以上报纸国内公开发行的 1000 种重要报纸,至 2012 年 10 月,累积报纸全文文献 1000 多万篇。分十大专辑,168 个专题数据库。产品形式与更新频率同《中国期刊全文数据库》。

　　(5)《中国医院知识仓库》(CHKD)包括医药卫生期刊全文库(1979 年以来 1369 种医学期刊,4946 种相关刊)、医药卫生博硕士学位论文全文库(1999 年以来 229 个医学博硕士培养单位)、医药卫生会议论文库和医药卫生报纸全文库(2000 年以来 23 种报纸的医药卫生文献)等四种医药专业数据库。

二、中国期刊全文数据库检索

　　(一)数据库登录

　　通过中国知网主页(http://www.cnki.net/)或镜像站点可直接进入 CNKI 首页界面(图 3-1-1)。购买了使用权的单位可直接登录,不需输入用户名和密码,可免费检索和下载 CJFD 资源。个人用户可以通过购买 CNKI 阅读卡,注册后可检索和下载 CJFD 资源。

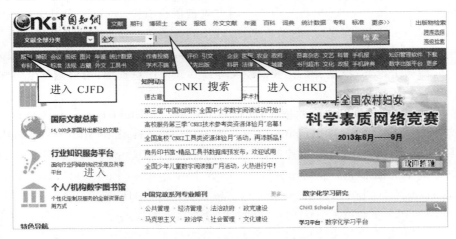

图 3-1-1　CNKI 主页

　　在 CNKI 主页,可以单选或多选跨库检索,系统默认多选跨库检索。可点击各数据库名进入各数据库的检索页(单库检索),获取免费题录信息;还可以通过相关链接,获取与本系统有关的其他信息,如关于 CNKI、报纸导航、知识导航、期刊导航和在线充值等。

　　点击图 3-1-1"期刊"进入中国期刊全文数据库(简称全文库)主界面(图 3-1-2)。全文库首页检索界面主要设有:(1)文献分类目录区,可选择十大学科领域并逐级浏览,也可选择相关学科配合右侧的文献检索。(2)期刊文献检索和期刊导航区。

　　(二)检索方法

　　本节主要介绍《中国期刊全文数据库》(新版)的检索,检索方式有期刊文献检索和期刊导航两种。期刊文献检索包括快速检索、高级检索、专业检索、作者发文检索、科研基金检索、句子检索和来源期刊检索。

　　1.快速检索

　　在全文库检索首页界面(图 3-1-2),默认的检索方式就是快速检索,由输入检索控制条件和输入内容检索条件两部分组成。快速检索具有简单检索和模糊检索功能。

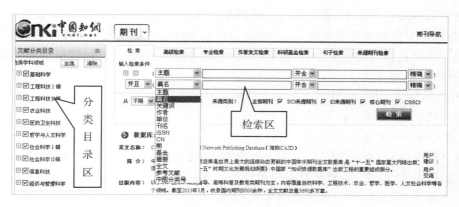

图 3-1-2　中国期刊全文数据库主页

例 1：检索《实用预防医学》这本期刊 2012 年心血管系统疾病方面的文献。

检索步骤：

(1)选择查询范围：检索前首先在文献分类目录中选择某一学科领域，可根据需要"全选"，也可选一个、几个专题或子专题。本例选择"医药卫生科技"下的"心血管系统疾病"。

(2)输入内容检索条件：可通过点击![+]和![-]来增加和减少逻辑检索行。

①选择检索条件：选择"刊名"。即字段选择，选择该检索词在文章中出现的位置，有主题、篇名、关键词、摘要、全文、参考文献和中图分类号等选项。

②输入检索词：在检索词提问框内输入检索词"实用预防医学"。匹配模式选择"精确"（系统默认为"精确"）。

(3)输入检索控制条件：快速检索中检索控制条件有期刊年限和来源类别，通过条件设定，可使检索结果更符合要求。本例中限定期刊年限从 2012 年到 2012 年。

(4)检索：点击![检索]按钮，系统返回检索结果 29 篇，题录信息包括篇名、作者、刊名、年期、被引频次、下载频次及及预览和分享按钮（图 3-1-3）。

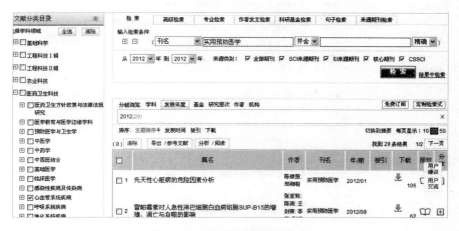

图 3-1-3　快速检索的检索结果

2.高级检索

高级检索具有多种功能，如：多项单词逻辑组合检索、词频控制、仅限优先出版论文检索功能、中英文扩展检索、更新时间等等。高级检索包含了快速检索的所有功能。

多项单词逻辑组合检索:多项是指可选择多个检索项,通过点击和来增加和减少逻辑检索行;单词是指每个检索项中只可输入一个词;逻辑是指每一检索项之间可使用逻辑与、逻辑或、逻辑非进行项间组合。高级检索的特点是快速方便,效率高,并且可通过"在结果中检索"来进行优化检索,以提高查准率。

例2:检索肿瘤诊断标记物 CEA 方面的相关文献。

检索步骤:

(1)输入内容检索条件:

①选择检索条件:选择"主题"。即字段选择,选择该检索词在文章中出现的位置,有主题、篇名、关键词、摘要、全文、参考文献和中图分类号等选项。

②输入检索词:在检索词提问框内输入检索词"CEA"。匹配模式选择"模糊"(系统默认为"精确")。

③词频控制:该检索词在全文中出现的次数,系统默认为空,表示至少出现一次。本例不控制词频。

④输入检索词:在检索词提问框内输入检索词"肿瘤"。匹配模式选择"模糊"(系统默认为"精确")。字段选择"关键词"。

⑤选择逻辑组配:选择"并且"(相当于"AND")。

(2)输入检索控制条件:控制条件包括期刊年限、指定期、更新时间、来源期刊、来源类别、支持基金、作者及作者单位等,通过这些条件的设定,可使检索结果更符合要求。

(3)检索:点击 检索 按钮,系统返回检索结果 3355 篇,题录信息包括篇名、作者、刊名、年期、被引频次、下载频次及预览和分享按钮(图 3-1-4)。

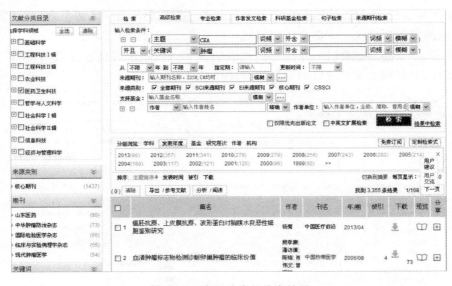

图 3-1-4　高级检索的检索结果

(4)优化检索:若检索结果太多,想进一步缩小范围,可在当前检索结果界面上方的内容检索条件框内输入限定词。如检索"CA125"(字段名选择主题),点击条件框下面的"在结果中检索",返回 920 条有关 CEA 和 CA125 肿瘤标记物用于联合检测的检索结果。

（5）检索结果处理。

①浏览题录：系统默认"列表显示"的形式用于浏览题录，点击"切换到摘要"即可浏览检出结果的摘要。系统默认的排列顺序为主题排序，用户可根据需要选择"发表时间"、"被引频次"和"下载频次"改变检索结果的排列顺序。

②显示文摘：在浏览过程中，认为必要时可点击记录的篇名，即可显示该条记录的详细信息：篇名、作者、单位、刊名、年期、中文摘要及引证文献、同被引文献、二级引证文献、读者推荐文章、相似文献、相关研究机构和相关文献作者链接等。

③导出题录信息：在检索结果序号前的框内点击打勾√，表示选中，然后点击"导出/参考文献"，进入 CNKI 文献管理中心_导出界面（图 3-1-5）。选中所需保存题录的文章，再次点击"导出/参考文献"，进入 CNKI 文献管理中心_文献输出界面（图 3-1-6），选择导出格式及导出方法即可完成导出。

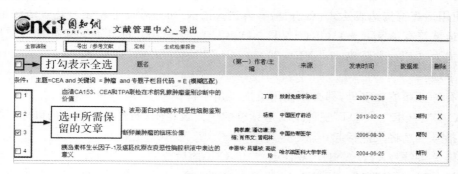

图 3-1-5　CNKI 文献管理中心_导出界面

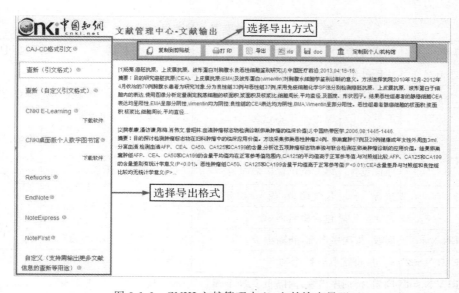

图 3-1-6　CNKI 文献管理中心_文献输出界面

④原文打开或下载：在概览区（如图 3-1-4）篇名后有一个下载的图标，点击该图标后，即可下载 CAJ 格式全文。在摘要显示页 CAJ 下载或 PDF 下载也可下载全文。要阅读原文必须要下载阅读软件全文浏览器 CajViewer 或 AdobeReader。

3.专业检索

专业检索用于图书情报专业人员查新、信息分析等工作,使用逻辑运算符和关键词构造检索式进行检索。可按照需求来组合逻辑表达式以便进行更精确检索的功能入口。

例3:检索2005年发表的篇名中包含"大肠癌",并剔除篇名中包含"进展"、"综述"、"述评"的期刊文章。

检索步骤:

(1)选择检索项:篇名对应的检索项为TI(题名)和YE(年),即TI=大肠癌、TI=进展、TI=综述、TI=述评,YE=2005。

注:专业检索可检索字段:SU=主题,TI=题名,KY=关键词,AB=摘要,FT=全文,AU=作者,FI=第一责任人,AF=机构,JN=中文刊名 & 英文刊名,RF=引文,YE=年,FU=基金,CLC=中图分类号,SN=ISSN,CN=统一刊号,IB=ISBN,CF=被引频次

(2)使用运算符构造表达式:点击"检索表达式语法"可查看专业检索表达式语法指南。本例涉及的运算符有AND(*)、OR(＋)和NOT(－)。表3-1-1列出了运算符号的使用说明。本例表达式为:(TI=大肠癌 and YE=2005) not (TI=进展＋综述＋述评)。

注意事项:

①所有符号和英文字母,都必须使用英文半角字符;

②"AND"、"OR"、"NOT"三种逻辑运算符的优先级相同;如要改变组合的顺序,请使用英文半角圆括号"()"将条件括起;

③逻辑关系符号（与(AND)、或(OR)非(NOT)前后要空一个字节;

④使用"同句"、"同段"、"词频"时,需用一组西文单引号将多个检索词及其运算符括起,如:'流体 # 力学';

表 3-1-1　专业检索运算符号使用说明

运算符	检索功能	检索含义	举例	适用检索项
='str1' * 'str2'	并且包含	包含 str1 和 str2	TI='转基因' * '水稻'	所有检索项
='str1'＋'str2'	或者包含	包含 str1 或者 str2	TI='转基因'＋'水稻'	
='str1'－'str2'	不包含	包含 str1 不包含 str2	TI='转基因'－'水稻'	
='str'	精确	精确匹配词串 str	AU='袁隆平'	作者、第一责任人、机构、中文刊名 & 英文刊名
='str /SUB N'	序位包含	第 n 位包含检索词 str	AU='刘强 /SUB 1'	
%'str'	包含	包含词 str 或 str 切分的词	TI%'转基因水稻'	全文、主题、题名、关键词、摘要、中图分类号
='str'	包含	包含检索词 str	TI='转基因水稻'	
='str1 /SEN N str2'	同段,按次序出现,间隔小于 N 句	FT='转基因 /SEN 0 水稻'		
='str1 /NEAR N str2'	同句,间隔小于 N 个词	AB='转基因 /NEAR 5 水稻'		主题、题名、关键词、摘要、中图分类号
='str1 /PREV N str2'	同句,按词序出现,间隔小于 N 个词	AB='转基因 /PREV 5 水稻'		
='str1 /AFT N str2'	同句,按词序出现,间隔大于 N 个词	AB='转基因 /AFT 5 水稻'		
='str1 /PEG N str2'	全文,词间隔小于 N 段	AB='转基因 /PEG 5 水稻'		
=' str $ N '	检索词出现 N 次	TI='转基因 $ 2'		

（3）检索：点击 检索 按钮，得到检索结果 581 篇（如图 3-1-7）。

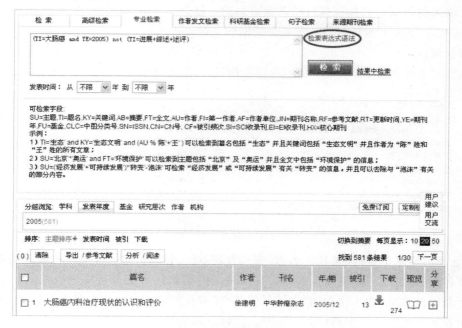

图 3-1-7　专业检索的检索结果

4. 作者发文检索

通过作者姓名、单位等信息查找作者全部发表文献和被引下载情况。

例 4：查找浙江大学医学院附属第一医院吴健作为第一作者发表的文献。

检索步骤（图 3-1-8）：

（1）输入第一作者姓名："吴健"

（2）输入作者单位："浙江大学医学院附属第一医院"。

（3）点击"检索"按钮，系统返回相关文献 7 篇。

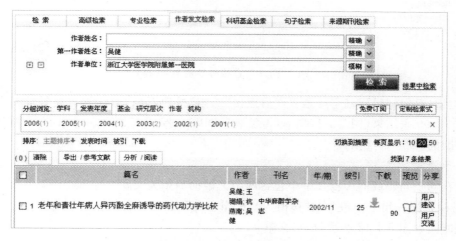

图 3-1-8　作者发文检索

5．科研基金检索

通过输入科研基金名称查找科研基金资助的文献。

例5：查找2012年浙江自然科学基金资助的文献。

检索步骤：

（1）点击"支持基金"输入框后基金选择按钮，进入基金选择界面（图3-1-9）

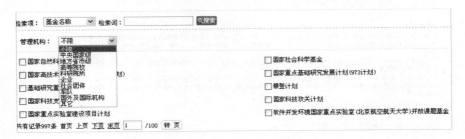

图3-1-9　基金选择界面

（2）选择对应基金：可根据基金名称、基金管理单位、管理机构进行模糊检索来检索所需查找的基金名称，也可在科研基金检索界面直接输入确切的科研基金名称进行检索。本例中可通过基金名称检索项，输入检索词"自然科学基金"查找浙江省自然科学基金，选中后点击基金选择界面右下方的"确定"按钮（图3-1-10）。此时返回到科研基金检索界面。

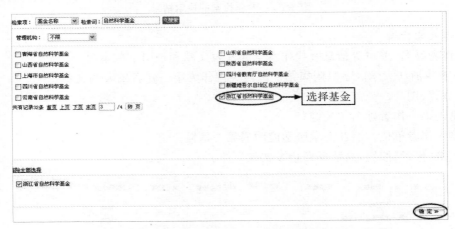

图3-1-10　"浙江省自然科学基金"选择界面

（3）检索：返回到科研基金检索界面后点击"检索"按钮，得到浙江省自然科学基金资助的所有文献26890条结果（图3-1-11）。点击发表年度中的2012年即可显示2012年浙江自然科学基金资助的3208篇文献。

6．句子检索

检索在同一句子或同一段文字中包含两个关键词的相关文献。

例6：检索同一句子中包含"肝移植"和"杭州标准"的所有文献。

检索方法如图3-1-12所示，检出文献44篇。

7．来源期刊检索

通过来源刊物的信息查找某类刊物或某种刊物在某个时间、某期发表的文献。

例7：检索《中华医学杂志》2006—2009年发表的文献。

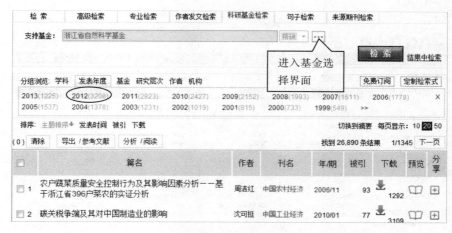

图 3-1-11　浙江省自然科学基金资助文献的检索结果

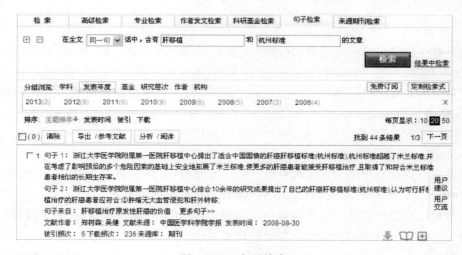

图 3-1-12　句子检索

检索步骤(图 3-1-13)：

(1)来源期刊：输入"中华医学杂志"；

(2)期刊年期：起始年选择 2005 年,终止年选择 2009 年；

(3)点击" 检 索 "按钮,返回检索结果 4952 条。

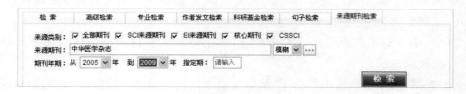

图 3-1-13　来源期刊检索

8.期刊导航检索

点击期刊"检索"界面右上"期刊导航"进入期刊导航界面(图 3-1-14)。期刊导航检索是通过期刊类目表逐层展开,浏览期刊名称、年份期号、论文题录文摘,选择后,最后索取全文的一种检索方法。

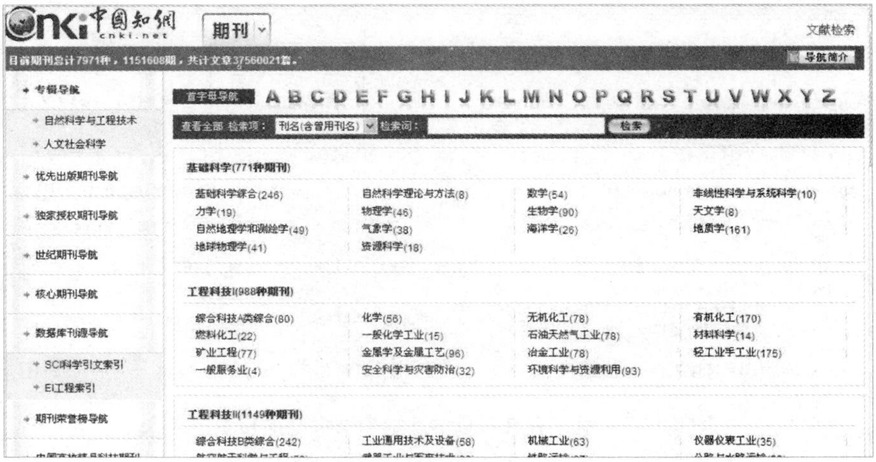

图 3-1-14　期刊导航检索界面

期刊导航中提供了多种导航方式:首字母导航、期刊检索(刊名词、ISSN 和 CN 号)、专辑导航、数据库刊源、刊期、地区、主办单位、发行系统、期刊荣誉榜、世纪期刊和核心期刊。并提供三种信息显示方式:图形、列表、详细;提供拼音正、倒序排序功能。读者可直接浏览期刊基本信息,按期查找期刊文章。

其中专辑导航又有:首字母导航、期刊搜查和按期刊学科分类导航三种方式。

例 8:查找《中华肝脏病杂志》2005 年 12 期上的文献。

检索方法(1):期刊导航→首字母导航→点击 Z→点击"中华肝脏病杂志"→点击 2005 年→点击 2005 年 12 期→共 29 条题录,图略。其结果处理同初级检索。

检索方法(2):期刊导航→期刊检索→选择检索项:刊名→输入检索词:中华肝脏病杂志→点击检索→点击"中华肝脏病杂志"→其他同检索方法(1)。

检索方法(3):期刊导航→按期刊学科分类导航→医疗卫生科技→消化系统疾病→点击"中华肝脏病杂志"→其他同检索方法(1)。

三、浏览器下载和使用

(一)下载

点击中国知网主页"下载"进入 CNKI 下载中心,点击浏览器名称后的下载即可。

(二)CAJ 浏览器使用

CAJViewer7.0 的主界面可以分为两部分:页面显示区和目录浏览区。其中目录区可根据用户需要隐藏或显示。

(1)文本选择:选中工具栏上方的⊞,然后在页面区按住鼠标左键拖动,有阴影显示的文本是被选中的文本,可以使用工具栏上的把选择结果复制到剪贴板,也可使用快捷键 Ctrl+C 来进行。

(2)图像选择:选中工具栏上的⊞,然后在页面区按住鼠标左键拖动,被选中的区域将会被一个虚框包括。可以使用工具栏上的⊞把选择结果复制到剪贴板,也可使用快捷键 Ctrl+C 来进行。当文档本身为扫描档时,可以使用工具栏上的对所选择的图像就行文字识别。

（三）PDF 浏览器作用

（1）文本复制：在 PDF 文档显示区域按下鼠标左键的同时拖动鼠标，若鼠标拖过区域内的文字反显，则说明此 PDF 文档中的文字内容可复制到其他文本编辑器中编辑利用，此时，在选定要复制的区域（即文字反显区域）后翻译鼠标左键，按下鼠标右键后选择所弹出菜单中的"复制"选项，便可将选定区域内的文字复制到其他文本编辑器中编辑利用。

（2）图像复制：直接点击要复制的图像即可选中，按下鼠标右键后选择所弹出菜单中的"复制"选项，便可复制选定图像。

练习题

1.中国医科大学发表的关于幽门螺杆菌和消化性溃疡的文献。

2.2000 年《国际内分泌代谢杂志》上题名中有糖尿病的文章。

3.浙医一院的郑树森院长作为第一作者发表的论文。

4.查找中国医科大学获得国家自然科学基金资助项目方面的文献。

第二节　维普中文科技期刊数据库

一、VIP 概况

维普资讯网（http：//www. cqvip.com）是集中外文献、企业咨询、动态新闻服务、行业信息资源等多种服务为一体的国内最大的科技文献知识资源门户网站。网站依托《中文科技期刊数据库》为主要知识资源系统，支持分类学科导航检索、书刊导航检索、专业逻辑检索、知识元关联、网络推送服务等全方位的服务功能。

维普资讯信息资源系统包括中文科技期刊全文库、中文科技期刊文摘库、中文科技期刊引文库、外文科技期刊数据库、中国科技经济新闻数据库、和维普建筑科学信息资源系统等十种行业的维普行业资源系统。《中文科技期刊数据库》（Chinese Scientific Journals Database，CSJD）简称《中刊库》，源于重庆维普资讯有限公司 1989 年创建的《中文科技期刊篇名数据库》，其全文和题录文摘版一一对应。它提供镜像安装、网上包库和网上检索流量计费下载、单篇支付、手机支付等多种使用方式，供用户单位和个人选择。《中刊库》收录 1989 年至今中文期刊 12000 余种，全文 2300 余万篇，并以每年约 180 万篇的速度递增，引文 3000 余万条，分三个版本（全文版、文摘版、引文版）和 8 个专辑（社会科学、自然科学、工程技术、农业科学、医药卫生、经济管理、教育科学、图书情报）定期出版。

维普资讯网首页设有：①快速检索区；②维普专业检索链接（基本检索、传统检索、高级检索、期刊导航）；③论文检测、维普投稿平台、维普在线考试系统等维普知识资源系统产品链接；④学科分类导航和期刊大全；⑤其他热点信息。

二、数据库检索

维普期刊资源整合服务平台（V6.5），是中文科技期刊资源一站式检索及提供深度服务的平台，是一个由单纯提供原始文献信息服务过渡延伸到提供深层次知识服务的整合服务系统。包括但不限于以下功能：中刊检索、文献查新、期刊导航、检索历史、引文检索、引用追踪、H 指

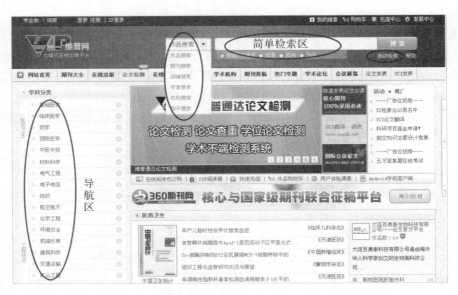

图 3-2-1   维普咨讯网首页

数、影响因子、排除自引、索引分析、排名分析、学科评估、顶尖论文、搜索引擎服务等。

维普期刊资源整合服务平台（V6.5）专业版包含 4 个功能模块：期刊文献检索、文献引证追踪、科学指标分析、搜索引擎服务（图 3-2-1）。本节主要介绍简单检索和专业版"期刊文献检索"模块的检索方法，有简单检索、基本检索、传统检索、高级检索、期刊导航、检索历史等。

通过维普主页（www.cqvip.com）或镜像站点登录。个人注册或单位注册用户（即单位包库用户使用公用账号者）使用账号和密码登录后即可进行检索和全文下载。非注册用户可以先进行检索，根据检索结果确定需要下载的文献后，可选择手机付费、支付宝和银行转账等多种方式付费（首页充值中心有详细说明），然后下载全文。

（一）简单检索

直接在首页界面的检索词输入框内输入检索词，并点击"搜索"按钮即可实现简单检索，也称快速检索。

1. 检索字段

在首页可以看到简单检索有多个对象：【作品搜索】、【期刊搜索】、【店铺搜索】、【学者搜索】、【机构搜索】、【帖子搜索】。默认为【作品搜索】字段。

可对不同检索对象选定不同的特征属性进行检索。

2. 检索入口

在网站首页上就能看到数据库的两种检索入口，适用于大众用户的简单检索入口和适用于专业检索用户的高级检索的入口（如图 3-2-1）。

3. 检索规则

简单检索的表达式输入类似于 google 等搜索引擎，直接输入需要查找的检索词，点击"搜索"按钮即实现检索。多个检索词之间：用空格或者"＊"代表"与"，"＋"代表"或"，"－"代表"非"。

注：检索过程中，如果检索词中带有括号或逻辑运算符 ＊、＋、－、（ ）、《 》等特殊字符，必须在该检索词上用双引号括起来，以免与检索逻辑规则冲突。双引号外的 ＊ ＋ －，则系统会将

这些符号当成逻辑运算符(与、或、非)进行检索。

例1:检索"肝硬化"的相关文献。

检索步骤:

(1)【作品搜索】检索词框中输入"肝硬化";

(2)选择字段:检索词框下方可选择"标题/关键词"、"作者"、"机构"、"刊名"等字段,本例选择"题名/关键词";

(3)检索:点击"搜索",系统返回检索结果 33649 篇(图 3-2-2)。

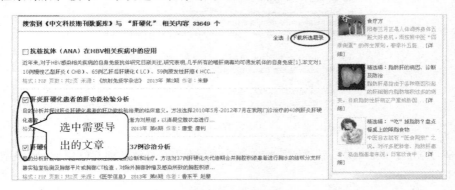

图 3-2-2　简单检索结果

(4)下载题录信息:选择需要导出的文献后,点击"下载所选题录"(如图 3-2-2)。

进入"文本记录下载管理"界面,选择下载内容及下载格式后,点击"确定"按钮(图 3-2-3)。

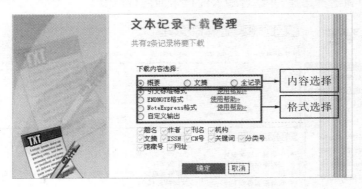

图 3-2-3　简单检索文本记录下载管理界面

(5)下载或打开单篇全文:在检索结果展示区,提供了文章的标题、文摘、作者、刊名、出版年期等信息供浏览。如果想浏览更详细的文章信息或者下载全文,可点击文章的标题,进入单篇文章的详细信息展示页面进行阅读和下载(如图 3-2-4)。

通过文摘中的刊名、作者、机构、关键词、分类号、主题相关的超级链接可获得更多的有关文献。通过刊名链接可获得该刊的概况介绍。

● 在线阅读:可以在线阅读当前文献的全文。

● 下载全文:下载并保存当前文献的全文。

● 购物车:点击该按钮可将当前文献添加到购物车。

● 收藏:点击该按钮进入维普信息资源系统的"我的数据库",将该文保存到"我的电子书架"中。

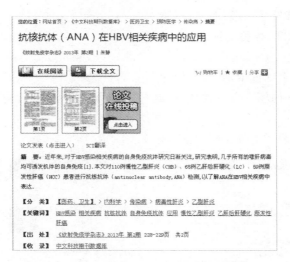

图 3-2-4　简单检索相关文献的文摘页面

● 分享：点击分享后的■按钮，可将当前文献进行分享，如分享到 QQ 空间、新浪微博、人人网等等网站。

（二）基本检索

点击资讯网首页左上角的"专业版"链接进入，默认的检索方法即为基本检索（图 3-2-5），可通过限定出版时间（1989 年开始）、期刊范围（如全部期刊、核心期刊、EI、SCI、CA、CSCD 和 CSSCI 来源期刊）和学科选择，并结合输入的检索词进行检索。

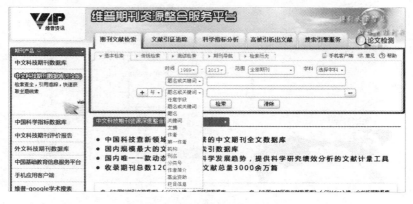

图 3-2-5　维普专业检索界面

例 2：检索 2008—2012 年浙江大学医学院附属第一医院发表的有关人工肝方面的文献。

检索步骤：

（1）选择检索字段：点击检索词框左侧的下拉菜单可选择"题名或关键词"、"题名"、"关键词"、"作者"、"第一作者"、"刊名"等 14 个字段，默认"题名或关键词"字段。可通过点击"＋"和"—"来增加和减少逻辑检索行。本例选择"题名或关键词"和"机构"。

（2）输入检索词："题名或关键词"和"机构"字段后输入框内分别输入人工肝和浙江大学医学院附属第一医院。

（3）选择逻辑关系：点击检索行"＋"后的下拉菜单，选择逻辑关系（与、或、非）。本例中选择"与"。

（4）输入检索控制条件：可限定出版时间、期刊范围和学科。本例中限定时间从2008到2012年。

（5）检索：点击"检索"按钮，得到检索结果14篇（图3-2-6），列出了题名、作者、出处、摘要等相关文献题录信息。

注：在检索结果界面，可进一步根据检索条件，进行在结果中搜索、添加和去除等二次检索，实现按需缩小或扩大检索范围、精练检索结果。可切换标签到"被引期刊论文"等，链向"文献引证追踪"功能，快速检索到最有影响力的相关研究论文。也可按照时间进行筛选，如一个月内、三个月内、半年内、一年内和当年内。检索结果每页显示20条，如果您想在页间进行跳转，可以点击页间跳转一行的相应链接，如首页、数字页、下10页等。

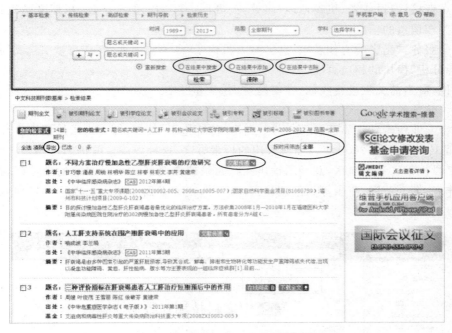

图3-2-6　维普专业检索——基本检索的检索结果

（6）导出题录信息：选中需要导出的题录后，点击"导出"，进入维普题录导出界面，选择导出格式后，可通过复制、导出和打印得到题录信息（图3-2-7）。

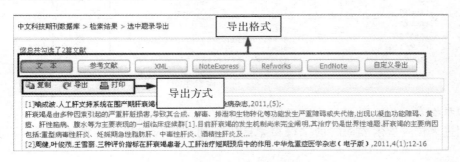

图3-2-7　维普基本检索题录导出界面

（7）下载或打开单篇全文：在检索结果展示区，提供了文章的标题、文摘、作者、刊名、出版年期等信息供浏览。点击 在线阅读 可在线阅读当前文献的全文，点击 下载全文 和 文献传递 可获取当前文献的全文。

也可点击文章的标题，进入单篇文章的详细信息展示页面浏览更详细的信息，在文献细览页可以进行如下操作：

①显示信息：题名、作者、机构地区、出处、基金、摘要、关键词、分类号、全文快照、参考文献、相似文献；

②路径导航：显示并定位到该文献的刊期；

③获取全文：同样在文献细览页也可点击下载全文、文献传递、在线阅读按钮将感兴趣的文献下载保存到本地磁盘或在线进行全文阅读，其中新增原文传递的全文服务支持，对不能直接下载全文的数据，通过委托第三方社会公益服务机构提供快捷的原文传递服务；

④节点链接：通过作者、机构地区、出处、关键词、分类号、参考文献、相似文献提供的链接可检索相关知识点的信息；

⑤整合服务："高影响力作者"、"高影响力机构"、"高影响力期刊"、"高被引论文"按钮链向"科学指标分析"模块的相应页面。

⑥其他：对当前文献进行收藏、导出题录、分享等操作。

（三）传统检索

在维普专业检索默认界面（图 3-2-5），点击"传统检索"按钮，即进入传统检索主界面（图 3-2-8）。所谓传统检索指 2004 年以前所采用的检索方法，这种方法目前仍旧可用。传统检索主界面有：字段检索区和导航区，及显示检出文献题录的概览区和显示文摘的细览区，提供同义词、同名作者、期刊范围、年限等的限制检索。同时，在该界面左侧还提供了专辑导航、分类导航功能。

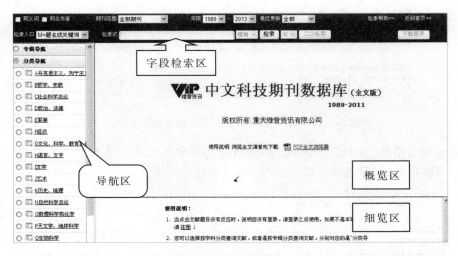

图 3-2-8　传统检索主页

1.初步检索

在刚进入传统检索界面时的字段检索区进行的字段检索称初步检索，方法与简单检索相似。

例 3：检索郑树发表的有关肝移植的文章。

检索步骤：

（1）字段选择：在检索入口下拉菜单中题名或关键词、题名、关键词、作者、刊名、第一作者、分类号、机构、文摘、任意字段等 10 个字段中选定某个字段,默认为题名或关键词。字段名前的英文字母为检索途径代码,主要用于复合检索。本例选择关键词。

(2)限定检索范围。

期刊范围限制:有全部期刊、核心期刊、EI、SCI、CA、CSCD 和 CSSCI 来源期刊,默认为全部期刊。

年限限制:可选某年或若干年,默认为 1989 至今。

学科类别限制:分类导航系统是参考《中国图书馆分类法》(第四版)进行分类,每个学科分类都可按树形结构展开,利用导航缩小检索范围,进而提高查准率和查询速度。

(3)输入检索词:在字段检索区的输入框中输入检索词或检索式,例如"肝移植",选择模糊。

(4)同义词检索功能:钩选页面左上角的"同义词",选择关键词字段进行检索,可查看到该关键词的同义词,默认为关闭。只适用于"M=题名或关键词"和"K=关键词"两个检索字段。如,检索关键词"肝移植"的同义词,系统显示有关的同义词"肝移植术"和"肝脏移植"供选择。

本例采用"肝移植",在复选框中打勾或点击"全选"按钮,再点击"确定"按钮,系统返回有同义词的检索结果。同义词检出文献 11754 条,未用同义词仅检出文献 11150 条。

(5)在概览区显示有关文献题录(图 3-2-9)。默认每页显示 10 条。

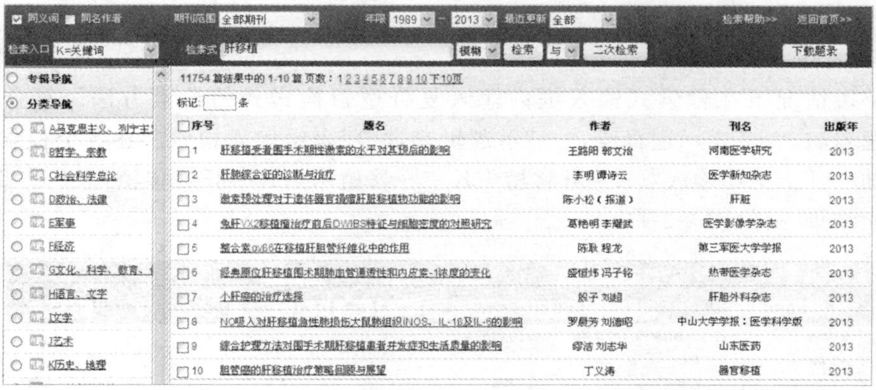

图 3-2-9　同义词检索结果

(6)模糊和精确检索及二次检索功能:在初步检索结果基础上,检索式输入框的右侧提供了"模糊"和"精确"检索的下拉菜单选项。该功能只有在选定"关键词"、"作者"、"第一作者"和"分类号"这四个字段进行检索时才生效。除了"刊名"字段,其他字段系统默认为"模糊"检索。"精确"检索只能检出所选字段里含有输入的检索词的文献。如选定"第一作者"字段,并输入"郑树"这一检索词就只检出以郑树为第一作者的所有文献,而模糊检索则在文献的作者中凡含有"郑树"的作者,包括郑树国、郑树森等等的文献都会被检出。

本例中,在同义词检索后,选定"第一作者"字段,并输入"郑树",点击"二次检索"按钮,系统即返回作者姓名中包含"郑树"两字的所有作者撰写的有关肝移植的文献 94 篇。

(7)同名作者检索功能:与同义词检索类似,默认关闭,选中即打开;只适用于作者、第一作者两个检索字段。

检索步骤:选定作者字段,输入检索词:"郑树森"→钩选"同名作者"→点击"检索"按钮→系统会提示同名作者的单位列表(图 3-2-10)→在符合条件的作者单位前的复选框中打√(可多选)→点击"确定"按钮→检出所选单位的该姓名作者的文章。

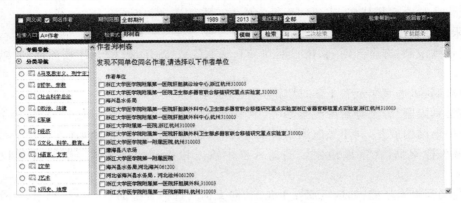

图 3-2-10　同名作者的单位列表

(8)下载题录信息：方法与基本检索相似。概览区选择需要导出的题录后，点击"下载题录"按钮。

(9)打开或下载单篇全文：点击文献题名，细览区可显示文摘，对非正式用户，题录和文摘的检索均为免费。正式用户若需全文，要点击文摘中题名后面的"下载"或者"文献传递"，即可下载全文。

2.复合检索

任意字段情况下在检索式输入框内输入复合逻辑检索式的检索方法。复合检索式用" * "表示逻辑与，"＋"表示逻辑或，"－"示逻辑非，"()"表示优先检索。在各个检索词前须用字段代号加"＝"。例如输入"(K＝肝移植＋K＝肝移植术＋K＝肝脏移植)*F＝郑树"，和前述二次检索结果一样(图 3-2-11)。

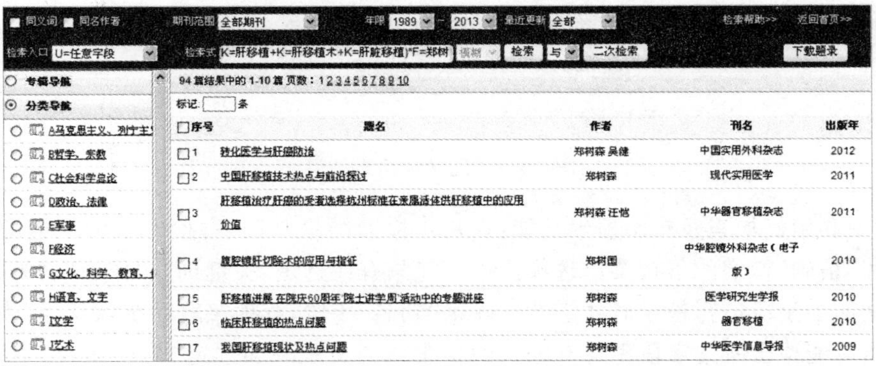

图 3-2-11　复合检索式的检索结果

3.导航检索

导航检索的入口位于传统检索界面的左侧(图 3-2-8)。导航检索分"专辑导航"、"分类导航"和"期刊导航"三种检索方式。

(1)分类导航：是指在导航区按《中图法》分为 21 大类的检索树格式逐级展开所进行的检索。在各类名前有带箭头的书形图标和圆形单选框。点击类名，其下会列出该类的下级类目。无箭头的白色书页形图标表示末级类目，点击末级类名链接，如"消化系肿瘤"，系统会在概览区列出该类的全部文献的题录。若所列该类文献很多,还可在字段检索区选择和输入限制条件,进行二次检索。点击题名链接,即可在细览区显示题录的文摘。

(2)期刊导航:指通过期刊搜查、按字顺查和按期刊学科分类导航三种方式所进行的检索。其检索入口位于导航区的"期刊导航"键。详见本节"(六)期刊导航"。

(3)专辑导航:通过八大专辑进入二级类目,显示该类文献题录的一种检索方式。专辑导航的最高类目分为:社会科学、经济管理、教育科学、图书情报、自然科学、农业科学、医药卫生、工程技术八大专辑。在医药卫生专辑下分预防医学/卫生学、中国医学、基础医学、临床医学、内科学、外科学、妇产科学、儿科学、肿瘤学等 17 类二级类目。点击任一类目,即显示该类的题录。可通过字段检索区缩小检索范围,进一步检索的方法与分类导航检索方法相同。

(四)分类检索

在分类检索窗口通过按《中图法》的分类号、类名进行的检索。维普网站主页不存在专门的分类检索界面,而是在高级检索中限定"分类号"字段时,可查看分类表进行辅助检索。

在《中刊库》镜像版,可在首页界面,或在传统检索首页界面左边导航区窗口下端,点击"分类检索",即进入分类检索页面(图 3-2-12)。

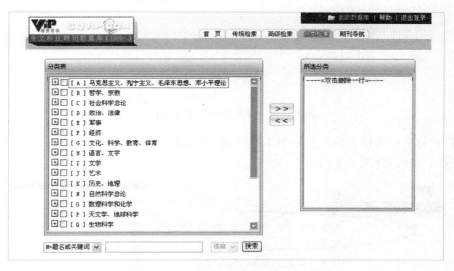

图 3-2-12 《中刊库》镜像版分类检索页面

在分类检索页面中有字段搜索、分类表和所选分类三个窗口。分类表窗口列出按《中图法》分为马克思主义列宁主义毛泽东思想邓小平理论、哲学宗教、社会科学总论、政治法律、经济、生物科学、医药卫生、综合性图书等 22 大类的类号和类名。点击其中任何一个类名,即在其下显示二级类目。依此类推,逐级展开。

使用方法:

(1)类目左边的"+"号表示有尚未打开的下级类目。点击"+"或类名,即可打开该类,"+"号变为"—"号,并列出下一级的类目,圆点"·"表示为末级类目,见图 3-2-13。点击"—",即可关闭下级类目。

(2)在类号左边的多选框中点击打勾,表示选中拟检的类目,并点击添加按钮 ,使所选类目进入"所选分类"窗口(图 3-2-13)。点击"搜索"按钮,即可检出所选类目的全部文献题录。若要删除"所选分类"窗内的某类,先选中拟删类名再点击删除按钮,或者双击类名即可删去该类名。可结合页面下方的字段检索窗口选择字段和输入检索词进行检索。

例4:检索十二指肠肿瘤、大肠肿瘤和小肠肿瘤药物治疗的相关文献。

检索步骤(图3-2-13):

①选择分类十二指肠肿瘤、大肠肿瘤和小肠肿瘤。

②选择字段"题名或关键词",输入检索词"药物治疗",点击"搜索"按钮,返回到检索结果界面(图3-2-14)。

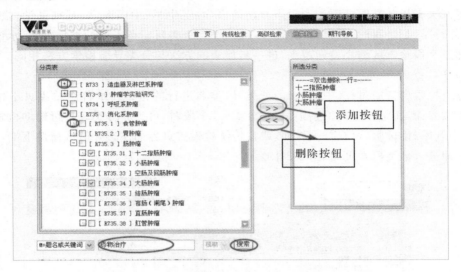

图3-2-13 分类表和所选分类界面

(3)若对分类检索检出的初步结果不够满意,还可通过检索结果页面上方的字段检索和条件限制进行二次检索(图3-2-14)。

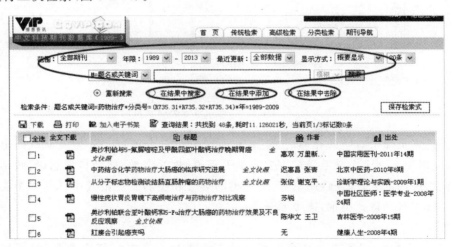

图3-2-14 分类检索的检索结果和二次检索界面

(五)高级检索

高级检索指在已设定的高级检索窗口中运用逻辑组配关系,查找同时满足多个检索条件的数据,在一个检索界面上一次性实现本应多次检索的结果。高级检索提供了两种方式供读者选择使用:向导式检索和直接输入检索式检索。

点击维普专业检索界面"高级检索"键(图 3-2-5),或传统检索界面左边导航窗口下端的"高级检索"键,进入高级检索窗口界面。

1. 向导式检索

向导式检索为读者提供分栏式检索词输入方法。可选择逻辑运算、检索项、匹配度外,还可以进行相应字段扩展信息的限定,最大程度地提高了"检准率"。点击"清除"重新设置条件。

检索规则:

(1)检索执行的优先顺序:向导式检索的检索操作严格按照由上到下的顺序进行,用户在检索时可根据检索需求进行检索字段的选择。如要检索有关大学生信息素养和大学生检索能力两方面的相关文献,用图 3-2-15 进行检索是错误的,应该用图 3-2-16 或者 3-2-17 进行检索。

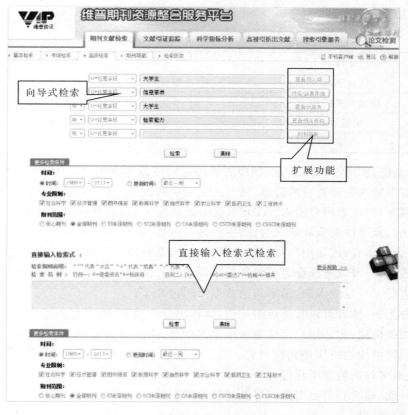

图 3-2-15　((U=大学生 * U=信息素养)+U=大学生) * U=检索能力

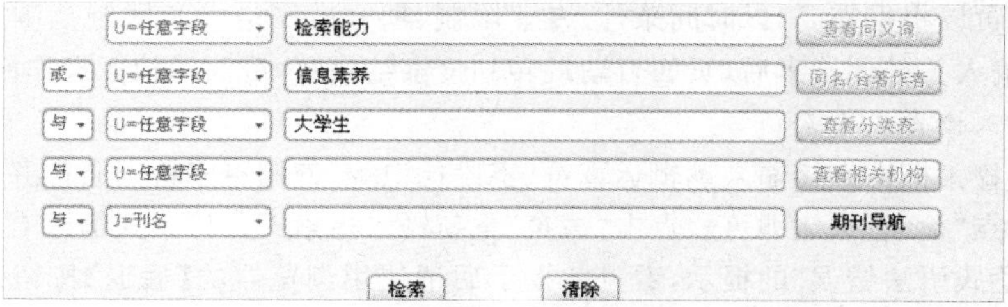

图 3-2-16　(U=信息素养+U=检索能力) * U=大学生

(2)逻辑关系:" * "代表"并且、与、and"," + "代表"或者、or"," - "代表"不包含、非、not"。

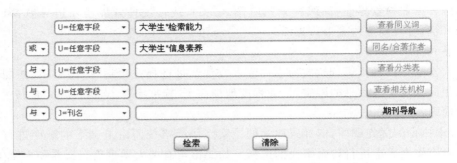

图 3-2-17　U＝(大学生 * 信息素养)＋U＝(大学生 * 检索能力)

(3)关于检索字段的代码:见表 3-2-1。

表 3-2-1　检索字段代码对照表

代码	字段	代码	字段	代码	字段
U	任意字段	Z	作者简介	S	机构
M	题名或关键词	I	基金资助	J	刊名
K	关键词	C	分类号	F	第一作者
A	作者	R	文摘	T	题名

(4)扩展功能:如图 3-2-15 所示,图中所有按钮均可以实现相对应的功能。读者只需要在前面的输入框中输入需要查看的信息,再点击相对应的按钮,即可得到系统给出的提示信息。

①查看同义词:比如用户输入"AIDS",点击查看同义词,既可检索出土豆的同义词:aids、艾滋病、爱滋病、获得性免疫缺陷综合征,用户可以全选,以扩大搜索范围。

②同名/合著作者:比如用户可以输入张三,点击查看同名作者,既可以列表形式显示不同单位同名作者,用户可以选择作者单位来限制同名作者范围。为了保证检索操作的正常进行,系统对该项进行了一定的限制:最多勾选数据不超过 5 个。

③查看分类表:读者可以直接点击按钮,会弹出分类表页,操作方法同分类检索。

④查看相关机构:比如用户可以输入中华医学会,点击查看相关机构,即可显示以中华医学会为主办(管)机构的所属期刊社列表。为了保证检索操作的正常进行,系统对该项进行了一定的限制:最多勾选数据不超过 5 个。

⑤期刊导航:输入刊名点击期刊导航按钮,可链接到期刊检索结果页面,查找相关的期刊并查看期刊详细信息。

(5)更多检索条件:使用"更多检索条件",以进一步的减小搜索范围,获得更符合需求的检索结果。读者可以根据需要,以时间条件、专业限制、期刊范围进一步限制范围。读者在选定限制分类,并输入关键词检索后,页面自动跳转到搜索结果页,后面的检索操作同简单搜索页。

2. 直接输入检索式检索

读者可在检索框中直接输入逻辑运算符、字段标识等,使用更多检索条件并对相关检索条件进行限制后点"检索"按钮即可。点击"清楚"重新输入检索式。检索式输入有错时检索后会返回"查询表达式语法错误"的提示,看见此提示后请使用浏览器的【后退】按钮返回检索界面重新输入正确的检索表达式。

检索规则:

(1)关于逻辑运算符:同向导式检索。

（2）关于检索代码：同表 3-2-1。

（3）关于检索优先级：无括号时从左到右执行，有括号时先括号内后括号外。括号（）不能作为检索词进行检索。

（4）更多检索条件：同"向导式检索"。

（5）范例：检索发表在胃肠病学杂志上关于阿司匹林引起的消化性溃疡的文章，检索式为 M＝（（消化性溃疡＋胃溃疡＋十二指肠溃疡）＊（阿司匹林＋乙酰水杨酸））＊J＝胃肠病学。

（六）期刊导航

点击专业版首页界面"期刊导航"或传统检索界面左边导航窗口下端的"期刊导航"链接，进入期刊导航检索主页（图 3-2-18）。期刊导航检索有：期刊搜索、按字顺查和按期刊分类导航三种方式。

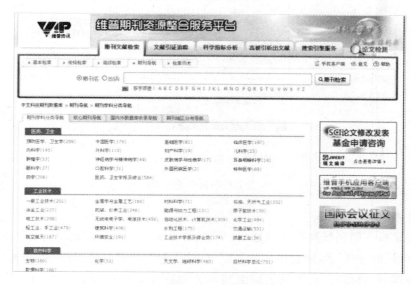

图 3-2-18　期刊导航检索窗口首页

1. 期刊搜索

即刊名查询，指在刊名输入框内输入期刊名称或 ISSN 号（国际标准连续出版物号码）来查找该刊文献所进行的检索，默认是刊名。例如按刊名检索"中华眼科杂志"，点击"期刊检索"按钮，可获该刊简单信息，如刊名、刊期、ISSN、CN 和核心期刊标志，同时可以查看期刊评价报告（图 3-2-19）。

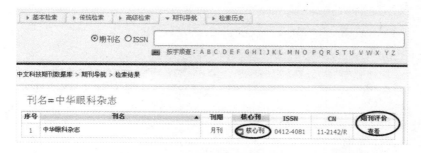

图 3-2-19　刊名检索结果界面

点击刊名，进入该刊的详细信息页面，页面下方显示该刊最新收录的那一期的目录。在该页面,可"在本刊中检索"框中输入检索词查该刊某方面的文献,也可浏览具体卷期内容,如图3-2-20所示。

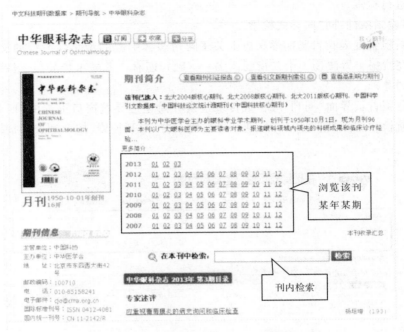

图 3-2-20　《中华眼科杂志》的详细信息

2.按字顺查

按字顺查是指在期刊导航窗口通过期刊刊名拼音字顺首字母查找期刊文献的检索。单击刊名字顺首字母,例如 Y 字,即会显示刊名以 Y 字开头的刊名列表,显示出刊名、ISSN 号、国内刊号和核心期刊的标志。点击刊名即会显示类似图 3-2-20 的界面。可输入检索词或点击期号做进一步检索。

3.期刊分类导航检索

期刊分类导航检索分为核心期刊导航、期刊学科分类导航、国内外数据库收录导航、期刊地区分布导航。

(1)核心期刊导航:结合学科分类,查看学科的核心期刊。如在核心期刊导航界面选择"眼科学",即列出该类全部核心期刊,按字顺排序(图 3-2-21)。

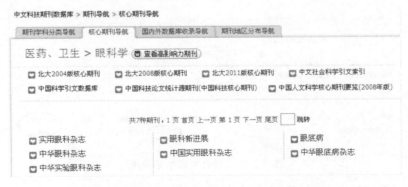

图 3-2-21　眼科学核心期刊导航

　　（2）期刊学科分类导航：按《中图法》将所有期刊分为马克思主义列宁主义毛泽东思想邓小平理论、哲学宗教、社会科学总论、政治法律、经济、生物科学、医药卫生等21个大类。医药卫生类下又分为学报及综合类、预防医学卫生学、中国医学、基础医学、临床医学、内科学、外科学、妇产科学、儿科学、肿瘤学、眼科学、药学等18个二级类目。点击二级类目类名，如"眼科学"，即会列出该类全部刊名，按字顺排序（图3-2-22）。

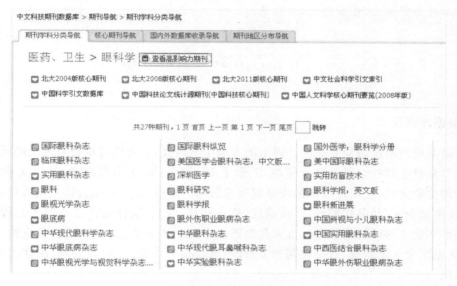

图 3-2-22　学科分类导航——眼科学

　　（3）国内外数据库收录导航：可以查询期刊被国内外知名数据库收录的最新情况，例如SCI、EI、CSCD等数据库，刊名按字顺排序。
　　（4）期刊地区分布导航：可以按地区浏览期刊。如点击"上海"，可显示上海的全部期刊，也可只显示该地区的核心期刊。

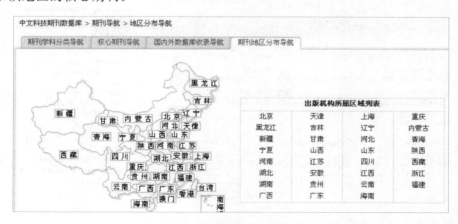

图 3-2-23　期刊地区分布导航窗口

（七）检索历史
　　检索历史系统对用户检索历史做自动保存，点击保存的检索式进行该检索式的重新检索，也可进行"与、或、非"逻辑组配。

练习题

1.检索白求恩医科大学学报中的有关电离辐射方面的文献。

2.检索眼纤维膜溃疡治疗方面的文献。

3.检索尿路结石的内窥镜治疗文献的文献。

4.检索高国兰撰写的有关卵巢癌的论文。

5.检索有关艾滋病(包含同义词)监测的文献。

第三节　万方数据资源系统

一、数据库概况

　　万方数据资源系统是建立在因特网上的大型中文科技、商务信息平台及庞大的数据库群，内容涉及自然科学和社会科学各个领域，汇聚了 12 大类 100 多个数据库，2300 万数据资源，提供多种的检索方式，让用户能快捷查询到所需资料。目前，万方数据资源系统提供学位论文全文、会议论文全文、数字化期刊、科技信息、商务信息、专利、法律法规全文等七大板块，并通过统一平台实现了跨库检索服务。万方数据资源系统主要分为七大子系统：学位论文全文子系统、会议论文全文子系统、数字化期刊子系统、科技信息子系统、中外专利、法律法规和商务信息子系统。

　　"万方数据资源系统"(http://www.wanfangdata.com.cn)主页如图 3-3-1 所示。

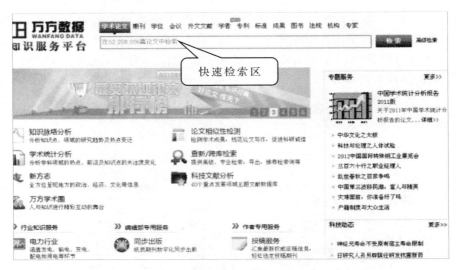

图 3-3-1　万方数据资源系统主页

（一）学位论文全文子系统

　　该系统资源由国家法定学位论文收藏机构——中国科技信息研究所提供，并委托万方数据加工建库。学位论文是全文资源，收录自 1980 年以来我国自然科学领域各高等院校、研究生院以及研究所的硕士、博士以及博士后论文共计约 150 万余篇。其中"211"高校论文收录量占总量的 70% 以上，每年增加约 30 万篇。内容涵盖自然科学、数理化、天文、地球、生物、医药、卫生、工业技术、航空、环境、社会科学、人文地理等各学科领域,充分展示了中国研究生教育的庞大阵容。

（二）会议论文子系统

该系统的数据库是国内收集学科最全面、数量最多的会议论文数据库,属国家重点数据库。会议论文是全文资源,收录了由中国科技信息研究所提供的,1985 年至今世界主要学会和协会主办的会议论文,以一级以上学会和协会主办的高质量会议论文为主。每年涉及近3000 个重要的学术会议,总计 130 万余篇,每年增加约 20 万篇,每月更新。

（三）科技信息子系统

中国唯一完整科技信息群。它汇集科研机构、科技成果、科技名人、中外标准、政策法规等近百种数据库资源,信息总量达上千万条,每年数据更新几十万条以上,为广大教学科研单位、图书情报机构及企业研发部门提供最丰富、最权威的科技信息。

（四）商务信息子系统

《中国企业、公司及产品数据库（CECDB）》是其主要数据库,至今已收录 96 个行业 20 万家企业的详尽信息,成为中国最具权威性的企业综合信息库。目前,CECDB 的用户已经遍及北美、西欧、东南亚等 50 多个国家与地区,主要客户类型包括:公司企业、信息机构、驻华商社、大学图书馆等。

（五）数字化期刊子系统

集纳了理、工、农、医、哲学、人文、社会科学、经济管理和科教文艺等 8 大类的 100 多个类目 5000 多种以中国数字化期刊为基础,整合了中国科技论文与引文数据库及其他相关数据库中的期刊条目部分内容,基本包括了我国文献计量单位中科技类核心源刊和社科类统计源期刊。是建设核心期刊测评和论文统计分析的数据源基础。从 2001 年开始数字化期刊,广泛收集我国科技统计源期刊和重要核心类期刊,成为中国网上期刊三大门户之一。

（六）中外专利

收录了国内外的发明、实用新型及外观设计等专利 3000 余万项,其中中国专利 600 万余项,外国专利 2400 万余项。内容涉及自然科学各个学科领域,每年增加约 25 万条,中国专利每两周更新一次,国外专利每季度更新一次。

（七）中国法律法规全文子系统

收录了自 1949 年新中国成立以来全国人大、国务院行政部门、最高人民法院和最高人民检察院等单位颁布的法律法规、司法解释等,同时还收录了国家各部门规章、各地地方性法规和地方政府部门规章,以及我国参加的国际条约和公约等。

二、数据库检索

主要介绍新版万方数据知识服务平台。

（一）快速检索

万方数据资源系统的快速检索是一个跨库检索平台,系统默认为"学术论文"模式,数据来源包括期刊论文、学位论文、会议论文等,若只想检索某个数据库,点击检索框上方的数据库名称即可,如"期刊"、"学位"、"会议"和标准等。

例 1:检索有关冠状动脉支架的文献。

检索步骤:

（1）数据库选择"学术论文"这一默认跨库检索模式;

（2）检索区输入"冠状动脉"，系统返回检索结果 90767 篇（图 3-3-2）；

（3）在二次检索区的"关键词"字段输入"支架"，点击"在结果中搜索"系统返回检索结果 4805 篇；

（4）检索结果按照学科、论文类型、发表时间、期刊等多种方式进行分类，用户可以根据自己的需要从不同的分类中获取相关文献。

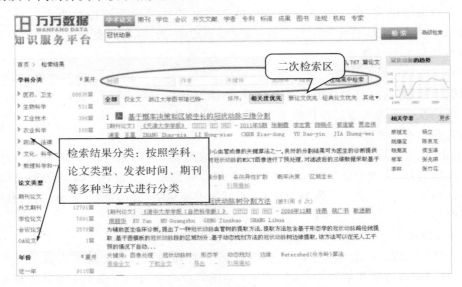

图 3-3-2　快速检索结果页

（5）点击论文题目可进入论文摘要页面，浏览该文的摘要、参考文献、相似文献，同时在页面的右侧提供了与该文相关的检索词、相关专家和相关机构可以进一步扩展检索。

（6）当你找到所需要的文献以后点击"查看全文"或者"下载全文"可获取全文信息。

注 1：单位支付的用户（在单位 IP 地址范围内登录或通过单位统一账号登录的用户），下载或查看全文不需支付需用。个人支付用户需通过个人账号登录从个人账户中扣除相关费用，临时用户也可通过手机支付需用的形式获取全文。

注 2：万方数据资源系统目前为个人注册用户提供中文期刊和学位论文引用通知服务。

● 什么是引用通知？

引用通知是一款新的信息服务，当您所订阅的论文被其他论文引用时，您将得到即时通知。万方数据提供引证文献以及指定论文的引用通知两种服务。此处提供的是第二种服务。这种服务的独到之处在于可以指定一组文献，了解它们被引用的情况以及引用变更的情况。及时了解指定论文的权威性、受欢迎程度。目前该服务仅面向个人注册用户，请先注册个人账户使用。

● 如何添加指定论文到引用通知？

方法 1：在论文检索结果列表上勾选一组论文，点击"添加到引用通知"按钮；

方法 2：在论文详细信息页面点击"添加到引用通知"，逐个添加。

● 如何订阅引用通知？

方法 1：登录万方数据知识服务平台。

方法 2：邮件通知。当您指定论文引用情况变更时，向您所设置的邮箱发送邮件。

方法 3：将该组文献的引用通知设置为 RSS 订阅。您可以根据需要选择一种或者多种方式获得指定论文引用情况变更的通知。

● 如何取消引用通知？

您可以删除所有指定的论文，系统便认定该用户取消引用通知功能。用户再次添加新的论文，系统便认定用户启动引用通知功能。

（二）高级检索

高级检索通过标题、作者、文献来源、关键词、摘要、发表时间、文献类型、被引次数和有无全文等途径对检索结果进行精确限定，使检索结果更加符合需要。

例 2：检索邢美园 1995—2009 年间发表的文献。

检索步骤：

（1）创作者字段输入"邢美园"；

（2）发表、出版日期输入：1995—2009；

（3）点击"检索"按钮，系统返回 21 篇相关文献（图 3-3-3）。

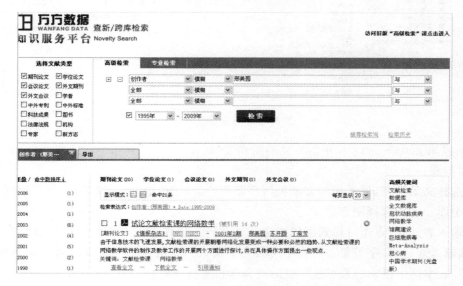

图 3-3-3　高级检索的检索结果页面

（4）导出题录信息：在检索结果页面选中要导出的题录后，点击"导出"进入导出界面，选择导出格式后即可获得题录信息（图 3-3-4）。

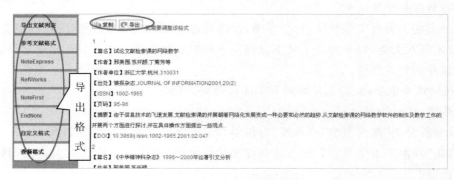

图 3-3-4　高级检索导出界面

（三）专业检索

通过输入检索表达式进行检索。点击专业检索界面表达式输入框右侧的"可检索字段"会弹出可检字段，如图 3-3-5 所示。该检索方式能够满足用户较为复杂的检索需求。

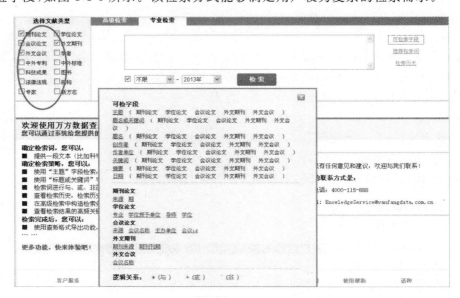

图 3-3-5　专业检索界面

例 3: 检索 2008—2012 年崔雷发表的期刊文献。

检索步骤：

（1）选择文献类型：供选择的文献类型有期刊论文、学位论文、会议论文、外文期刊、外文会议等 14 个库。本例选择期刊论文。

（2）输入表达式：点击可检索字段构造表达式——创作者：(崔雷)＊日期：(2008—2012)，也可直接输入表达式，字符要在英文半角状态下输入。点击"检索"系统返回 106 条相关文献（图 3-3-6）。本例中检索结果可按发表时间和学科进行查看。

（四）学术期刊

学术期刊页面可通过学科分类浏览、地区分布浏览和期刊首字母浏览三种方式浏览收录的中外文期刊，也可通过关键词进行论文检索和刊名检索（图 3-3-7）。

1. 期刊的学科分类浏览

学科分类的大类有哲学政法、社会科学、经济财政、教科文艺、基础科学、医药卫生、农业科学、工业技术等八大类，每个大类下又下分相应学科的二级类目。用户只要根据学科方向一层层点击就能找到相应期刊。

例 4:《局解手术学杂志》上发表的有关体外循环方面的文献。

检索步骤：

（1）从学科分类"医药卫生"栏选择"外科学"，进入外科学相关期刊列表页。

（2）点击"局解手术学杂志"，进入该刊详细信息页面，也可直接输入刊名点击"刊名检索"进入该页面（图 3-3-8）。

在期刊详细信息页面可：

①浏览期刊论文：在页面左边选择期刊年卷期，即可对该期整本阅读；

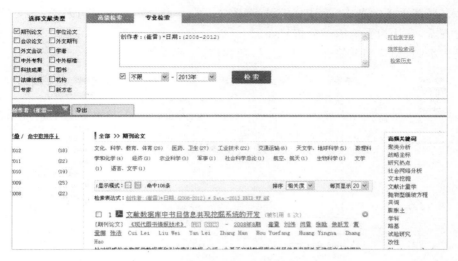

图 3-3-6　专业检索的检索结果

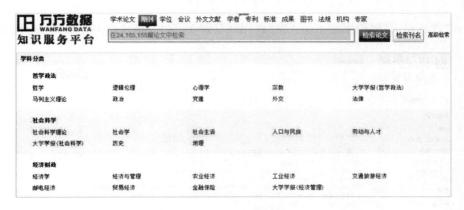

图 3-3-7　学术期刊检索首页

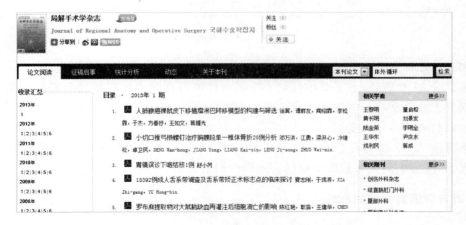

图 3-3-8　《局解手术学杂志》详细信息页面

②浏览期刊征稿启事;

③统计分析:浏览当前刊的影响因子、发文量、总被引频次。如点击图 3-3-8 中"统计分

析"即进入《局解手术学杂志》统计分析界面(图 3-3-9)。可分别点击影响因子、发文量、总被引频次进行查看,默认为影响因子分析界面。

④关于本刊:浏览期刊简介、主要栏目、期刊信息、获奖情况等。

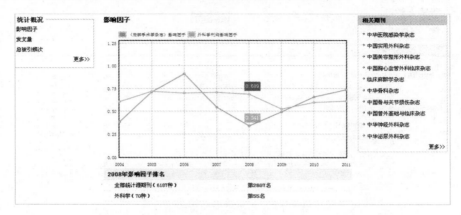

图 3-3-9　《局解手术学杂志》统计分析界面——影响因子

(3)在"本刊论文"的检索框中输入"体外循环"(图 3-3-8)。得到相关文献 41 篇(图 3-3-10)。

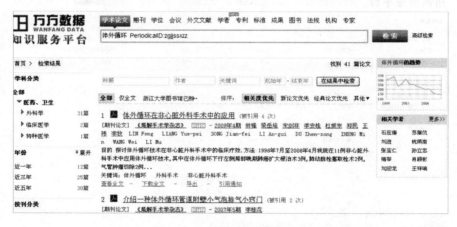

图 3-3-10　刊内检索结果页面

2. 期刊的地区分类浏览

地区共分 31 个省市,点击其中任何一个省市即可得到该地区出版社所发行的期刊列表,通过期刊列表获取文献的方法同学科分类。

3. 按期刊的首字母浏览

首字母按 A—Z 排列共 26 个,点击其中任何一个字母即可得到刊名首字母为该字母的所有期刊列表,通过期刊列表获取文献的方法同学科分类。

三、万方数据其他相关产品

(一)中华医学会数字化期刊(http://cma.wanfangdata.com.cn)

2008 年 2 月,中华医学会与北京万方数据股份有限公司就数字出版领域的长期合作达成战略共识,签署了中华医学会系列杂志数据库独家合作协议。万方数据中华医学会数字化期刊收录了中华医学会主办且享有版权的 115 种医学期刊,检索服务系统采用专业化的词表导引功能,资源加工采用全面应用中文版 MeSH 词表,满足了用户浏览与检索的专业需求。

数字化期刊首页包含文献导航、快速检索和期刊导航三大部分内容。

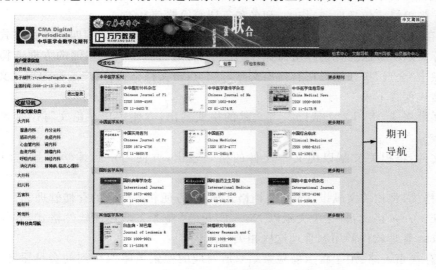

图 3-3-11 中华医学会数字化期刊首页

1. 快速检索

系统从数据库全部字段检索关键词(可以是一个词也可以是多个词)的一种快速检索方式。在此处输入检索词以后,系统默认在所有的检索项里进行模糊检索。此时默认的期刊范围是全部期刊,默认年限是 1998—2008 年。当输入两个及以上检索词时,检索词之间以空格间隔,各检索词为逻辑'与'的关系。

例 5:检索"有关乳腺癌方面的相关文献"。

检索步骤:

(1)在快速检索框输入"乳腺癌",点击检索。

(2)系统返回检索结果 5498 篇(图 3-3-12)。结果显示格式有详细格式和简单格式两种,默认为详细格式。在检索结果界面可保存题录信息、查看全文、查看相似文献,在页面左侧可按学科分类、期刊分类、出版日期分类浏览检索结果。如对结果不满意,可在结果中进行二次检索。

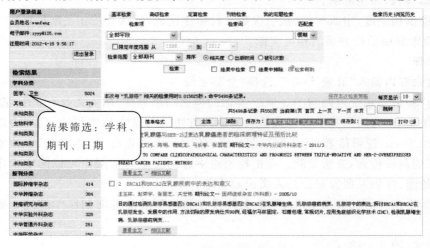

图 3-3-12 快速检索结果页面

检索结果注释：

(1)显示格式：系统默认的格式为"详细格式"，内容包含题名、作者、摘要、全文链接和相似文献链接。简单格式包括标题、作者、刊名和年期等简略信息。

(2)保存：提供参考文献格式、文本文件、XML 和 Note Express 等四种文档格式保存检索结果。保存文献的方法为先选择所需保存的文献，可通过点击文献左侧的方框选择某篇相关文献也可点击"全选"按钮选择所有检出文献，然后点击文档格式，用户选择的相关文献就会以某种文档格式保存下来。

参考文献格式：将相关文献以参考文献的格式输出，方便用户在论文写作时参考文献的著录。

文本文件：将相关文献以纯文本文件的格式输出，方便用户后续学习和应用这些相关文献。

XML 格式：将相关文献以 XML 文档格式输出，方便相关文献的存储管理。

Note Express 格式：将相关文献以 Note Express 参考文献管理软件格式，方便用户通过 Note Express 管理软件调用和管理这些相关文献。

(3)保存检索策略：用于将当前检索结果所对应的检索策略保存到的会员服务中心"我的定题检索"栏，可以定制和跟踪某一课题的最新文献。

2.检索中心

检索中心提供基本检索、高级检索、定篇检索、刊物检索和我的定题检索等五种检索途径，用户可根据掌握信息多少、特征来选择合适的检索途径检索相关文献。

(1)基本检索：提供一个检索项的检索方式，用户可在检索框内输入一个或多个关键词。

检索项的选择：点击检索项的下拉框，我们可以看到系统为我们设置的中文主题词、英文主题词、文献标题、关键词、分类号、摘要、第一作者、作者、作者单位、基金/资助名称、刊名、ISSN 号、CN 号、期等不同检索项，可以根据自己的检索需求，在此处进行选择。默认为全部字段。

匹配度的选择：提供精确匹配和模糊匹配两种匹配选择。

年限的选择：期刊的年限范围选择 1998—2008，默认为 1998—2008

检索范围：共分为全部期刊、核心期刊、MEDLINE 收录、SCI 收录、CA 收录、有基金/资助文献等范围。默认为全部期刊。

排序：提供相关度、出版时间、被引次数三种排序选项，默认为按相关度排序。

例 6：检索肝癌治疗方面的相关文献。

检索步骤

①在检索框内输入"肝癌 治疗"，选择"全部字段"；

②点击"检索"，系统返回与图 3-3-12 类似的检索结果界面，相关文献有 3518 篇。

(2)高级检索：为用户提供分栏式检索词输入方法。与基本检索相比，用户可以使用更复杂的布尔(Boolean)逻辑检索，特征词限制检索，较大程度地提高了"检准率"。检索方法参见其他数据库的高级检索，方法类同。点击检索栏下方的文献特征限定可以限定检出文献的文献类型、年龄组、性别及研究对象是人类或动物等。

例 7：检索 1999—2008 年以来，斯崇文教授在非乙型肝炎方面的医学综述。要求按照相关度排序。

检索步骤(图 3-3-13)：

①选择检索字段：检索项"作者"和"关键词"分别输入"斯崇文"、"乙型肝炎"，逻辑关系为"非"；

②限定年度范围：1999—2008；

③文献特征限定：选择文献类型"综述"，点击"检索"即可。

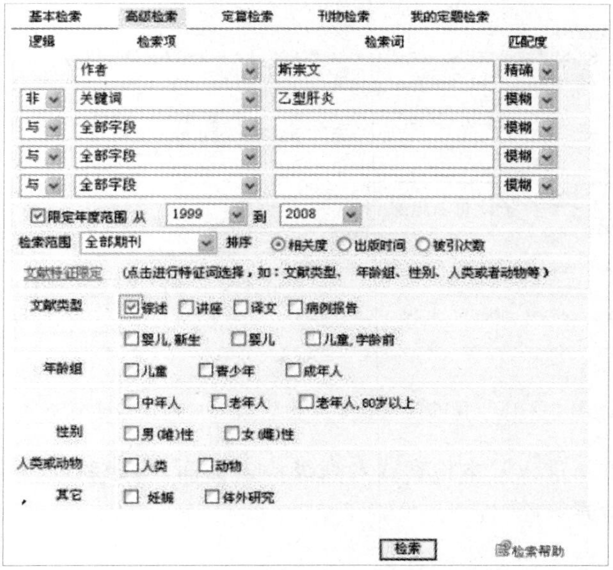

图 3-3-13　高级检索页面

（3）定篇检索：用于检索某篇特定文献，检索项有标题、作者、刊名、出版年/期等，各检索项之间是逻辑'与'的关系。

（4）刊物检索：通过关键词检索的方式查找相应的期刊。检索字段有中文刊名、英文刊名、ISSN、CN、编辑部所在地等。

（5）我的定题检索：通过构建检索式，可定制和跟踪某一课题的最新文献。构建检索式的方式有直接构建、检索历史页构建和检索页面构建三种方式。

直接构建：直接输入检索式进行保存。点击"……"出来字段"论文标题 关键字 摘要 作者 刊名"和逻辑符" and or not（ ）"。点击选择相应的字段和逻辑符。在检索式里出现的字段后的'　'内输入对应的检索词，保存检索策略即可。定题跟踪郑树森院士发表的有关肝细胞癌的文献，可如图 3-3-14 输入检索式。

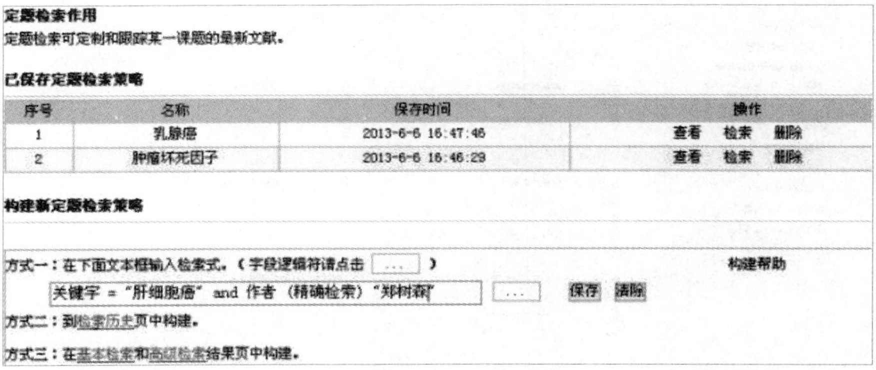

图 3-3-14　我的定题检索－直接构建检索式页面

　　检索历史页构建:到检索历史页面,选取曾使用过的某个检索表达式,保存为定题检索。或者,选取某几个检索表达式重新用逻辑运算符组合成更恰当的检索策略执行检索或者直接保存该检索策略。此处'('')'用于逻辑优先运算,'()'中的检索式优先运算。如图 3-3-15 所示。

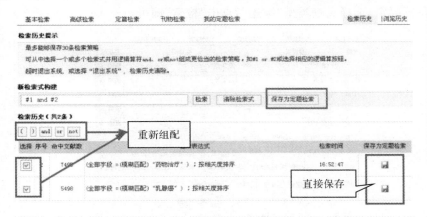

图 3-3-15　我的定题检索-检索历史页构建检索式页面

　　检索页面构建:重新进入基本检索或者高级检索页面,构建新的检索策略进行检索,在结果页点击'保存本次检索策略'即可。

　　3. 文献导航

　　数字化期刊系统提供科室文献分类、学科文献分类和主题导航三种导航方式检索文献。

　　(1)科室文献分类:将文献按大内科、大外科、妇儿科、五官科、医技科和其他科等六个大类,再在大类下进行科室的细分。这种划分方式比较符合医院内科室的命名习惯,适合临床医学人员查找文献。

　　(2)学科文献分类:同万方数据资源系统的学科文献分类方法。

　　(3)主题导航:文献按主题分类方式排列,主题共有解剖、有机体、疾病、化学品和药物……地理位置等 15 个大类,每个大类下分若干个二三次类目,每个主题类目对应的文献会同时在页面进行显示。该主题类目使用了 MeSH 词表,但和 CBM 的主题词表相比还是有一定差距。

　　4. 期刊导航

　　期刊导航提供学科分类导航、期刊系列导航、刊名首字母导航、国内评价收录导航、国外数据库收录导航和编辑部所在地导航等六种导航方式检索文献,也可按照刊名直接检索(图 3-3-16)。

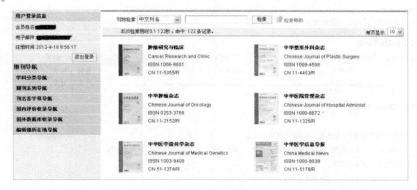

图 3-3-16　期刊导航页面

学科分类导航和刊名首字母导航同万方数据资源系统期刊导航的相关导航。

（1）期刊系统导航：按照中华系列、中国系列、国际系列和其他等四个系列划分期刊。

（2）国内评价收录导航：按照中国科技论文统计源期刊和中文核心期刊两种统计源划分期刊。

（3）国外数据库收录导航：按照被 MEDLINE、SCI 和 CA 收录情况提供期刊列表。

（4）编辑部所在地导航：按照编辑部所在地来划分期刊，通过所在地来查找该地区编辑部出版的期刊。

（二）万方医学网（http://med.wanfangdata.com.cn）

万方医学网是万方数据联合国内医学权威机构、医学期刊编辑部、医学专家，采用先进的信息技术，对各类信息进行专业有效整合，面向广大医院、医学院校、科研机构、药械企业及医疗卫生从业人员的医学信息整合服务平台。

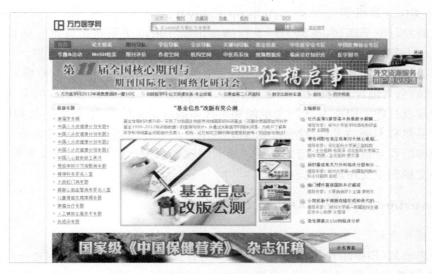

图 3-3-17　万方医学网主页

万方医学网拥有 220 多种中文独家医学期刊全文、1000 多种中文医学期刊全文、4100 多种国外医学期刊文摘（全文以电子邮件原文传递方式获得，核心期刊全部收齐）。该网是医生获得中华医学会 115 种医学学术期刊、中国医师协会等的众多高品质期刊电子版全文的唯一途径。

该网站有论文检索（中文检索、外文检索、中外检索和 MESH 检索）、期刊检索、作者空者（作者检索）、期刊空间（期刊检索）、基金信息（基金检索）、医学会专区和医师协会专区等 7 种检索途径，从各个角度揭示网站收录的相关文献信息，查找非常方便。

练习题

1. 检索 2006—2008 年发表的有关哇塞米治疗心力衰竭文献的文献。

2. 检索《中华检验医学杂志》2011 年影响因子。

3. 查找南方医院侯金林教授 2005 年以来发表的乙肝病毒方面的文献。

4. 查找 β 受体阻滞剂治疗充血性心力衰竭方面文献。

第四节　外文期刊全文数据库

外文期刊是科研人员获取国外先进科技信息的重要途径之一。随着网络信息技术的不断发展,网络电子期刊也随之发展起来,电子期刊以其方便快捷、易检索、出版周期短、内容表现形式丰富、输出方式灵活多样等特点而越来越受到读者的青睐。

近年来,国内引进的外文全文库的数量激增,这些全文库一般通过两种方式为用户提供服务:一种是由商业性出版公司,直接将其出版的全文期刊向用户提供服务,如荷兰的 Elsevier Science 出版社、德国的 Springer、英国的 Blackwell 等;另外,还有一些学术团体也将其出版物上网发行,如美国化学学会(American Chemical Society)、英国皇家化学学会(Royal Society of Chemistry)、美国计算机学会(Association for Computing Machinery)等。第二种方式是通过数据库集成商发行电子期刊,他们为所发行的各出版社的电子期刊提供统一的检索平台,如 ProQuest、Ovid、EBSCOhost 等。目前,各种外文期刊全文库都是采用 IP 控制。

全文库提供全文文献的格式一般有 HTML 和 PDF 两种格式,这两种格式各有特点。HTML 格式的全文包含各种链接,可链接引文、图表、图像等信息,这种格式的全文通过 IE 浏览器即可阅读及打印。PDF 格式的文献能够再现印刷版全文的原貌,易于存盘和打印。

全文库虽然有不同的平台,检索界面也不尽相同,但提供的检索功能、检索方法基本类似,了解各数据库的收录情况、学科范围是更好地利用这些数据库的前提。本节主要介绍几个常用的医学外文期刊全文库的情况。

一、ElsevierDirect Online(SDOL) 全文电子期刊

(一)数据库介绍

荷兰爱思唯尔(Elsevier)集团是全球最重要的科技与医学文献出版机构之一,公司出版的期刊和图书,涵盖了医学、生命科学、自然科学、社会科学四个主要学科领域。旗下的著名子公司和品牌包括:Engineering Information(EI,工程信息)、Academic Press、Cell press、Science-Direct、The Lancet、Scopus 等。

Science Direct 系统是 Elsevier 公司的核心产品,自 1999 年开始向读者提供电子出版物全文的在线服务,是我国引进数据库中利用率较高的综合性数据库之一。该库收录的期刊多为世界公认的高品质学术期刊,并被许多著名的二次文献数据库(如 MEDLINE、SCI、EI、SS-CI 等)收录。至 2007 年 7 月,可以访问 1995 年以来 Elsevier 出版公司出版的以及其他出版商的 2500 余种同行评议期刊,6000 种电子图书,900 多万篇全文文献,拥有世界 1/4 的科技与医学领域经同行评审的电子版全文文献。其中收录生物医学相关期刊达 800 余种,包括 Health Science(健康科学)期刊 537 种,Neuroscience(神经科学)期刊 115 种,Pharmacology,Toxicology and Pharmaceutics(药理学、毒物学和制药学)期刊 82 种,Biochemistry,Genetics and Molecular Biology(生物学、遗传学和分子生物学)期刊 223 种。

(二)数据库主页

目前国内用户可直接通过 SDOL 访问该数据库资源,网址为 http://www.sciencedirect.com。该数据库主页为用户提供了相关检索功能的链接、个人账户的注册与登录、数据库相关说明信息、快速检索、期刊刊名字顺浏览与主题导航等功能。

（三）检索方法

查询 SDOL 数据库的期刊有浏览（Browse）和检索（Search）两种途径，其中检索包括快速检索（Quick search）、高级检索（Advanced Search）、专业检索（Expert Search）和期刊图书检索四种方式。对检索结果可以显示、标记、下载和打印。同时还向用户提供了个性化服务（My Alerts）和最新期刊目次报道服务（Alert）。

有关 Science Direct 系统的详细使用方法可参考网站 http://china1.elsevier.com/elsevierdnn/iframeinclude/tabid/557/Default.aspx，直接下载培训课件。

1. 浏览（Browse）

Science Direct 提供三种期刊浏览方式，即按刊名字顺浏览（Browse Alphabetically/Browse by tittle）、按学科分类浏览（Browse by Subject）和按喜好浏览（Browse by Favorites）。按喜好浏览仅限于注册用户使用，注册成功后，用户可以将关注的期刊添加到"My Favorite Journals"列表。

"Full-text"用以了解期刊全文获取情况。绿色图标代表用户能够获取期刊全文（Full-text available）；灰色图标代表用户仅能浏览期刊文摘（Abstract only），而无法获取全文。

找到所需期刊后，单击刊名链接，即可显示数据库收录该期刊的卷期列表，通过卷期链接打开当期目次，就可找到文献记录，获取文献摘要或全文。在这个界面，用户可以阅读与下载期刊、添加期刊到"Favorites"列表，设定新卷期提示等功能，同时还可在线投稿。

2. 快速检索

在"All fields"、"Author"、"Journal/Book title"、"Volume"、"Issue"、"Page"后的文本框中输入相应的检索词，点击"Search"，即可实现期刊文献的快速查找。几乎在所有页面顶部都有此检索途径。

3. 高级检索

单击导航栏上的"Search"按钮，即默认进入高级检索窗口。也可单击快速检索界面右上角的"Advanced Search"链接进入该界面。在高级检索界面中，用户可以对检索的资源范围、学科主题、资源类型、时间范围进行限定。限定完成后，输入检索词，并限定其所在字段，用逻辑运算符"AND"、"OR"、"NOT"链接起来，点击"Search"即可完成检索。高级检索最多仅能实现两个检索词的组配检索。

4. 专业检索

点击高级检索界面的"Expert Search"链接，即可进入专业检索界面。在此界面，同样可对检索资源范围、学科主题、资源类型我、时间范围进行限定，但与高级检索不同的是，专业检索需要用户自己利用布尔语言来构造检索式。

（1）表 3-4-1 列出了专业检索的基本检索字段。

（2）布尔逻辑运算符："AND"、"OR"、"AND NOT"分别表示"与"、"或"、"非"。

（3）通配符：① ＊：取代单词中的任意个（0，1，2，…）字母，如 transplant ＊ 可以检索到 transplant，transplanted，transplanting…；②?：取代单词中的 1 个字母，如 wom? n 可以检索到 woman，women。

（4）表 3-4-2 列出了专业检索的一些特殊检索技巧。

表 3-4-1　专业检索的基本检索字段

字段名(缩写)	字段名释义
All	全文
Title-Abstr-Key(tak)	题名－摘要－关键词
Abstract(abs)	摘要
Non-Eng-Abst	非英文摘要
Non-Eng-Title	非英文题名
Authors(aut)	作者
Authlastname	作者姓检索
Authfirst	作者名检索
Specific-Author(aus)	特定作者
Affiliation(aff)	作者单位
Pub-Date(pdt)	出版日期
	BEF or ＜:之前。如 Pub-Date＜20060512 或 Pub-Date BEF 20060512
	AFT or ＞:之后
	IS or ＝:等于
Keywords(key)	关键词
Specific-Authkey	作者关键词
Specific-Otherkey	非作者关键词
References(ref)	参考文献
Title(ttl)	标题
Srctitle(src)	期刊、图书、丛书、手册、参考工具书等的题名
Srctitleplus	期刊、图书、丛书、手册、参考工具书等的分册或卷题名
Article-TOC(sub)	论文或图书章节题名或副题名
Vol-Issue(vis)	连续出版物的卷期标识符
Pages(pag)	文献起止页码
Pagefirst	文献起始页码
Pagelast	文献结束页码
Doc-Head	文献标题或论文类型
Stereo-Chem-Abst	化合物详细信息,包括结构、名称及立方体化学信息
Speciss-Name	会议名称、特刊名称、丛书或手册卷题名
DOI	数字对你唯一标识符(注意格式并输入完整的 DOI)
ISSN	国际标准刊号
ISBN	国际标准书号

表 3-4-2　专业检索的特殊检索技巧

符号	使用说明
W/n	两词相隔不超过 n 个词，词序不定 quick w/3 response
PRE/n	两词相隔不超过 n 个词，词序一定 quick pre/2 response
""	宽松短语检索，标点符号、连字符、停用字等会被自动忽略"heart-attack"
{ }	精确短语检索，所有符号都将被作为检索词进行严格匹配{c＋＋}
( )	定义检测词顺序，例：(remote OR satellite) AND education

（四）检索结果

1.基本内容

检索结果页面显示检索结果的数量、所使用的检索词或检索式等信息。结果的显示包括题名、年卷期、页码、ISSN 号、全文链接等信息。检索结果可按相关度和时间进行排序。无论采取何种检索方式，检索结果所包含的内容都是基本相同。

2.检索结果管理

"Edit this Search"：编辑、修改检索式；"Save this Search"：保存检索式和检索结果；"Save as Search Alert"：设定电子邮件跟踪提示，当有新的文献出现时，系统以 E-mail 的方式自动提醒用户；"Search within Results"：在结果中检索。

用户可按照"Content Type"、"Journal/Book Title"、"Topic"、"Year"，对检索结果进行筛选。

3.检索结果处理

可对检索出的文献进行以下处理：

（1）"E-mail Articles"：将选中的文献发送至 E-mail 信箱。

（2）"Export Citations"：输出选中文献的引文或摘要。

（3）"Download multiple PDFs"：以 PDF 格式下载选中文献。

（4）"Open ALL Previews"：预览所有文献。

（5）点击各文献下方的 PDF 链接，可查看文献全文。点击 可保存全文。

（五）个性化服务

1.在线注册与登录

用户可以在线注册获得个人账户。登录个人账户后，Science Direct 主页与未登录有所不同：

（1）操作历史（Recent Actions）：系统自动记录用户最近的 100 次操作，包括进行的检索、浏览的期刊和文章等。

（2）快速链接（Quick Links）：可以根据需要添加和管理快速链接。

2.My Settings

点击导航栏上的"My Settings"，可以对有关信息进行编辑和修改。Add/Remove Alerts：可以添加或删除检索提示、主题提示、期刊提示和引文提示；Modify Personal Details and Preferences：修改账户设置和 E-mail 等等；Change Password：修改密码；ScienceDirect Electronic Holdings Reports：可了解订购的电子产品，如期刊、图书等的相关信息；Manage applications：管理应用界面。

二、SpringerLink 全文电子期刊

（一）数据库简介

德国施普林格（Springer-Verlag）是世界上著名的科技出版集团，以出版图书、期刊、工具书等学术性出版物而著名，2004 年底与 Kluwer Academic Pubishers 出版社合并成为 Springer Science＋Business Media，每年出版的期刊达 1450 种，新书 5000 余册。其出版物按学科划分为 13 类，分别是建筑和设计、行为科学、生物医学和生命科学、商业和经济、化学和材料科学、计算机科学、地球和环境科学、工程学、人文、社科和法律、数学和统计学、医学、物理和天文学、计算机职业技术与专业计算机应用。

目前，SpringerLink 正为全世界 600 家企业客户、超过 35000 个机构提供服务。SpringerLink 的服务范围涵盖各个研究领域，提供超过 1900 种同行评议的学术期刊以及不断扩展的电子参考工具书、电子图书、实验室指南、在线回溯数据库以及更多内容。有关 SpringerLink 的详细信息可参考网站 http://www.springer.com/？SGWID＝8-102-0-0-0。

（二）数据库主页

SpringerLink 新版平台适应各种移动终端、智能手机，网址为 http://link.springer.com/，当某用户在可识别的 IP 范围内登入时，该用户将自动识别为该机构的一部分。

SpringerLink 主页分为搜索、浏览和内容三个区域。在内容区域内会按颜色识别客户类别：橙色代表匿名用户，粉色代表可识别客户。如果匿名登录，"活动"（Activity）将显示为橙色，将获得所有最近期的下载列表；如果是可识别的用户登录，则显示为粉色，将会看到所在机构最近期的下载列表。在主页点击 会出现高级检索和检索帮助链接。

（三）数据库检索方法

SpringerLink 平台提供浏览和检索两种功能，检索包括简单检索和高级检索。

1. 浏览

在主页式方浏览区域可按学科和内容类型浏览，内容类型包括期刊文章、图书章节、参考文献、实验室指南，也可点击内容区域上方的"journals"、"books"、"series"、"protocols"、"reference works"按名称浏览。

按学科浏览：点击某个学科，您将会进入到该学科的新页面，如点击"Medicine"进入该学科浏览页面。在学科浏览页面，可输入框中输入检索词进行二次检索，在页面左边可根据需要按内容类型、分支学科、出版地、语种等对结果进行优化，点击"Date Published"可对出版时间进行限定检索。结果可按相关性、时间升序和降序进行排序。在默认情况下，将显示所有的搜索结果，如果只想看到权限范围内的搜索结果，取消黄色框上的勾选。在页码右上方，点击向下箭头 可以下载 CSV 格式文件。

按内容类型浏览：包括期刊文章、图书章节、参考文献、实验室指南。如点击"Article"进入期刊文章界面。在该界面也可进行二次检索及对结果进行优化。结果列出了文章类型、标题、摘要、作者、出版时间、出版物等相关信息，当出现有"下载 PDF"（Download PDF）功能标识时，表示 PDF 文件可以被保存，打印和标注；当出现"内容查看"（Look Inside）链接时，表示该文章只有预览功能。

按名称浏览：可直接点击"journals"、"books"、"series"、"protocols"、"reference works"进行浏览。如点击"journals"进入期刊浏览新界面，各刊名下方列出了 SpringerLink 收录该刊

的年份。点击刊名进入该刊主页,可查看当前刊的简介、具体卷期,也可在当前刊内进行关键词检索。在期刊主页下方有该刊的详细信息,有书目信息、额外链接(Additional Links)和主题。

在浏览该刊的文章时,点击文章标题,进入该篇文章的详细界面。该界面列出了文章标题、作者、来源出版物、出版时间、摘要等信息,页面下方还列出了相关文章及其链接、补充材料、参考文献及有关此文章的详细信息(如标题、作者、作者单位、ISSN、关键词等),通过"CrossRef"链接,大部分的参考文献可以链接到原始出处。点击"Export Citation"可以导出当前文章的参考文献,导出格式有 ProCite(RIS)、Reference Manager(RIS)、Ref Works(RIS)、EndNote(RIS)、PubMed(TXT)、Text only(TXT)、BibTeX(BIB)。

2. 简单检索

在主页搜索区域的输入框中输入检索词进行的检索。在输入检索词时会出现自动建议功能,如输入"cancer"在输入框下方自动出现 gastric cancer、marijuana and cancer、breast cancer...点击搜索按钮即可。

3. 高级检索

点击 ⚙,选择"Advanced Research"即进入高级检索界面。

(四)检索小技巧说明

(1)检索运算符:布尔逻辑运算符。

(2)系统中使用英文双引号" "作为词组检索算符,在检索时将英文双引号内的几个词当作一个词组来看待。例如:检索"system manager",只检索到 system manager 这个词组,检索不到 system self-control manager 这个短语。

(3)通配符 *:代表零个或若干个字符,可以检索到一个词根的所有形式。

如:在词尾加" * "表示检索后缀不同的同根词,如输入 comput * 则可以以 computer、compute、computation 等词作为检索词进行检索。

在词尾加上" * * ",则可表示一个词的所有形式,如输入 sink * * ,则 sink,sinking,sank,sunk 等词作为检索词进行检索。

(4)通想符?:将符号"?"放置在词中间,表示模糊检索。如:B? nard 表示命中 Benard。

(5)特殊符号:如果检索短语中包含标点符号或连词符等特殊符号,系统会将此特殊符号识别为空格,检索出包含标点符号、连词符和不包含标点符号、连词符的记录。

例如:检索式"television:talk show",既可以检索出包含 television talk-show 的记录,又可以检索出包含 television talk show 的记录。

(6)near、and、or、not,这四个词在系统中作为保留词不能参与检索;另外,非常常见的词如"the"、"is"等作为噪音词在检索时也被排除,不参与检索。

三、Wiley blackwell—Wiley Online Library 电子期刊全文库

(一)数据库简介

John Wiley & Sons Inc. 是有 200 年历史的国际知名专业出版机构,是全球第二大期刊出版商,在化学、生命科学、医学以及工程技术等领域学术文献的出版方面颇具权威性。Blackwell Publishing 则是全球三大学术出版社之一,与世界各地 600 多个学协会组织和专业机构合作出版学术期刊。2007 年 2 月两大出版社合并,目前这两个出版社的期刊都通过 Wiley InterScince 在线出版和服务平台提供服务。

2010 年 8 月，Wiley 正式向全球推出了新一代在线资源平台"Wiley Online Library"以取代已使用多年、并获得极大成功与美誉的"Wiley InterScience"。同时，所有的内容和许可都已转移至新的平台，确保为用户和订阅者提供无缝集成访问权限。

Wiley Online Library 是一个新的综合性的网络出版及服务平台，覆盖了生命科学、健康科学、自然科学、社会与人文科学等全面的学科领域。它收录了来自 1500 余种期刊、10000 多本在线图书以及数百种多卷册的参考工具书、丛书系列、手册和辞典、实验室指南和数据库的400 多万篇文章，并提供在线阅读。

（二）数据库使用

Wiley Online Library(http://onlinelibrary.wiley.com)电子期刊提供浏览和检索两种功能，检索功能包括快速检索、简单检索和高级检索。除了提供这两种检索服务外，还提供了个性化服务功能，包括最新期刊目次报道服务、热点期刊列表、热点文章列表、EMAIL 提示功能等。实现了与重要的二次文献检索数据库的外国投资目前已经与 SCI、EI、INSPEC 等二次文献直接到全文的链接。

任何人都可以浏览、检索和查看 Wiley Online Library 上的摘要，注册用户还可以保存常用出版物名称及检索结果，设置电子邮件提醒，管理"我的档案"My Profile 账户。如果您已拥有 Wiley Inter-Science 账户，您的详细个人资料将会自动转移至 Wiley Online Library。

1. 浏览

Wiley Online Library 收录了农业、建筑、社会科学、商业、化学、计算机科学、地球与环境科学、人文学科、法律、生命科学、数学与统计学、医学、护理、物理学、心理学、社会行为学、兽医学共 17 个学科，每个学科下又分为若干子类。在 Wiley Online Library 主页，用户可以按照学科浏览，也可通过"PUBLICATIONS A－Z"区域按字母排列进行浏览。在找到所需要的图书或期刊后，单击该书(刊)名，进入其详细信息界面。

2. 基本检索

基本检索位于 Wiley Online Library 主页左侧，在检索框中输入检索词，选择"All Content"或"Publication Title"，点击右边 ▶ 的按钮即可完成检索。"All Content"是指在 Wiley Online Library 数据库内，对期刊文章、在线图书章节、参考工具书或者数据库条目进行检索；"Publication Title"是指对 Wiley Online Library 数据库中的标题进行检索。

3. 高级检索

点击"Advanced Search"进入高级检索界面，可进行复杂的检索，如布尔逻辑检索、截词检索等，可构建检索式进行检索，如(cancer OR tumour) AND gene，可对出版时间进行限定。

（1）可以使用","代替 OR，空格键代替 AND，如"gene,therapy"相当于"gene or therapy"，"gene herapy"相当于"gene and therapy"。逻辑"非"运算对查全率有一定影响，应慎用。

（2）通配符：①"＊"：取代单词中的任意个(0,1,2,…)字母，如 leuk＊mia 可以检索到 leukemia、leukaemia；②"?"：取代单词中的 1 个字母，如 wom? n 可以检索到 woman,women。

（3）短语词组检索可以加双引号。

（4）MY PROFILE 功能需要用户注册登录才能使用。

（三）检索结果

检索结果页面显示检索结果的数量、所使用的检索词或检索式等信息。结果的显示包括刊名、年卷期、页码、ISSN 号、篇名、栏目名称、作者、作者单位、资助机构、文摘、全文链接等信息。检索结果可按相关度和时间进行排序。

在检索结果页面可修改和保存检索策略。文件格式为 PDF 和 HTML 两种格式,可查看并保存全文。

四、ProQuest 医学全文期刊(http://proquest.umi.com/login)

(一)数据库简介

ProQuest 医学期刊全文数据库(ProQuest Medical Library,PML),是美国 Bell&Howell Information and Learning 公司出版的网络医学期刊全文,以 MEDLINE 作为索引,共收录期刊 763 种,其中有 738 种为重要的医学专业期刊,目前 PML 收录期刊的来源达到 256 家出版社。除收录了权威的美国医学会(American Medical Association)所出版的全部 12 种刊物的全文和文摘外,还收录了 The Lancet、The New England Journal of Medicine、Nursing 及 Pediatrics 等带有完整全文图像的基础医学、临床医学及卫生健康等文献的重要全文期刊。PML 中的所有带图像的全文文章都包含了原文中的图表、图片、照片、图形、表格或其他图形元素,多数期刊全文都带有逐页扫描的、高分辨率的图像。

目前,该数据库检索系统提供了英文、中文、日语、德文等 19 种检索界面,用户可根据需要选择检索。网址为 http://search.proquest.com/IP,通过 IP 控制。

(二)数据库检索方法

进入 ProQuest 主页后,点击"检索技巧"可查看 ProQuest 详细使用方法,点击页面左上角数据库下拉菜单可对数据库进行选择。该 ProQuest 目前提供基本检索、主题检索、出版物检索、高级检索、命令行检索、图表检索、以引文查找全文、查找相似内容、讣告、数据与报告等检索途径。

1. 基本检索(Basic Search)

ProQuest 主页默认的检索方法为基本检索。输入一个或多个检索词,然后单击 🔍 检索,ProQuest 将在所有所选数据库的所有文档的所有字段(包括任何可用的摘要或全文文献)中查找。也可以进行布尔逻辑、截词、字段限制等检索。

限制检索

• 选中全文文献复选框:可仅查找含有完整全文文献的文档,或清除该复选框以便只查找citation 或 abstract。

• 选中同行评审复选框:可将搜索范围限制在已由同一领域的人评估过的研究,以保持质量。

• 选中学术期刊复选框:则只会从学术性期刊上查找文档。。

2. 高级检索(Advanced Search)

在高级检索页面中,系统默认提供三行检索词输入框,可以通过点击"添加行"来增加检索词输入框。第二行和第三行含两个输入框,默认为逻辑 OR。可以通过限制条件对检索结果进行限定,如出版日期、出版物类型、文档类型、语言等。

当进行主题词字段检索时,可点击"查找 主题"进入主题词查找窗口。可输入一个名称根据"包含"或"开头为"进行查找,也可按照字顺进行查找。如输入"drug therapy",选择"查找开头为",点击查找,选中所需主题词和主题词间逻辑关系,点击"添加到检索条"即可。

3. 出版物检索(Publications)

检索特定出版物的全文文献,也包括对某一出版物特定卷期内容的检索。可以检索一个或多个出版物,然后浏览期刊内容。检索可以包括运算符、通配符和截词字符,从而创建更精确的检索。

在出版物检索界面提供了按字顺显示该数据库所有出版物名称的列表,点击任一出版物名称,进入该出版物页面。在出版物界面可进行出版物中关键词检索,也可浏览当前出版物特定的卷期。点击"显示全部"可查看该出版物的详细信息,点击"高级检索"进入该出版物高级检索窗口。

4.命令行检索

在主页点击"高级检索"后的下拉菜单选择"命令行",或者在高级检索界面直接点击"命令行"可进入命令行检索界面。命令行检索需要用户自己输入检索式,点击"字段代码"可查看检索字段,点击"提示"可查看检索技巧以辅助构建检索式。表3-4-3列出了常用的检索字段,表3-4-4列出了检索限制项的检索字段。如要查找标题中含肿瘤,摘要中含治疗的文章,可输入检索式:TI(tumour or cancer) AND AB(therapy)。

表 3-4-3 常用的检索字段

检索字段	相应字段代码	示例
摘要	AB	AB(food)
系统控制码	AN	AN(1713554) — 同时检索 ProQuest 文档 ID(适用于所有文档)和第三方文档 ID(适用于某些数据库,例如 PsycINFO)。
作者	AU	AU(smith)
文档特征	DF	DF(maps)
文档全文	FT	FT(food)
文档标题	TI	TI(food)
文档类型	DTYPE	DTYPE(literature review)
ISBN	ISBN	ISBN(3−926608−58−7)ISBN(3926608587)(可省略连字符)
ISSN	ISSN	ISSN(10673881)
		ISSN(1067−3881)(可省略连字符)
期	ISS	ISS(23)
语言	LA	LA(french)
地点主题	LOC	LOC(france)
人名作为主题	PER	PER(smith)
出版日期	PD	年,月,日:PD(YYYYMMDD) −> PD(19900504) 年和月:PD(nov and 1990) PD(YYYYMM) −> PD(199011) 仅年份:PD(1990)
出版年份	YR	YR(2005)
出版物	PUB	PUB(wall street journal)
来源类型	STYPE	STYPE(newspapers)
主题	SU	SU(higher education)
标签	TAG	TAG(benefits)
卷	VO	VO(85)

表 3-4-4　检索限制项的检索字段

检索字段	字段代码	示例
包括摘要	ABANY	ABANY(yes)—检索包括摘要的文档
全文文献	FTANY	FTANY(yes)—检索提供文本全文的文档
同行评议过的	PEER	PEER(yes)—检索同行评议过的文档
学术	SCHOL	SCHOL(yes)—检索学术性的文档

5.图表检索

检索方法与高级检索类似。在主页点击"高级检索"后的下拉菜单选择"图和表",或者在高级检索界面直接点击"图和表"可进入图表检索窗口。图表检索可对图表类型进行选择,选中或取消选中复选框可包括或排除特定的图/表类型。默认设置是检索所有图和表类型。单击对应于图形、插图、照片和地图的加号图标可展开和折叠子类型选择列表。可以将检索范围限制为实际大小的图像。

6.以引文查找全文

在主页点击"高级检索"后的下拉菜单选择"以引文查找全文",或者在高级检索界面直接点击"以引文查找全文"可进入以引文查找全文检索窗口。以引文查找全文是根据用户了解的部分文章信息进行检索的一种检索方法。

7.数据与报告检索

数据与报告检索用于检索商业主题领域以及某些特定的商业数据库(例如,ProQuest Entrepreneurship),它提供了一个自定义表格以将特定公司、行业和市场作为商业检索的目标。可以检索公司概况——由 Hoovers Company Records 提供、公司年度报告、有关各个公司的文章(包括案例研究和公司概况)、有关特定行业和市场的文章和报告。

在主页点击"高级检索"后的下拉菜单选择"数据 & 报告",或者在高级检索界面直接点击"数据 & 报告"可进入数据与报告检索窗口。在检索框中输入检索词,选择数据/报告类型,并结合公司、地点、行业、市场部门进行检索。检索行只有一行。

8.查找相似内容

查找与所找到的文档相似的文档的一种检索方法。

在主页点击"高级检索"后的下拉菜单选择"查找相似内容",或者在高级检索界面直接点击"查找相似内容"可进入查找相似内容检索窗口。从文档中复制大段文字(最好 50 个词或以上),并将它粘贴到"查找类似文档"页面顶部的大文本框中。

9.讣告检索

在报纸内容中检索讣告和死亡通知。在主页点击"高级检索"后的下拉菜单选择"讣告",或者在高级检索界面直接点击"讣告"可进入讣告检索窗口。可以按照名称检索,也可以在同时检索字段中输入一个词或短语。

注意:只有报纸才包含死亡通知和讣告。有时可能需要更改数据库选择,以便仅包括提供报纸内容的数据库产品。

10.按学科领域检索

在 ProQuest 主页基本检索检索框下方列出了该数据库覆盖的 11 个学科领域,经济管理(ABI/INFORM Complete)、学术研究(ProQuest Research Library)、医学与健康(ProQuest Health & Medical Complete)、全球学者数据库(COS Scholar Universe)、PQDT 博硕论文、文

学与语言学（Literature & Language）、报纸（News & Newspapers）、科学与技术（Science & Technology）、社会科学（Social Sciences）、艺术研究（The Arts）、历史研究（History）。点击各学科领域的图片进入学科领域检索界面。在各学科领域可进行上述部分检索方法。

11. 近期检索

检索历史在近期检索页面上显示。每个列出的检索前都附有 S，代表集合。例如，S1、S2、S3 等。集合是指检索及其相应结果。默认情况下，您的检索按降序排列，即最近的检索位于顶部，第一个检索位于底部。若要倒转顺序，请单击集合栏标题。在近期检索界面，可对检索历史进行组配检索，如：(1 AND 3) OR (1 AND 2)；还可对检索历史进行保存、修改、删除等操作。

（三）检索技巧

1. 运算符

可以使用小写，也可以使用大写来输入运算符。表 3-4-5 列出了该数据库的运算符。解释使用运算符合并检索词的检索时，ProQuest 遵循默认顺序。运算符优先顺序：NEAR＞PRE＞AND＞OR＞NOT。

表 3-4-5　ProQuest 运算符

运算符	说明	示例
AND	查找包含您的所有字词或短语的文档。	food AND nutrition
	使用 AND 可缩小您的检索并获取较少的结果。	
OR	查找包含您的任何字词或短语的文档。	food OR nutrition
	使用 OR 可扩大您的检索并获取更多的结果。	
NOT	查找包含其中一个检索词语而不包含其他检索词语的文档。	nursing NOT shortage
NEAR/n 或 N/n	查找包含间隔指定数量字词的两个检索词（任意顺序）的文档。将 n? 替换为数字。例如，3 表示在 3 个字词中。	nursing NEAR/3 education media N/3 women
PRE/n 或 P/n	查找包含一个检索词语先于另一个词语指定字数的文档。	nursing PRE/4 education shares P/4 technologies
	用一个数字替代 n。例如，4 表示第一个词先于第二个词 4 个字或更少。	
EXACT 或 X	在全部内容中查找准确检索词语。主要用于检索特定字段，如"主题"。例如，su. exact("higher education")检索将返回包含主题词揾 igher education	SU. EXACT("higher education") SU. X("higher education")
LNK	通过在？词库？窗口选择适当的限定符，或通过在？基本检索？、？高级检索？或？命令行检索？中使用 LNK（或 － －），将描述词链接到副标题（限定符）。此外，一起链接两个相关的数据元素，以确保您的检索的适当特异性。	MESH（descriptor LNK qualifier）MESH（aspirin LNK "adverse effects"）MESH(aspirin — "adverse effects") IND("dry eye") and RG(Canada)将检索已标示加拿大地区治疗干眼症的药物的文件。

2.通配符和截词字符

当查找包含拼写变体或以相同字符串开头的字词时,即可使用通配符和截词字符。表 3-4-6 列出了 ProQuest 的通配符和截词符。

表 3-4-6　ProQuest 的通配符和截词符

字符	说明	示例
?	通配符—用于替换某个字词内部或结尾的任何一个字符。可使用多个通配符来表示多个字符。	nurse? 可找到:nurses、nursed,但不是 nurse sm? th 可找到:smith 和 smyth
*	截词字符(*)—检索检索词的变体。在检索词开头(左侧截词)、结尾(右侧截词)或中间使用截词字符。每一个截词字符可以返回最多 500 个词的变体。标准截词(*)检索检索词的变体,最多可替换 10 个字符。限定截词([*n]或$n)可替换多达指定字符数的字符,例如[*50]。可输入的最大字符数为 125。	nurse* 可找到:nurse、nurses、nursed colo* r 可找到:colour、color * old 可找到:told、household、bold[* 5]beat 可找到:upbeat、downbeat、offbeat、heartbeat
$ n or[* n]	$ n 和[* n]是用来表示你想截断多少个字符的等效运算符。	nutr$5,nutr[* 5] 可找到:nutrition, nutrient, nutrients
<	小于。用于像出版年份的数字领域。	YR(<2005)
>	大于。用于像出版年份的数字领域。	YR(>2005)
<=	小于等于。用于像出版年份的数字领域。	YR(< =2005)
>=	大于等于。用于像出版年份的数字领域。	YR(> =2005)
—	在检索数字字段(如出版日期)时,使用连字符表示检索范围。	YR(2005－2008)

3.使用双引号" "可进行短语检索

(四)检索结果

1.显示

ProQuest 检索结果界面基本相同,检索结果显示显示命中文献数、检索策略和检索结果列表。检索结果列表有粗略查看和详细查看两种方式,包括篇名、著者、文献出处等。检索结果按相关度自动排序,也可按出版日期进行排序。点击引文/摘要可查看引文/摘要,点击全文文献或者全文——PDF 格式可查看全文并保存全文。

2.处理

在检索结果界面,可修改检索式;页面右侧可根据全文文献、同行评审等等条件来缩小检索结果条件;页面最下方可进行二次检索,也可更改每页显示的条目数。

3.输出

提出供打印、电子邮件、存盘三种输出方式。

五、LWW Journals(Ovid 期刊全文库)

（一）数据库简介

Lippincott,Williams & Wilkins (LWW)是世界上第二大医学出版社,其临床医学及护理学尤为特出。LWW 电子期刊全文数据库收录 235 种医学期刊,其中 154 种为核心刊(90％为英、美核心刊),约 150 种刊被 ISI 收录,且影响因子较高。回溯期最早至 1993 年。

LWW 的医学期刊库通过 OVID 公司的平台提供服务。OVID Technologies 公司是世界著名的数据库提供商,目前包涵生物医学的数据库有临床各科专著及教科书、循证医学、MEDLINE、EMBASE、Biosis 以及医学期刊全文数据库等。Journals@Ovid 包括 60 多个出版商所出版的超过 1000 种科技及医学期刊的全文,其中包括 Lippincott,Williams & Wilkins 出版社出版的期刊。

Ovid 期刊全文数据库通过 IP 控制,订购了该数据库的单位通过网址 http://ovidsp. ovid. com/autologin. html 可直接进入 Ovid 数据库选择页面。用户可根据需要直接点击所需数据库进入单库检索模式,也可以在各数据库名称前的复选框内选择多个数据库进行多库检索。选择多个数据库后,检索结果的重复部分可通过去重功能去除,但检索结果必须小于 6000 篇。选择后点击"Select Resources"进入该库检索界面。通过各数据库名称前的 可获取该数据库的说明信息。在 Ovid 数据库选择页面,一般有两个数据库与期刊全文数据库有关:①以用户所在单位或机构名称命名的全文数据库,它是本单位购买了使用权的期刊全文库;②Journals@Ovid 全文库,它包含 Ovid 平台全部期刊书目数据的数据库,用户可查询其中所有书目数据,但是只有本单位订购的期刊才能获取全文。

（二）数据库检索方法

Ovid 期刊全文数据库提供英文、中文简体、中文繁体、日语等 8 种检索界面,用户可根据需要选择适合的检索界面。该数据库提供基本检索(Basic Search)、引文检索(Find Citation)、字段限定检索(Search Fields)、高级检索(Advanced Search)、多字段检索(Multi-Field Search)、期刊浏览检索(Journals)等检索途径。

1. 基本检索

即自然语言检索,是该数据库默认的检索方式。用户可以不必考虑检索和语法规则,自由输入检索词或提问语句,系统会自动分析检索语句,并对检索词的各种词形加以检索,还可以将常用的缩写形式自动转换为全称,多使用名词而非动词。当勾选"包含相关词汇",OvidSP 会扩展检索所输入的检索词汇,包含同义字,缩写和异体字。基本检索还可进行条件限制(Limits),如期刊学科范围、文章类型、出版物类型、出版时间等,点击"编辑常用限制(Edit Limits)"可查看所有限制条件。点击 可查看检索提示。

2. 引文检索

点击"Find Citation"进入引文检索窗口。主要用于已知文献线索查找原文,可查找的信息包括篇名、刊名、作者、出版年、卷、期、首页页码、出版商、索取号码和数字文献识别符等。

3. 字段限定检索

点击"Search Fields"进入字段限定检索窗口。共有 28 个限定检索字段,如刊名、文摘、作者、作者关键词等。在输入框中输入检索词,在字段列表中选择限定的检索字段,可单选、多选,点击"Search"即可。

4.高级检索(Advanced Search)

点击"Advanced Search"进入高级检索界面。高级检索提供关键词、作者、标题、期刊常用入口进行检索。

(1)关键词(Keyword):高级检索默认的检索途径。输入关键字或词组,可在文献的标题、摘要、全文和图表标题中进行检索,可使用 ＊ 或 ＄ 进行截字检索。

(2)作者(Author):输入作者姓氏(全称),若知道名字,姓氏后空一格再输入名字缩写的第一个字母。作者姓名采自动截字检索。如 William Henry Harrison 检索时输入 Harrison WH。

(3)标题(Title):输入标题中的单字或词组进行检索。

(4)期刊(Journal):输入完整期刊名称或部分名称,勿使用缩写。若不知道完整名称,使用 "＊" 或 "＄" 进行截字检索,例如:diabetes ＊ 。不要用 A,An,The 等词,刊名中的"And",用"&"表示。

注截词符与通配符说明:

①＄:无限截词符,对词根相同词尾不同的词进行检索。如 cardio ＄ 可以检索到 cardiology、cardiovascular、cardioprotection、cardiopulmonary。

②＊:无限截词符,如 cardio ＊ ,作用同上。

③♯:位于词中或词尾,♯前必须最少有 2 个字符,一个"♯"代表一个字符。如 wom♯n 可以检索到 woman,women。

④?:位于词中或词尾,? 前必须最少有 2 个字符,一个"?"代表零个或一个字符。

如 colo? r 可以检索到 color,colour。

5.多字段检索

点击"Multi-Field Search"进入多字段检索界面。提供与字段限定检索相同的 28 个字段,系统默认三个检索行,可以点击"Add New Row"添加行。

6.期刊浏览

点击"Journals"进入期刊浏览窗口,可在输入框中输入刊名检索期刊,也可按字顺和学科浏览期刊。系统将收录的期刊按学科分为 Alternative & Complementary Medicine、Arts & Humanities、Behavioral & Social Sciences、Clinical Medicine、Health Professions、Life & Biomedical Sciences、Life Sciences、Medical Humanities、Nursing、Patient Education、Pharmacology、Physical Science & Engineering、Public Health、Science、Technology、Traditional Chinese Medicine 等 16 大类,每一大类下又分为若干个子类,每一类目后有相对应的期刊数。期刊列表中可按刊名和详细信息两种方式浏览。点击 可将感兴趣的期刊进行标注。

点击刊名,进入该刊的主页,系统默认显示最新收录的卷期的内容,在该页面可浏览该刊信息,点击具体卷期链接可浏览对应卷期的内容。可在页面上方进行该刊所有期或当前期的关键词检索;也可点击"Advanced Search"进入期刊高级检索界面,按照标题、作者、出版年、卷、期、页码进行当前期或所有期的检索。

(三)检索结果输出

Ovid 检索结果界面基本相同,可按出版时间、期刊、出版物类型对结果进行优化处理。检索结果可按标题、引用和摘要三种格式进行浏览。每篇文章后还列出了 Ovid 全文、相似文献、引用文献等相关链接。点击"Ovid Full Text"链接可显示全文并保存,或者直接点击每篇文章下对应的 PDF 也可下载全文。选择有用的文章标题后,可进行打印、Email、导出等操作,当点击"Export"出现导出格式选择界面,选择输出格式、显示字段、题录格式和包含内容后,点击输出即可。输出格式有 Microsoft Word、PDF、txt、Citavi、Endnote、XML 等 12 种格式，

六、EBSCO_Medline

（一）数据库简介

美国 EBSCO 公司是经营纸本期刊、电子期刊和电子文献数据库出版发行的集团公司。EBSCOhost 系统是 EBSCO 公司三大数据库检索系统之一，提供 Academic Search Premier、Business Source Premier、ERIC、MEDLINE、Newspaper Source、Regional Business News、Library、Information Science & Technology Abstracts、GreenFILE、Teacher Reference Center、Food Science Source、eBook Collection (EBSCOhost)、CINAHL Plus with Full Text、EconLit with Full Text、Communication & Mass Media Complete、Dentistry & Oral Sciences Source、MEDLINE Complete、Hospitality & Tourism Complete、European Views of the Americas：1493 to 1750 等 18 个数据库。EBSCO 检索平台提供英文、法语、日语、中文简体、中文繁体等 29 种检索界面，用户可根据需要选择适合的检索界面。本节主要介绍 EBSCO_MEDLINE 数据库的使用。有关该数据库的详细使用方法可参见网页：http://support. ebscohost. com/training/lang/zh/zh-cn-s. php。

EBSCO_MEDLINE 提供了有关医学、护理、牙科、兽医、医疗保健制度、临床前科学及其他方面的权威医学信息。MEDLINE 由 National Library of Medicine 创建，采用了包含树、树层次结构、副标题及激增功能的 MeSH（医学主题词表）索引方法，可从 4,800 多种当前生物医学期刊中检索引文。

（二）数据库检索方法

EBSCOhost 系统受 IP 控制，网址为 http://search. china. epnet. com（无需付国际网络通信费）或 http://search. ebscohost. com（需付国际网络通信费）。通过该网址进入 EBSCO 公共服务选择界面（EBSCO Publishing Service Selection Page），点击"EBSCOhost 一站式检索平台"进入 EBSCO 总库检索窗口。点击"Choose Databases"可选择数据库，如选择 Medline 即进入 EBSCO_MEDLINE 数据库检索界面。点击右上方的"language"可选择语种。EBSCO_MEDLINE 提供基本检索、高级检索、主题词检索和历史检索等检索途径。

1. 基本检索（Basic Search）

在检索栏中输入检索词、词组、字段代码或检索运算式进行的检索，系统默认的检索方法。可点击"Search Options"进行条件限定检索，如对检索模式、全文、性别、出版物类型等进行限定。

检索技巧说明：

①逻辑算符：and（与）、or（或）、not（非）。

②英语词组使用双引号。

③表 3-4-7 列出了常用字段代码。

表 3-4-7　常用字段代码

字段缩写	全称	说明
TX	All text	全文检索
AU	Author	作者检索，姓前名后
TI	Title	标题中检索
SU	Subject	主题词检索

续表

字段缩写	全称	说明
AB	Abstract	摘要中检索
KW	Keyword	关键词检索
IS	ISSN	国际标准连续出版物编号
SO	Journal name	刊名检索
AN	Access Number	访问号检索

④通配符和截词符:"?"只替代一个字符,例如输入 wom? n,检索 woman,women;" * "可以替代一个字符串,例如输入 comput * ,检索 computer,computing,等等。

⑤位置算符:Nn 为前后两个检索词相隔距离最多为 n 个单词,两词在记录中的出现顺序可互换;Wn 为前后两个检索词相隔距离最多也为 n 个单词,两词在记录中出现的顺序按照输入时的顺序,不可互换。例如:tax N5 reform 表示 tax 和 reform 之间最多可以加入 5 个任意词,检索出:tax reform ,reform of income tax 等;tax W8 reform 可以检索出 tax reform,但不能检索出 reform of income tax。

2. 高级检索(Advanced Search)

点击"Advanced Research"进入高级检索窗口。在检索框中根据需要选择检索字段,输入检索词。使用下拉菜单选择逻辑算符进行逻辑组配。同样可以利用限制检索。当勾选"Suggest Subject Terms"时,用法与主题词检索类似。

3. 主题词检索(Mesh)

点击基本检索界面左上方的"Mesh 2013"进入主题词检索界面,点击"View Tutorials"可查看该检索方法的视频教程。当输入检索词时可进行词语开头、词语中包含和相关性主题检索。

例如:输入"cancer",选择"Relevancey Ranked",点击"Browse",结果会列出 cancer 对应的主题词,以及与其相关的主题词,也列出了将该词作为关键词进行检索的复选框。点击📃可查看对就主题词的注释。

在相关主题词界面点击主题词可浏览该词的主题树状结构。选中主题词后,会出现该词对应的所有副主题词,可勾选一个或多个副主题词进行检索,默认包含所有副主题词。

选中主题词和副主题词后,可点击页面右上方的"Search Database"直接检索。如果要添加另外的主题词一起检索,可点击页面下方的"Browse Additional Terms",系统会自动保存先前的设置,进入新主题词搜索窗口,输入检索词检索后,可与先前主题词进行逻辑 OR 或者逻辑 AND 组配。勾选"Explode"进行扩展检索,勾选"Major Concept"可进行主要主题词检索,缩小检索范围。

4. 检索历史(Search History)

点击"Search History"可进入历史检索界面,可查看先前进行的所有检索的检索式和检索结果数量。在该界面可对检索历史逻辑组配进行检索,也可编辑检索式重新检索。

5. 出版物浏览(Publications)

在 EBSCO_MEDLINE 界面点击"Publications"或者在 EBSCO 总库检索界面点击"Publications"下拉菜单中的"Medline—Publications"进入 EBSCO_MEDLINE 出版物浏览窗口。

可按出版物名称首字母进行浏览,查找所需的出版物名称;也可以在检索框中输入出版物名称的检索词,再选择与检索词匹配的方式(包括按字母顺序、按主题和说明、任意词匹配)。点击出版物名称,可显示该出版物的详细介绍并可点击"在此出版物内搜索"进行检索。

(三)检索结果

EBSCO_MEDLINE 检索结果界面基本相同,以题录方式呈现,显示每一个记录的文章篇名、作者、刊名、页码等等。检索结果可根据主题、出版物类型等进行优化。系统提供存盘、打印、电子邮件三种方式输出检索结果,同时为用户提供了 My EBSCOhost 服务,系统为读者提供用于保存检索式、文章、检索结果、定题服务、期刊通告、网页设计等资料的个人文件夹。

练习题

1. 查找 2010 年以来有关药物上瘾治疗方法研究的文章。

2. 查找有关中国人口问题的文章。

3. 查找最近 1 个月有关 3 维可变形脸部模型(3D Deformable Face Molels)的文章。

4. 查找期刊名称中包含"Medicine"的期刊。

5. 查找 Robert Smith 有关生物学方面的文章。

6. 查找 Vega F. 2008 年发表在 American Journal of Clinical Pathology. 129(1):130—42 上的文章。

7. 查找溶栓治疗心肌梗塞方面的文章。

第四章　电子图书

第一节　概　述

电子图书(Electronic Book)，又称数字图书或 E-book。《梅里亚姆·韦析斯特大学词典》定义是：以数字化格式构成的或者转换成数字化格式以供在计算机屏幕或手持设备上显示的书籍。而美国开放性电子书论坛(Open Book Forum)则定义为：意在向公众传播、以电子方式存取、具有数字化物体形式的作品，其中包含一种或多种标准的唯一标识符、元数据和一种专题内容。简而言之，任何能通过计算机、手机、掌上电子设备或其他阅读器显示和阅读，并可复制发行的信息内容，均可称为电子图书。广义的电子图书泛指数字化的出版物，包括电子图书、电子期刊、电子报纸和软件读物等，通常说的电子图书是狭义的，仅指数字化的图书。

电子图书由三要素构成：(1)内容，以特殊的格式制作而，可在有线或无线网络上传；(2)存储/阅读设备，主要有电脑、移动终端(笔记本电脑、PDA、手机等)、专门的电子设备(翰林、汉王电子书)等；(3)阅读软件，如 ADOBE 公司的 Acrobat Reader、超星公司的 SSReader、书生之家的书生阅读器等。

一、特点

电子图书与传统书籍有许多相同的特征：包含一定的信息量；其编排按照传统书籍的格式以适应读者的阅读习惯；通过被阅读而传递信息等。但是电子书作为一种新型的书籍，又有许多与传统书籍不同的特点：必须通过电子设备读取并通过屏幕显示出来；容易复制；有更多样的发行渠道等。与纸质图书相比，还有以下一些优点：

- 内容更丰富，形式更多样。数字化资料可以包含文字、图片、声音、视频等各种类型的信息。
- 容量更大。同样大小的存储介质，可以容纳比传统书籍多达几十甚至上百倍的信息量。
- 成本更低。相同的容量比较，存储体的价格可以是传统媒体价格的 1/10～1/100 甚至更低。
- 更具系统性。可以很方便地将各种资料进行组合，互相参照，能更好地理解资料。
- 检索功能强大，大大提高资料的利用率。
- 增强可读性。可以用更灵活的方式组织信息，方便读者阅读。
- 一本电子图书书可以无限期使用，没有"绝版"，没有损坏的危险。
- 对阅读光线要求很低，可在低光甚至完全黑暗的环境下阅读。
- 阅读形式更加丰富。文字大小颜色可以随意调节，可以使用外置的语音软件朗诵，辅助阅读，可以方便设置书签和注释。
- 移动阅读。无线网络技术和移动终端尤其是智能手机的迅速发展，随时随地阅读越来越普及。

但电子图书也有不足之处：容易被非法复制，损害作者利益；长期注视电子屏幕有害视力；阅读设备需要消耗电能。

二、格式

在电子图书的发展过程中，出现过很多种格式，主要可分为专有格式和通用格式两大类。专有格式的电子图书需要以某种专门的阅读器软件才能阅读，形式比较固定，但功能较多，如CEB格式。通用格式一般以通用的图文混排格式制作，即使没有阅读器，用户也可以直接阅读，如TXT格式。以下面是一些常见的电子图书格式：

（一）PDF格式

PDF是目前使用最普遍的文档格式之一。它的优点在于跨平台、能保留文件原有格式、页面美观、便于浏览、安全性很、开放标准，可自由开发PDF相容软件，其缺点是体积较大。

PDF文档的阅读软件有很多，最主要的是Adobe公司的开发Acrobat Reader阅读，完全免费。PDF格式的电子图书可以使用Adobe Acrobat来制作和编辑，另外也有很多软件可以把Word或其他文件生成PDF格式文件，如Office 2007自带功能就可以把文档保存为PDF格式。

（二）HTML格式

HTML是目前网络上应用最为广泛的语言，也是构成网页文档的主要语言，可以说明文字、图形、动画、声音、表格、链接等。HTML格式即网页格式，可用网页浏览器直接打开，不需要安装阅读软件。

（三）TXT格式

TXT文件是微软在操作系统上附带的一种文本格式，是最常见的一种文件格式，主要存文本信息，即为文字信息。TXT格式是一种文本文档，未做任何加工的电子文本，是最简单的展现文本。其优点是制作简单、体积小、存储简单方便；格式比较简单，不会中毒；是电脑和很多移动设备的通用格式。缺点是没有功能，不支持标签记录，不可以标记书签；只能支持纯文字，不支持图像，不够生动美观。

（四）EXE格式

这是比较流行也是被许多人青睐的一种电子图书格式，最大的特点就是阅读方便，制作简单，制作出来的电子图书相当精美，无需专门的阅读器支持就可以阅读。

其优点是美观漂亮，功能多，可实现章节目录，翻页滚屏，排版整齐，不需要借助任何阅读软件。不足之处是多数EXE文件不支持Flash和Java及常见的音频视频文件，目前不能在手机上阅览。

（五）CHM格式

CHM文件是微软推出的基于HTML文件特性的帮助文件系统，称作"已编译的HTML帮助文件"。支持JavaScript、VBScript、ActiveX、Java Applet、Flash、常见图形文件（GIF、JPEG、PNG）、音频视频文件（MID、WAV、AVI）等。因为使用方便，形式多样，也常常被采用作为电子图书的格式。

（六）CEB格式

CEB格式是由北大方正公司开发的电子图书格式，由于在文档转换过程中采用了"高保真"技术，从而可以使电子图书书最大限度地保持原来的样式。它能够保留原文件的字符、字体、版式和色彩的所有信息，包括图片、数字公式、化学公式、表格、棋牌以及乐谱等，同时，该格式对文字、图像等进行很好的压缩,文件的数据量小。阅读时需下载方正 Apabi Reader 阅读器。

（七）PDG 格式

PDG(图文资料数字化)格式是超星公司推出的一种图像存储格式,具有多层 TIFF 格式的优点,由于采用了独有的小波变换算法,图像压缩比很高。超星公司将 PDG 格式作为其数字图书馆浏览器的专有格式。阅读时需必须使用超星阅览器 Superstar Reader。

（八）JAR 格式

JAR(Java 归档文件)是与平台无关的文件格式,它允许将许多文件组合成一个压缩文件。由于 JAVA 可以提供丰富的交互行为,因此在支持图文,多媒体方面做得较为优秀,因此 JAR 格式的适用范围相当广泛。JAR 格式的电子图书在在手机上应用非常普遍。

三、类型

根据存储与使用方式,电子图书大致可分为光盘型、网络型和便携式三类。

（一）光盘电子图书

光盘电子图书(CD-ROM)是以光盘作为存储介质,阅读时需借助光盘驱动器进行读取。一般在各图书馆都有专门的收藏和管理。除随书发行配套使用外,光盘还较多地应用在百科全书、手册、指南等大型工具书的存储。采用光盘存储还使原始纸质资料的存储空间缩减 200～1000 倍。

（二）便携式电子图书

便携式电子图书是一种便携式的手持阅读设备,专为阅读图书设计,它有大屏幕的液晶显示器,内置上网芯片,可以从互联网上方便的购买及下载数字化的图书,并且有大容量的内存可以储存大量数字信息,一次可以储存大约 30 本传统图书的信息,特别设计的液晶显示技术可以让人舒适的长时间阅读图书。

（三）网络电子图书

网络电子图书是以电子形式出版发行,以互联网为流通渠道、以数字内容为流通介质。主要有两种,一是互联网读书网站上的电子书,内容多以各种类型的网络小说为主,二是一些图书馆、协会等公益机构或数字资源开发商、书商等商业机构设立的网站或数字图书馆,一般以数据库形式存在。

随着信息技术的迅猛发展,电子图书已逐渐发展成以数据库系统为主要形式。电子图书数据库是围绕数字图书馆的建设内容设计的,实现对数字资源的加工与采集、数据库发布与检索、数字资源管理,能够实现资源的数字化、存取的网络化和管理的分布化。同时能提供数字参考咨询、网上用户教育、个人数字图书馆等特色服务。

电子图书数据库有以下特点:

(1)具有高度灵活性。电于图书是一种数字化产品,借助数字技术的加工和编辑功能,不同的字符、图形、图像和声音在数字状态下可以任意组合、增删、修改、移动和重新排序。

(2)强大的检索功能。电子图书具有多个检索点,多种检索途径,可以检索全文,也可以检索某章、某段,甚至单个词句,既快捷又方便。

(3)真正的资源共享。随着互联网的快速发展,基于网络的电子图书数据库越来越受到人们的青睐。它在信息的检索、文档的超文本链接、交互式阅读等方面,比光盘图书更具优势,可引导人们在庞大的信息中方便地检索查询自己所需要的信息。并可以在相关内容或各媒体之间建立交叉参考,对信息进行有效的组织。网络把分散在世界范围内各种载体的信息资源互相联接起来,形成一个无限的信息空间,读者不仅可在办公室或家里通过网络阅读电子图书,还可共享世界范围的文献信息资源,达到真正意义上的资源共享。

　　电子图书是图书馆电子资源的重要组成部分之一,它在图书馆建设中占有重要的地位。目前国内外均有比较成熟的大型电子图书数据库,收录医学电子图书较多的中文电子图书数据库主要有超星数字图书馆、书生之家数字图书馆和方正 Apabi 电子图书,国内引进外文电子图书数据库中收录医学图书较多的有 EBSCO 电子图书、Books@Ovid、Thieme 电子书。

第二节　中文电子图书

一、超星数字图书馆

　　超星数字图书馆是由北京世纪超星信息技术发展有限责任公司投资兴建,涵盖文学、历史、法律、经济、数理化、医药、工程、计算机等学科,目前有数百万种电子图书,大量免费电子图书,每天仍在不断地增加与更新,是规模巨大的中文在线数字图书馆。

　　超星数字图书馆有机构版和公众版。机构版一般由图书馆购买,通过 IP 认证方式使用。授权 IP 范围内的所有用户均可免费使用,电子图书数量由各机构根据需要订购。公众版即超星读书网(http://book.chaoxing.com/),有近 40 万种电子图书。两者在功能与使用上差不多,下面以公众版为例进行介绍。

　　阅读电子图书可以直接在浏览器上进行,也可以通过安装客户端进行。客户端分 PC 电脑版、iPad 版和安卓平板版三种。客户端功能强大,操作方便,阅读图书更加便捷,手机版还内嵌网络书城,囊括超星网所有 40 万种图书,并且与超星网资源同步更新,每天都有 100 本新书上架。

　　(一)检索方法

　　超星网电子图书有分类浏览和关键词检索两种方式。

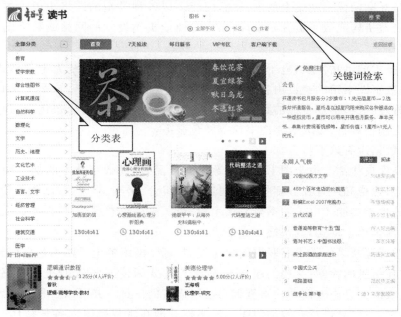

图 4-2-1　超星网电子图书主页

1.分类浏览

超星电子图书按《中国图书馆分类法》将所有图书分为 15 个大类 5 级类目,点击一级类目即进入二级类目,依次类推。点击每级类目均会列出相关图书的简要信息,用户可以迅速找到所需图书。

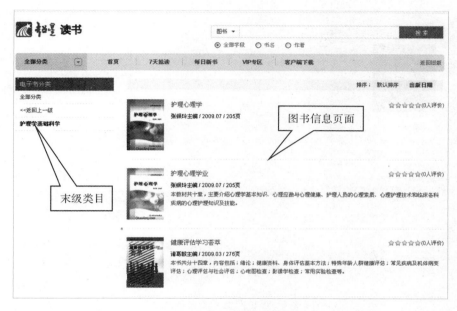

图 4-2-2　超星网电子图书分类浏览结果

2.关键词检索

关键词检索可选择全部字段、书名或作者进行查找。系统默认是全部字段,书名和作者外,还包括内容简介、目录等。检索结果按相关度排列,也可以选择按出版时间排列。

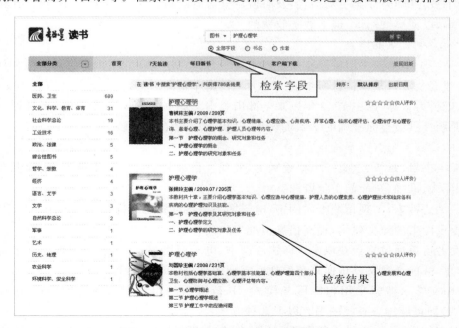

图 4-2-3　超星网电子图书关键词检索结果

　　在检索结果页面点击书名或封面，即可查看该书详细信息。除书名、作者、出版社、页数、目录等书目信息外，还提供该书的利用情况、读者评价、读后感等使用信息供用户参考。

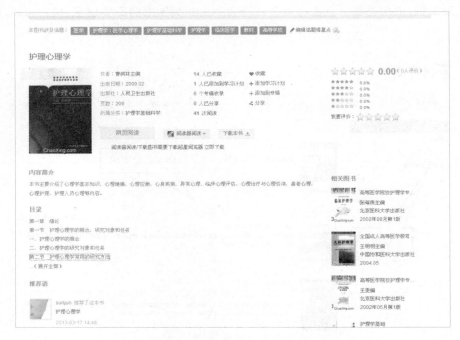

图 4-2-4　超星网电子图书详细信息

（二）阅读方式

　　阅读方式可选择网页阅读、阅读器阅读或下载本书。

　　"网页阅读"可直接打开图书进行，"阅读器阅读"必须下载并安装超星阅览器。用户可在网部免费下载，并随时注意更新信息，及时使用升级后的新版本。"下载本书"可以让用户下载到本地终端，以便离线阅读，但下载是收费的。

（三）读秀中文学术搜索

　　读秀是一个学术搜索引擎及文献资料服务平台。它建构在北京世纪超星有限责任公司的海量全文数据及资料基本信息所组成的超大型数据库基础之上，目前有 330 万种中文图书、10 亿页全文资料为基础，约占 1949 年以来全部出版中文图书的 95％以上，为读者学习、研究、写论文、做课题提供最全面准确的学术资料和获取知识资源的捷径。

　　读秀的检索系统有以下特点：

　　（1）提供书目、章节、全文三个检索频道，实现了目录和全文的垂直搜索，使读者在最短时间内获得深入、准确、全面的文献资源

　　（2）一站式搜索，实现馆藏纸质图书、电子图书等各种资源在同一平台的统一搜索、获取。

　　（3）提供图书的原文显示，提高信息检准率和读者查书、借书的效率。

　　（4）读者可以通过平台获取本馆印刷版图书、电子版图书的收藏信息，也可以了解其他馆的收藏信息，并能通过文献传递来获取他们需要的部分电子版图书。

　　读秀中文学术搜索采用包库服务模式，IP 范围内的用户直接登录读秀（http://www.duxiu.com）即可使用。查找图书有以下几种方式：

　　（1）图书频道，系统提供全部字段、书名、作者、主题词、丛书名、目次等多项检索字段供用

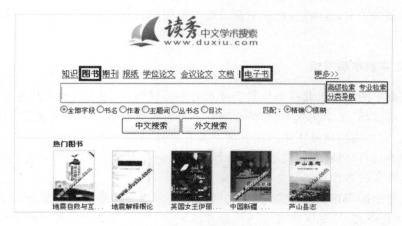

图 4-2-5　读秀图书检索界面

户选择,输入关键词并搜索;

(2)电子书频道,检索与图书频道一样;

(3)分类导航,通过《中图法》分类浏览图书;

(4)高级检索,通过对各个检索字段进行组合,精确查找图书;

(5)专业检索,直接输入用布尔表达式,精确查找图书。

图书和电子书的区别是:图书频道是整合了读秀的百万种图书书目和电子书的试读、本单位的馆藏纸书和电子书,范围广;电子书频道是本单位购买的电子图书,可直接阅读全文或下载,获取方便。

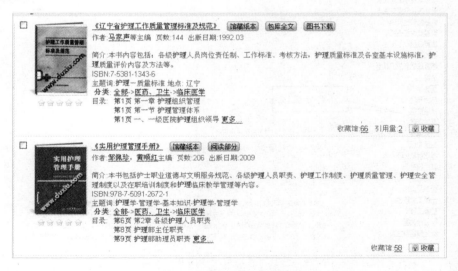

图 4-2-6　读秀图书检索结果

检索结果中书名后有馆藏纸本、包库全文、图书下载、阅读部分等链接。"馆藏纸本"是指本图书馆有纸本图书,可去借阅,"包库全文"是指本馆购买了电子书包库资源,点击按钮可以在线阅读全文,"图书下载"供读者下载电子书全文,需安装超星阅读器;本馆没有纸本和电子书的图书可以通过"阅读部分"试读部分页面,并可通过文献传递的方式获得全文。

图书和电子书的区别是:图书频道是整合了读秀的百万种图书书目和电子书的试读、本单位的馆藏纸书和电子书,范围广;电子书频道是本单位购买过的电子图书,可直接阅读全文或下载,获取方便。

二、书生之家数字图书馆

书生之家数字图书馆由北京书生数字技术有限公司创办,图书内容涉及各学科领域,较侧重教材教参与考试类、文学艺术类、经济金融与工商管理类图书。书生之家数字图书馆目前已发展到第三代,它是为构建基于用户信息活动及互动性的数字图书馆而设计的。在第三代数字图书馆的技术运行环境下,信息活动将从原来的单向转入双向,读者可以自己实现信息的提交、获取、交换和实时咨询等。

书生之家数字图书馆提供分类浏览、关键词检索和全文检索三种检索途径。书生之家电子图书采用 SEP 格式,须专用的书生阅读器才能阅读,因此首次使用要下载书生阅读器。该阅读器提供四级导航目录,方便读者阅读;阅读效果较好,文字可放大任意倍数而无锯齿出现。

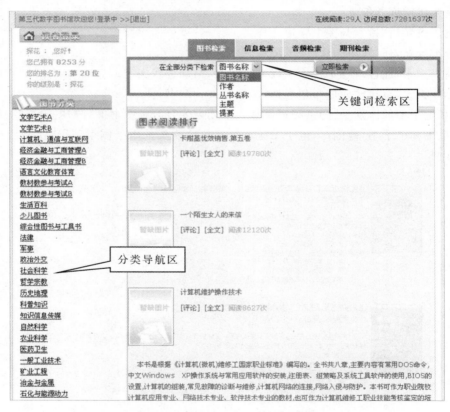

图 4-2-7　书生之家数字图书馆检索主页

（一）分类浏览

书生之家的分类表是书生公司根据中图法编制的分类表,将全部电子图书分成 31 个大类,每一大类下又划分成若干级下位类,最多可至 4 级类目。在书生之家的检索界面中,其左侧的学科分类导航可逐级展开,选中某学科类别后,即在概览区以图文方式显示该学科所有图书。如要找护理学方面的图书,可以按医药卫生→临床医学→护理学顺序查找(图 4-2-8)。

点击概览区中的"全文"链接(图 4-2-8),启动阅读器,然后在线阅读。点击书名,则进入图

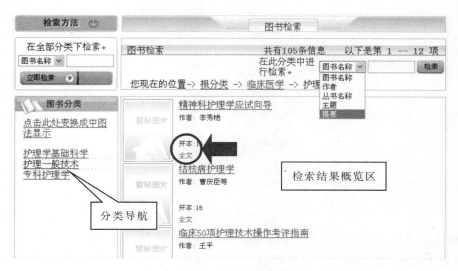

图 4-2-8　书生之家数字图书馆分类检索

书详细信息页图,用户可以看到书名、作者、书号、内容提要、所属分类等基本信息。在图书简介页下方还有"相关图书"的链接,可以查到同名作者在库内的所有图书。

（二）关键词检索

关键词检索分为单项检索和组合检索两种。

单项检索指只用单个检索字段查找图书。书生之家提供图书名称、作者、丛书名称、主题、提要等五个检索字段,可根据需要,选择相应的检索字段进行检索。

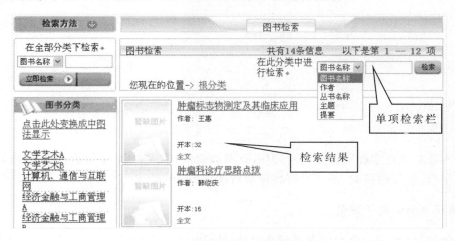

图 4-2-9　书生之家数字图书馆单项检索

组合检索提供了书名、作者、提要、主题、丛书名五个检索字段的组合式检索。用户可以同时选择多个检索字段（最多可选择 4 个）,每个检索字段之间可以选择"与"或"或"进行组合,以便进行精确检索。例如要找护理考试方面的参考书,第一个检索字段选择书名,输入"护理",第二个检索项选主题,输入"考试",两者逻辑关系选择"与",然后点击"查询"按钮,这样就可以迅速准确得找到所需的图书（如图 4-2-10）。

（三）全文检索

书生之家的全文检索分普通全文检索和高级全文检索,功能强大,检索内容定位到目录或

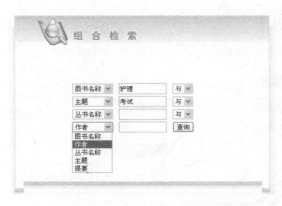

图 4-2-10　书生之家数字图书馆组合检索

页,为避免大量的无效检索提供了一个实用性较强的工具。

　　普通全文检索可以选择关键词出现的位置,可以选择图书正文中或目录。如要查找目录中出现"护理教育"一词的所有图书,先选择关键词"护理教育"出现位置是在目录中,分类选择"所有类目"。检索结果列表中的蓝色数字表示关键词所在页码,关键词在全文中则以蓝色字体显示。

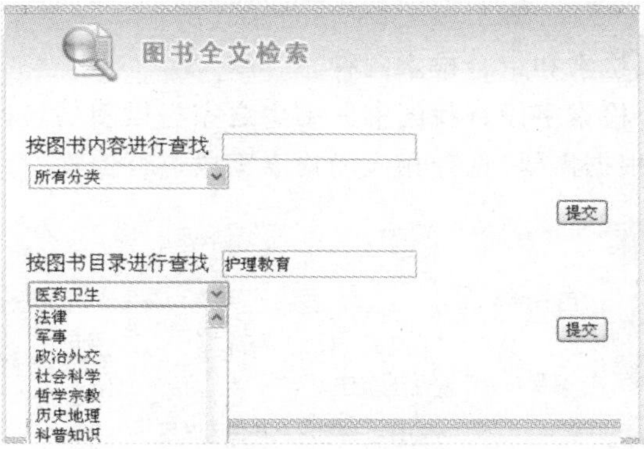

图 4-2-11　书生之家数字图书馆普通全文检索

　　高级专业全文检索提供更多检索选项,有单词检索、多词检索、位置检索和范围检索,可以进行更为复杂、精细的检索,进一步提高检索精度。

三、方正 Apabi 电子图书

　　方正阿帕比(Apabi)电子图书系统由北大方正电子有限公司制作,以数据库方式收录了新中国成立以来大部分的图书全文资源。内容涉及社会学、哲学、宗教、历史、经济管理、文学、数学、化学、地理、生物、医学、工程等多种学科。全球 3000 多家学校、公共图书馆、教育城域网、政府、企事业单位等机构应用方正 Apabi 电子书及数字图书馆软件为读者提供网络阅读及信息检索服务。

　　方正 Apabi 的电子图书基本上与出版社的纸质图书同时出版,以新书为主,图书馆可永久拥有所购买的电子图书数据。在整个图书管理上则体现了传统图书馆的流程,读者借阅电子图书受复本、借期的限制,过期后可续借。

方正 Apabi 系统使用 IP 地址控制，只要 IP 地址范围内的任何计算机都可以免费使用，另外还增加了用户账户和密码控制。注册成功后即拥有自己的个人图书馆，管理自己的借阅、检索器、评论、打分、推荐等个人信息。

阅读方正 Apabi 电子书，需先下载并安装 Apabi Reader 阅读器。

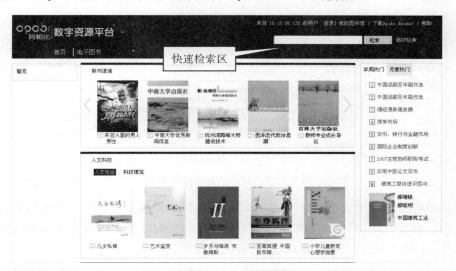

图 4-2-12　Apabi 电子图书

（一）方正 Apabi 系统特点

（1）图书质量较高，较新。电子书主要来自几个方面：出版社推荐图书与特色图书、高校与科研单位图书馆推荐的著作、相关奖项获奖图书、特聘顾问推荐图书，新书所占比例较高。

（2）数量丰富，种类齐全。目前全国超过 80% 的出版社在应用方正阿帕比数字出版解决方案出版发行电子书，每年新出版电子书超过 6 万种。其电子图书覆盖《中图法》所有二级分类，计算机、管理、外语、医学、文学等是重点建设方面。

（3）解决了版权问题。方正 Apabi 的所有电子图书由出版社、作者正式授予信息网络传播权，从源头彻底解决版权问题，购买与使用无后顾之忧。

（4）功能丰富，阅读效果清晰。方正 Apabi 可以进行全文检索、章节跳转、划线、批注等。电子图书全部由原电子文件直接转换过来，采用领先世界的曲线显示技术和方正排版技术，图书精度高，高保真显示，版面缩放不失真，保持原书的版式和原貌，包括复杂的图表、公式都完全兼容。

（5）采用复本概念。方正 Apabi 的电子图书采用类似传统图书的复本方式发行。图书馆将一本电子图书通过网络提供给一位网络终端读者，供其下载借阅使用。在这位读者下载借阅期间，该电子图书不能再被其他读者使用。

（6）可进行手机阅读。目前支持 iPad、iPhone、安卓、手机 WAP 等主流系统。

（二）检索方法

方正 Apabi 提供快速检索和高级检索两种检索途径。

1.快速检索

快速检索默认在书名、作者、出版社、ISBN、目录、正文等范围内进行查找，只要关键词在这些字段中的任何一个中出现，都符合全面检索的条件。

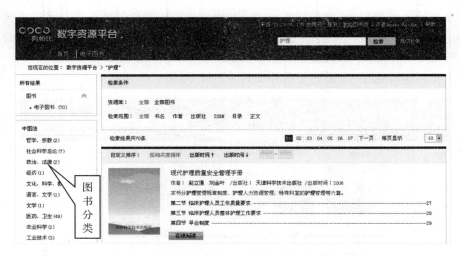

图 4-2-13　方正 Apabi 检索结果

检索结果可按相关度或出版时间进行排序,系统默认按相关度排序。检索结果提供书名、作者、出版社、出版时间、内容简介和部分章节目录。点击封面或书名即进入图书信息页面,除以上信息外,还提供 ISBN、分类、借阅状态、借阅方式等。

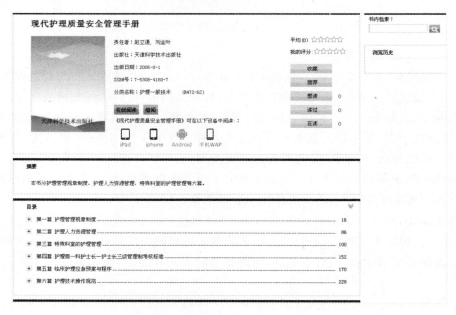

图 4-2-14　图书详细信息

2.高级检索

高级检索可以进行比较复杂的检索。系统提供书名、作者、出版社、ISBN、目录和出版时间等多个检索选项,所有条件之间可以用"并且"(AND)或"或者"(OR)进行组配。利用这些检索条件,读者可以进行非常精确的检索。

(三)借阅

在图书详细信息页面(图 4-2-13)中,用户可选择在线阅读、借阅或手机阅读。"在线阅读"可直接在浏览器中进行借阅。"借阅"是下载到本地电脑,需下载 Apabi Reader 阅读器进行阅

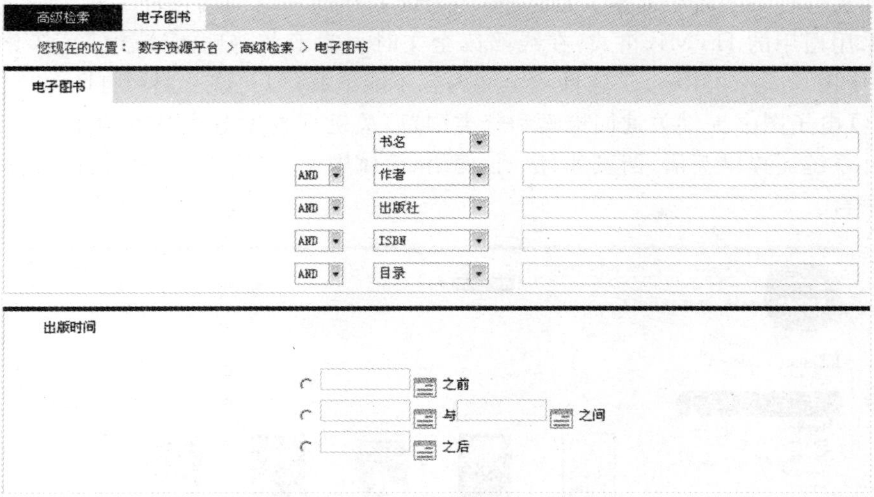

图 4-2-15 高级检索

读。在有效期内可以离线阅读也可以提前归还;在线阅读则不保存在本地计算机,关闭后即不可阅读。

第三节 外文电子图书

一、EBSCO(原 NetLibrary)电子图书

(一)简介

EBSCO 于 2010 年正式收购 NetLibrary,2011 年 8 月 NetLibrary 电子书平台将并入 EB-SCOhost。NetLibrary 是世界上最早的电子图书生产商,也是世界上最大最主要的电子图书提供者,提供 550 多家出版社出版的 30 万多种电子图书,并以每月数千种的速度递增。除英文外,还提供其他文种的电子图书,包括法文、德文、日文和西班牙文,无论在数量还是品质方面,NetLibrary 都具有领先的优势。除提供全文的电子书外,还提供 16000 多种有声电子图书。不但提供往年出版的电子图书,也提供大量当年出版的新书。

EBSCO 电子图书内容覆盖各个主题,涵盖多学科领域,其中约有 80% 的书籍是面向大学程度的读者。不仅包括学术性强的著名专业著作,还收录了最新出版的各类图书,近 90% 的电子图书是 1990 年后出版的。

EBSCO 电子书拥有全球最大的、顶尖级的客户群。目前世界上 50 多个国家和地区近 20000 所图书馆包括全球最顶尖的大学、科研机构和大型公共图书馆都在使用 EBSCO 电子图书。目前国内用户可以使用 12000 多种电子图书。

EBSCO 电子图书采用 IP 地址控制访问权限,只要 IP 地址范围内的任何计算机都可以使用。它采用复本的概念,一本书同时只能供一个用户在线阅读,多用户阅读同一本书时,系统会提示此书所有复本都已借出。但是一个图书馆和图书馆团体的众多读者(数量不限)可以在同一时间存取电子图书,只要这些读者阅读的是不同的书籍。如果一些书很受读者的欢迎,图

书馆可以购买一种书的多个复本,因而使得多个读者在同一时间阅读同一种书籍。其电子图书中部分采用通用的 HTML 格式,在线阅读全文时无需下载特殊阅读软件。部分采用 PDF格式,需要使用 Acrobat Reader 软件。全文内容不能下载,但允许复制和打印。

EBSCO 电子图书提供关键词检索和分类浏览,关键词检索分为基本检索、高级检索两种方式。另外系统还提供英语、西班牙、法语、德语、简体中文、繁体中文、俄语、日语、意大利语等多种界面语言。

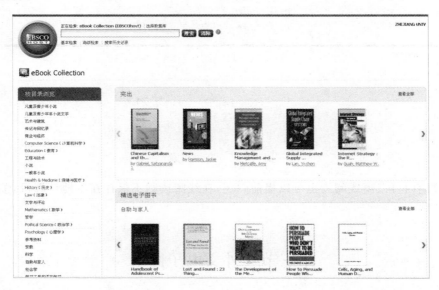

图 4-3-1　EBSCO 电子图书主页

(二)使用方法

EBSCO 的主页(图 4-3-1)上部是检索区,左侧是分类表,中间是推荐区,分为突出和精选电子图书两部分。系统默认查找图书的途径是基本检索,共提供三种查找图书的途径:

(1)关键词途径,在检索词框内输入关键词进行检索。

(2)分类途径,通过主页左侧的类目浏览查找。

(3)推荐途径,其中"突出"一般是指最新上架的电子图书,而"精选"则是系统选出的各个类目的精品图书。可以通过左右箭头,直接查看封面和作者进行选择,也可以点击"查看全部"按键,通过详细列表进行查看选择。

1.关键词检索

基本检索位于首页,同时在任何页面都嵌有检索框,方便读者快速检索。基本检索默认在书名、作者、主题、类目、全文、出版等字段进行检索。

高级检索可以使用字段(书名、作者、全文、类目、主题、ISBN、出版时间、出版者)、布尔运算符(与、或、非、邻近)以及限制(出版年份、出版者、语种)、排序方式等条件来建立较为复杂的检索策略,从而实现精确检索。可以通过"添加行"和"删除行"来确定检索字段数,最多可以使用 10 个检索字段进行组合,最少是 3 个。系统还提供搜索历史查看功能,可以打印或保存历史记录,以供查阅。

2.分类浏览

通过类目的层层展开查找图书,一般最多可扩展到 4 级类目。每个类名后都列出电子图书的数量,同时提供相关主题和图书供参考。

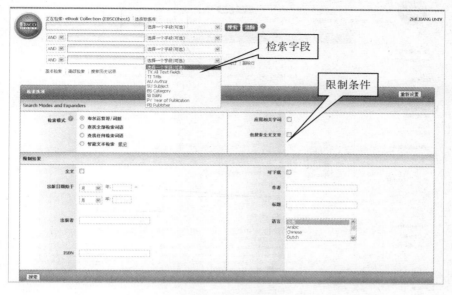

图 4-3-2　EBSCO 电子图书高级检索

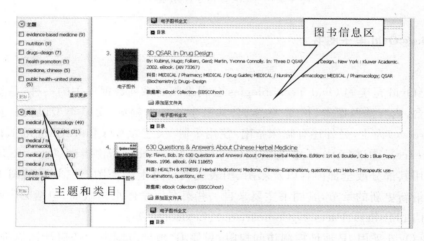

图 4-3-3　EBSCO 电子图书分类浏览

3. 检索结果

　　检索结果页面左侧是检索区,提供了检索数量、限制条件、相关主题与类别等信息。右边是图书信息区,检索结果的排序方式可以选择相关性(默认)、作者、书名、出版时间、入库时间等。检索结果图书信息区显示图书封面、书名、作者、出版公司、出版时间、科目等信息。在检索结果页可以直接查看目录,点击书名可以查看该书的详细信息,点击全文链接可以直接开始阅读。如果有多本图书或内容要打印或保存通过文件夹功能进行操作。文件夹可以保存文章、图像、页面、电子图书、注释、保存的检索史等多项内容,保存的内容可以进行打印、电子邮件、另存、导出等操作。

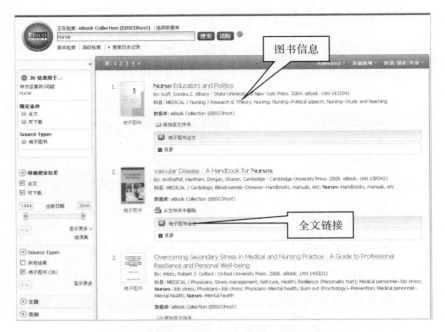

图 4-3-4　　EBSCO 电子图书检索结果

二、Books@Ovid 电子图书

（一）简介

Books@Ovid 是美国 Ovid Technologies 公司出版的系列数据库中的一种，是专业的医学电子图书平台，内容涉及医学、护理、药学、公共卫生的各个领域，文献类型以教材及参考用书（Text/Reference）为主，另外还有临床指南/使用手册/快速参考（Clinical Manual、Handbook、Quick Reference）、图谱（Atlas）、护理实践（Nursing Practice）、药物指南（Drug Reference）等，读者可以选用其部分或全部内容以及彩图、图表或教科书上的插图。它收录的图书一般都是最新版本或最新更新的章节，其图书主要来自一些著名医学图书出版商，包括 LWW、McGraw Hill、Oxford Publishers、Facts & Comparisons、Lexicomp 等。

Books@Ovid 采用 IP 地址控制访问权限，只要 IP 地址范围内的任何计算机都可以使用。Books@Ovid 提供浏览和快速检索两种查找图书的途径，还提供英语、法语、德语、中文、日文等多种语言界面，Books@Ovid 的电子图书可以直接阅读，不需要安装任何阅读软件。

Books@Ovid 主页左侧是检索区，包括全部图书浏览、快速检索、书名字顺导航和图书分类导航，右侧是图书列表区，按字顺列出所有图书。列表中有封面、书名、作者、出版商、版本、ISBN 等基本信息。

（二）使用方法

1. 浏览

Books@Ovid 默认的查找途径是浏览，读者可通过以下三种浏览方式查找图书：

（1）直接浏览：打开主页后，所有图书将按书名的英文字顺方式排列在图书列表区，读者只要通过下拉滚动条或点击"下一页"或"最后一页"进行跳页，然后再按书名字顺查找图书。

（2）书名字顺浏览：通过书名字顺导航来查找图书。点击"书名浏览"导航栏中的书名的首

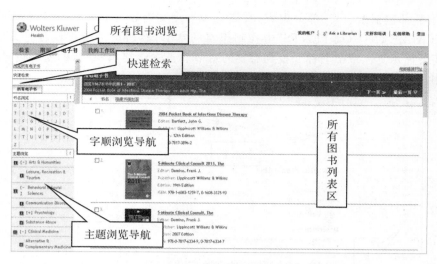

图 4-3-5　Books@Ovid 主页

字母,便可以打开所有以该字母开头的图书列表,然后按书名查找所需图书。如要查找《Car-diac Nursing》一书,点击字母 C 后就可以按字顺把该图书找出。

　　(3)主题浏览:通过主题导航来查找图书。点击"主题浏览"导航栏中的主题名称,便可以打开所有该主题图书的列表。所有主题词分为三级,系统默认全部打开,点击主题词左侧的减号或加号,可以收起或打开相关主题。例如要查找有关护理学的图书,点击"Nursing",再从右侧图书列表中选择需要的图书。

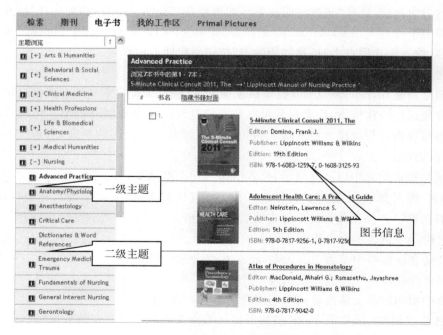

图 4-3-6　Books@Ovid 主题浏览

　　找到所需图书后,点击书名或该书的封面图像就能打开该图书。图书打开后,页面左侧分为 FRONT OF BOOK(图书前部包括前言)、TABLE OF CONTENTS(目录)和 BACK OF

BOOK(图书后部包括索引)三部分内容,右侧是图书正文内容(图 4-3-7)。如要阅读某一章,可在右侧"TABLE OF CONTENTS"中找到想看的章节,然后点击链接便可打开相应部分。点击"＋"还可显示具体章节名称。找到需要的章节后点击链接,该章节的所有内容便会显示在页面右侧,读者只要上下移动滚动条便可阅读。

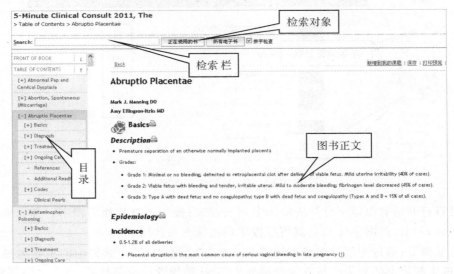

图 4-3-7　Books@Ovid 图书正文

阅读图书时,读者想查找书中其他内容,可把相关的问题输入检索框进行检索。如果是在当前打开图书中查找,选择"正在使用的书",如果想在其他图书中查找,则选择"所有电子书"。如在当前图书中查找与"Premature separation of an otherwise normally implanted placenta"相关的内容,输入该句后点击"正在使用的书"按钮系统即返回结果。

2. 快速检索

除了浏览功能外,Books@Ovid 提供快速检索,可进行全文检索。所有图书浏览页都嵌有检索栏以方便进行快速检索,检索对象可以是当前打开的图书或所有图书。系统设有拼写检查选项。拼写检查可帮助读者检查输入的句子中是否有拼写错误的单词,但系统不会自动修改拼法错误的词汇。

检索词在检索结果中以高亮显示,检索结果按相关度从高到低排列,另外读者也可以选择按作者、书名、图书类型、主题等进行排序。相关程度以星表示,五颗星表示相关性最高,一颗星表示没有关联。计算相关性的条件主要有以下一些:

- 图书段落中包含多少个读者所输入的概念?
- 这些概念在段落中是否很有关联,经常并列出现?
- 这些概念在段落中是否重复出现?
- 段落中所用的单词跟读者输入的概念词是否一致?

所在章节右侧"Ovid Full Text"链接可以查看在书中的全文,"完整数据"则可以查看该条记录所在图书的详细信息。

3. 主检索模式

要找某一本图书,除了可以通过浏览功能查找外,还可以在主检索页面选 Books@Ovid 数据库进行检索。主检索模式提供基本检索、字段检索、高级检索和多个字段检索四种方式。

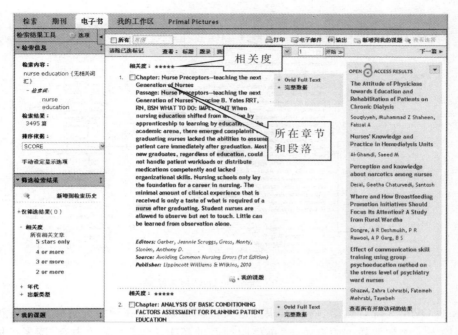

图 4-3-8　Books@Ovid 快速检索结果

　　基本检索与快速检索一样，是进行全文检索。在基本检索中，系统会把检索词中的所有概念词抽出，再把这些概念词分别扩展到其同类词、同义词、单/复数、相关词汇等，如概念词天气（Weather），系统便会把它扩展到 Weather，Weathers，Temperature，Heat，Ultraviolet Ray，Cold，Sunlight，Humidity，Rain，Wind，Snow 等等词汇进行全文检索，检索结果也是按相关度从高到低排列。另外基本检索还可以增加限制条件以提高检索精度，限制条件读者可以进行编辑以符合要求。

　　字段检索允许读者选择所需检索字段进行检索。可以选全部字段，也可以选一个或某些相关的字段。高级检索把检索范围限制在关键词、作者、标题、书名和自然语言检索中，但允许使用" * "或" $ "进行截字检索，多个字段检索则可以运用逻辑关系与、或、非对所选字段的检索词进行组配，以进行精确检索。

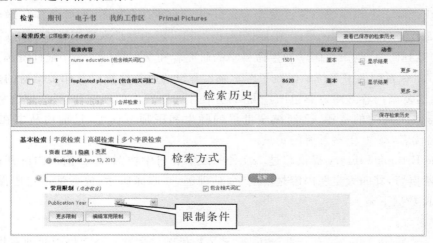

图 4-3-9　Books@Ovid 主检索页面

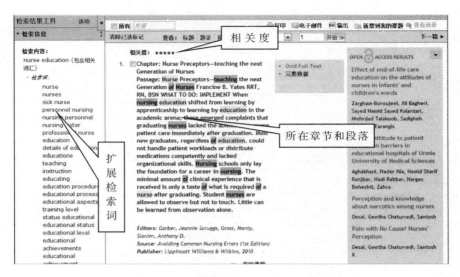

图 4-3-10　Books@Ovid 检索结果

Books@Ovid 支持自然语言检索，跟普通关键词检索区别在于它允许读者把整句话作为检索条件输入。例如要找书中有关于"小孩胆结石的超声诊断"方面的内容，读者可以把"Diagnosis of bile stone in child by ultrasound"整句输入，而不用像关键词检索那样，把句子拆为若干个概念词。

在使用自然语言检索时要注意以下几点：

（1）尽量使用名词，并尽量避免使用多余的形容词，如 big，small 等。

（2）尽量使用直接的语法。

（3）如果检索结果只有相当低的相关性，则需要修改输入的句子，或检查相关的图书是否于 Books@Ovid 数据库内。

三、Thieme E-Book Library

（一）简介

Thieme 成立于 1886 年，是德国历史最悠久和最大的医学出版社之一，出版物的内容主要涉及医学、化学和生命科学等领域。迄今为止，已出版 5000 多种图书，并每年新增约 500 种。Thieme 在 2004 年推出了它的电子图书平台，提供其出版的在学术界享誉盛名的 Color Atlas（彩色图谱）系列图书，为广大医学和生命科学的研究者和学生提供了一个最佳资源。

Color Atlas 系列图书系统地涵盖了医学院校开设的所有课程以及相关学科的内容，以简洁的方式表达复杂内容并附以彩色图片说明，方便学习过程中的理解和记忆，带给学生和老师优质服务与快速高效的资源，已经被全世界的师生和医师所认可，目前该丛书在全世界有 7000 多万名读者，2000 千多万册的销量。

Thieme E-Book Library 提供超过 700 种的医学和科学类图书，目前国内已开放 72 种图书，且在不断更新，其四大主题内容是解剖学、基础医学、临床医学、放射学。它还提供电子图书的 MARK 数据下载。

（二）使用方法

Thieme E-Book Library 使用非常方便，系统提供图书浏览和全文检索两种查找方式。所

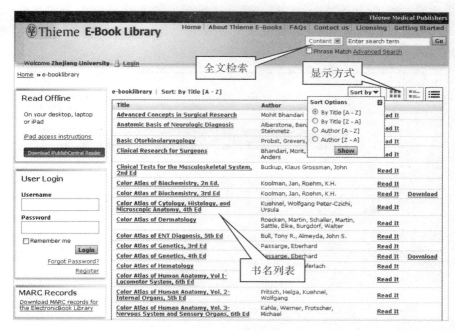

图 4-3-11　Thieme E-Book Library 主页

有图书可以选择按书名或作者姓名进行顺排或倒排,默认是按书名字顺排。全文检索可以按照内容(Content)或者书目(Catalog)进行检索,高级检索提供关键词、书名、作者、书号、学科、出版进间等多个选项,可以组配进行精确检索。

所有电子图书可以直接在线阅读,不需要安装任何阅读软件,系统提供 iOffline 软件下载,支持图书离线阅读。

图书显示方式可以选择封面图片、图文列表或书名列表,其中图文列表方式可以查看出版时间、所属学科、书号等书目信息,系统默认方式是书名列表。点击书名、封面或"Read it"即可打开图书开始阅读。

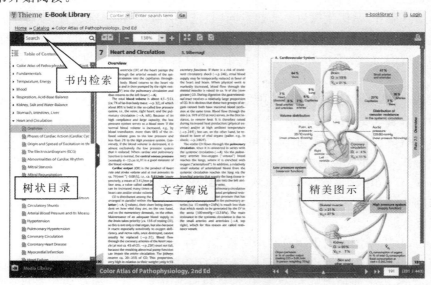

图 4-3-12　Thieme E-Book Library 阅读界面

阅读界面简洁明了,易于使用。左侧目录可打开或收起,右侧是正文,显示比例可随意调,并可在本书内检索相关内容。系统还提供添加书签、读书笔记等个性化功能,并可实现书签及笔记的多用户共享。

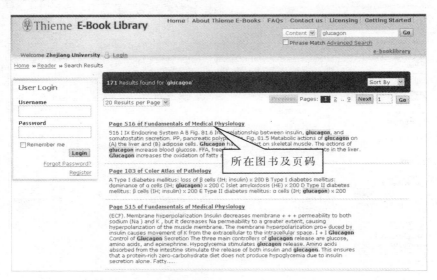

图 4-3-13　　Thieme E-Book Library 检索结果

关键词检索可对所有图书或选定图书进行检索,或对图片的注释文字进行检索,检索词高亮显示,以方便用户浏览。

四、MD Consult 电子图书

(一)简介

MD Consult 全文医学文献数据库由世界最大的英文医学出版商 Elsevier 出版发行,是其临床医学核心数据库。它从世界上最重要的医学期刊、医学教科书、医学会议中收集最新信息,并以实用、便捷的方式,提供最新版参考书、医学全文信息、诊疗指南、药物信息、行医指南等临床医学信息服务,是医生探讨临床热点问题、进行自我考查、继续教育、了解学科发展动态的医学信息浏览工具和忠实顾问。临床医生面临的问题,通过检索 MD Consult,即可通过图书、期刊、诊疗指南、药物给出相应的诊断、治疗、用药及预后的解决方案,省去医生大量的时间。

MD Consult 已被北美 95% 以上的医学院和全球超过 2000 家医疗机构采用,每月提供超过 170 万的检索要求。MD Consult 拥有各种类型的文献资料,主要包括图书、期刊、药物信息、图片、诊疗指南、病人教育手册等,其电子图书收录 51 套完整的权威医学参考书,包括各科的经典医学著作如:《希氏内科学》(Goldman's Cecil Medicine,24th ed.)、《克氏外科学》(Sabiston Textbook of Surgery,19th ed.)、《坎贝尔泌尿外科学》(Campbell-Walsh Urology,10th ed.)、《尼尔逊儿科学》(Nelson Textbook of Pediatrics,19th ed.)等。

(二)使用方法

MD Consult 电子图书提供浏览和全文检索两种使用方式,在主页上方选择"Books"即进入图书主页,在主页下方左侧检索栏可以直接进行全文检索。

MD Consult 提供两种浏览方式,默认按学科分类排列,另一种是按作者姓名字顺排列。

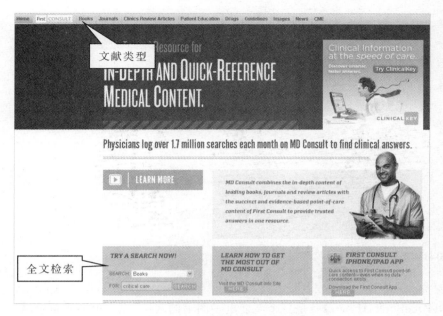

图 4-3-14　MD Consult 主页

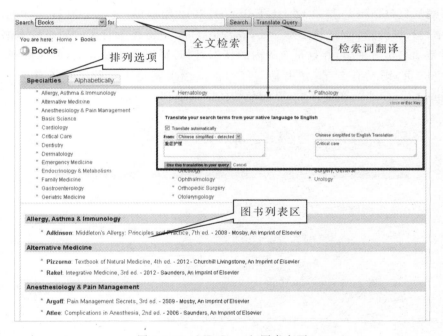

图 4-3-15　MD Consult 图书主页

全文检索栏嵌入所有页面,方便用户随时查找相关文献,另外系统提供检索词自动翻译功能。用户可以输入自己的母语,系统会翻译为专业的英语用词,目前提供中文(简体、繁体)、法语、德语、西班牙语、阿拉伯语、日语等数十种语言的翻译。

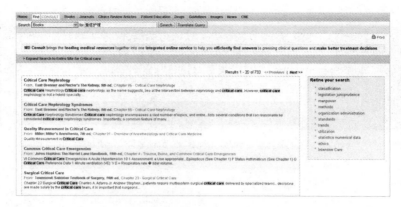

图 4-3-16   MD Consult 检索结果

五、FB4D 电子图书

(一)简介

FB4D(FreeBooks4Doctors)是一个免费电子图书的网站,提供很多质量较高医学类书籍,可以免费查看和阅读,目前有电子图书 360 种。在 FB4D 能找到一些最新的图书,如 2013 年版的《肝脏病学》(Hepatology 2013-4th Edition),2012 年版的《血液学》(Hematology 2012)。网站对图书进行评分,将所有书分为 4 级,最高是 3 星,最低是没有星。如果一本书是经典教科书,或者是知名学者编著,并且是 3 年内的新书,同时页码多于 200 页,就能得到 3 星,如果页码少于 200 页,则只有 2 星,如果是 5 年以前的图书就是无星的。它还有一个姐妹网站(Free Medical Journals),汇集了 3000 种免费的医学期刊。

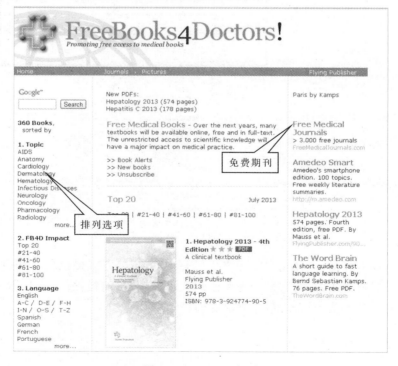

图 4-3-17   F4DB 主页

（二）使用方法

FB4D 提供浏览方式查找图书。网站内嵌了 Google 检索，同时在两个网站（图书和期刊）进行检索。图书浏览方式有主题、FB4D 因子、语种、出版时间和星级等五种，其中 FB4D 因子和星级是网站自己设立的方式，默认是按 FB4D 因子排列。

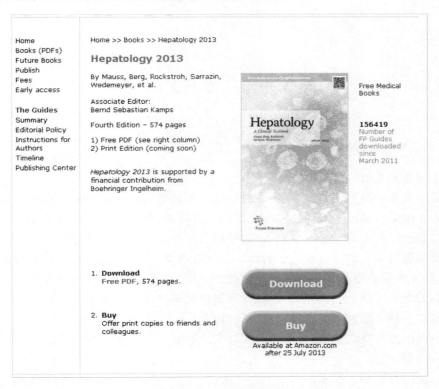

图 4-3-18　F4DB 图书信息页

点击图书封面或书名显示图书详细信息，再点击"Download"即可在线阅读；或进入提供免费图书的相关网页，读者根据提示可以在线阅读或下载。

练习题

1.什么是电子图书。常见的电子图书格式有哪些。

2.电子图书和传统图书有哪些优缺点。

3.国内外常用电子图书数据库有哪些。

第五章　特种文献

第一节　专利文献

一、专利与专利文献概述

（一）专利及其类型

专利是专利权的简称，是指建立了专利制度的国家通过其政府机构（专利局）以法律形式保护发明人在一定时期内享有的技术专有权利。具体地，专利是指一项发明创造，即发明、实用新型或外观设计向专利局提出专利申请，经依法审查合格后，向专利申请人授予的在规定时间内对该发明创造享有的专有权。专利通常有两重含义：一重含义是指受法律保护的技术或相关对象，具体地说是指受专利法保护的发明、实用新型或外观设计；另一重含义是指记载发明创造内容的专利文献，专利文献上记载发明创造的详细说明书和受法律保护的技术范围。

专利权是一种无形财产的产权，包括三个特点：

（1）专有性，也称独占性：是指专利权人对其发明创造享有独占性的制造、使用、销售、许诺销售和进出口的权利。

（2）地域性：是指一个国家依照本国专利法授予的专利权，仅在该国法律管辖的范围内有效，对其他国家没有任何约束力，外国对其专利权不承担保护的义务；如果在一项发明创造在我国获得专利权，专利权人仅在我国享有专利权或独占权，在其他国则不享有上述权利。

（3）时间性：是指专利权人对其发明创造所拥有的法律赋予的专有权只在法律规定的时间内有效，期限届满后即失效，原来受法律保护的发明创造成了社会的公共财富，任何单位和个人都可以无偿使用。专利权的期限，各国专利法都有明确规定，我国专利法规定发明、实用新型、外观设计的保护期限自申请日起分别为 20 年、10 年、10 年。

（4）无形性：专利权是无形财产，以专利的权利属性为依据，可以在市场中从事资本的多种运作，如专利许可、专利转让、专利股权、专利信托、专利担保、专利保险等，从而实现专利的价值，将专利承载的发明创造的技术内涵转变为物态的商品。在知识经济时代，专利已经成为一种强大的商业工具，对于企业间转让、兼并、收购等重大商业行为有着重要的影响。

我国于 1984 年 3 月通过《中华人民共和国专利法》，1992 年 9 月对专利法进行了第一次修正，于 2000 年 8 月进行了第二次修正，2008 年 12 月进行了第三次修正。

根据我国专利法，从专利保护对象的不同可分为以下三类：

（1）发明：是指对产品、方法或者其改进所提出的新的技术方案。它要求有较高的创造性水平，是三种专利中技术含量最高的一种，如"SARS 病毒的基因检测试剂盒及检测方法"。发明分为产品发明和方法发明；发明可以是首创发明，也可以改进发明，还可以是组合发明、用途发明等。我国对发明的保护期为 20 年。

（2）实用新型：是指对产品的形状、构造或者其结合所提出的适于实用的新的技术方案，如"SARS 病毒消杀柜"。实用新型实际上是结构发明，也就是通过特定的结构达到某种功能的产品发明，方法发明不能申请实用新型。我国对实用新型的保护期为 10 年。

（3）外观设计：是指对产品的形状、图案或者其结合以及色彩与形状、图案的结合所作出的富有美感并适于工业应用的新设计，外观设计必须是一种产品，而且这种产品是可视的，具有一定的形状、图案、色彩或者其结合的设计，如"小型药品包装盒"。我国对外观设计的保护期为 10 年。

根据我国专利法的规定，下列各项不授予专利权：

（1）科学发现。

（2）智力活动的规则和方法。

（3）疾病的诊断和治疗方法。

（4）动物和植物品种。

（5）用原子核变换方法获得的物质。

（6）对平面印刷品的图案、色彩或者二者的结合作出的主要起标识作用的设计。

但下列情况被视为"疾病的诊断和治疗方法"的例外情况，可以授予专利权：

（1）为诊断和治疗疾病而使用的物质、材料、仪器、设备和器具。

（2）烫发、染发等美容方法及物品的消毒方法。

（3）在人体或动物之外进行的化验方法（如血液、大小便、脑脊液、胆汁、引流出的胃液等的化验及检测方法）。

（4）尸体的测试及处理方法。

（5）非诊断和治疗目的测定生理参数的方法（如量血压/量身高）。

（6）人体或动物体上所获取的信息的数据处理方法，可重复的获得新的微生物菌株的方法（如基因工程方法）也可授予专利权。

（二）专利的相关概念

1. 巴黎公约

《保护工业产权巴黎公约》（简称巴黎公约），于 1883 年 3 月 20 日在巴黎签订，1884 年 7 月 7 日生效。巴黎公约的保护范围是工业产权，包括发明专利权、实用新型、工业品外观设计、商标权、服务标记等。巴黎公约的基本目的是保证一成员国的工业产权在所有其他成员国都得到保护。1985 年 3 月 19 日中国成为该公约成员国，目前有近 200 个成员国。巴黎公约的原则包括国民待遇原则、优先权原则、独立性原则、强制许可专利原则等。

2. WIPO

世界知识产权组织（World Intellectual Property Organization，简称 WIPO）是一个致力于促进使用和保护人类智力作品的国际组织。总部设在瑞士日内瓦的世界知识产权组织，是联合国组织系统中的 16 个专门机构之一。它管理着涉及知识产权保护各个方面的 24 项（16 部关于工业产权，7 部关于版权，加上建立世界知识产权组织公约）国际条约，中国于 1980 年 6 月加入该组织，目前成员国超过 180 个国家。

3. PCT

PCT 是专利合作条约（Patent Cooperation Treaty）的简称，是专利领域进行合作的一个国际性条约。此条约于 1970 年缔结，1978 年 1 月生效，同年 6 月实施。PCT 对《保护工业产权巴黎公约》的缔约国开放，通过该条约，在成员国范围内，申请人只要使用一种规定的语言在一个国家提交一件国际申请,就产生了分别向各国提交了国家专利申请的效力。中国于1994年1月正式成为 PCT 的成员国,目前中国专利局已成为 PCT 的受理局、国际检索的国际审查单位。

4.优先权

优先权是巴黎公约各成员国给予本联盟任一国家的专利申请人的一种优惠权,也即申请人在一个缔约国第一次提出申请后,可以在一定期限内就同一主题向其他缔约国申请保护,其在后申请可在某些方面被视为是在第一次申请的申请日提出的。优先权分为外国优先权和本国优先权。发明或者实用新型的优先权期限为12个月,外观设计的优先权期限为6个月。

5.专利族

具有共同优先权的由不同国家公布或颁发的内容相同或基本相同的一组专利申请或专利称为一个专利族。

6.同族专利

在同一专利族中,每件专利互为同族专利。

7.现有技术

现有技术是指申请日以前在国内外为公众所知的技术,现有技术包括在申请日(有优先权的,指优先权日)以前在国内外出版物上公开发表、在国内外公开使用或者以其他方式为公众所知的技术。

8.专利授权的条件

(1)新颖性(即"前所未有"):是指该发明或实用新型不属于现有技术;也没有任何单位或者个人就同样的发明或实用新型在申请日以前向专利局提出过申请,并记载在申请日公布以后的专利申请文件或者公告的专利文件中。

(2)创造性(即"技术进步性"):是指与现有技术相比,该发明具有突出的实质性特点和显著的进步,该实用新型具有实质性特点和进步。

(3)实用性(即"可重复实施性"):是指该发明或者实用新型能够制造或者使用,并且能够产生积极效果。

(三)专利文献及分类

专利文献是实行专利制度的国家及组织在审批专利过程中产生的官方文件及其出版物的总称。专利文献既是关于专利保护客体内涵的信息,同时又是有关专利权利的信息,它集技术、法律、经济信息于一体,是一种复合型的信息源。

(1)专利文献的技术性:它包括反映最新科技信息的新发明、新创造、新设计,而且经过审查,其内容可靠,专利的技术信息一般在专利的说明书、权利要求书、附图和摘要中披露,专利文献所附的检索报告或相关文献间接提供相关的技术信息。

(2)专利文献的法律性:它包含了发明创造的权利保护范围、专利权生效日期和保护期限、优先权及其保护的地域范围、专利权是否有效、获得许可证情况等信息。

(3)专利文献的经济性:在专利文献中记载着一些与国家、行业或企业经济活动密切相关的信息,如专利的申请人或专利权人的名称、专利的国家标识、专利的申请年代等,这些信息可反映或预测出专利申请人或专利权人的研发方向和经营战略,通过对这些信息的分析可以获取许多商业情报。

专利文献的特点:

(1)数量巨大,连续定期公布:世界知识产权组织的统计表明,世界上每年发明创造成果的

90％～95％可以在专利文献中查到;汤森路透集团的研究认为70％～90％的专利文献未在其他刊物上发表;欧洲专利局则认为这个比例为80％。目前,全世界累计可查阅的专利文献已超过7000万件。专利文献以连续报道的形式公布,各国专利局在本国或本组织的官方网站上定期公布专利文献。

（2）内容广博,基本覆盖实用技术的各个领域:专利文献涵盖了绝大多数技术领域,几乎涉及人类生活的各个领域,影响世界科技发展的重要发明,如瓦特的蒸汽机、爱迪生的留声机和电灯、贝尔的电话、莱特的飞机等发明创造的内容都是第一时间在专利文献中予以披露的。

（3）内容详尽,集多种信息于一体:专利文献既是技术文件又是法律文件,专利文献对技术信息的揭示完整而详尽,申请人必须按照专利法的有关规定,在专利说明书中对发明创造作出清楚、完整的说明,并在权利要求书中清楚、简要地表述请求保护的范围;此外,专利文献与经贸活动结合紧密,通过对专利文献的分析,可以在国际贸易和技术引进活动中规避侵权、掌握主动,还可以了解竞争对手的技术和市场发展动态。

（4）形式统一,数据规范,便于检索:专利文献著录项目有统一的编排体例,并采用国际统一的专利著录识别代码,专利单行本具有法定的文本结构,每项内容都有具体的撰写要求和固定的顺序,便于阅读;各国专利局都统一使用国际专利分类法（IPC）对专利文献所属的技术领域进行分类,便于专利文献的管理和检索。

专利文献按类型分为一次专利文献、二次专利文献和三次专利文献:

（1）一次专利文献:是指各国专利局和国际专利组织出版的各种形式的专利单行本,即专利说明书,包括扉页、摘要、权利要求书、发明创造名称、所涉及的技术领域和背景技术、发明内容、具体实施方式,还可以包括附图说明、说明书附图和摘要附图。专利单行本的作用是清楚、完整地公开新的发明创造,请求或确定法律保护的范围。

（2）二次专利文献:是指各国专利局出版的专利公报、专利文摘、专利索引等出版物。二次专利文献的作用是帮助用户快速、有针对性地从一次专利文献中查找所需的文献。

（3）三次专利文献:是指利用二次专利文献选择一次专利文献的内容,加以分析、综合后编写出的文献,包括专题综述、专利分析报告等。

为了便于专利文献的管理,世界上绝大多数实施专利制度的国家均采用世界知识产权组织（WIPO）制定的《国际专利分类表》（International Patent Classification,简称IPC）来对专利文献进行组织和管理,而美国、日本、欧洲等国家或地区的专利局同时在其专利文献上标有其各自的专利分类号。IPC采用以功能为主、功能和应用相结合的分类原则,将内容按等级逐级分类,分为部（Section）、分部（Subsection）、类（Class）、小类（Subclass）、组（Group）和分组（Subgroup）。八个部分别用A～H表示,这八个部为:

A部:人类生活必需品（Human Necessities）,医药卫生专利主要属于A部

B部:作业、运输（Performing Operations;Transporting）

C部:化学、冶金（Chemistry;Metallurgy）

D部:纺织、造纸（Textiles;Paper）

E部:固定建筑（Fixed Constructions）

F部:机械工程、照明、热工、武器、爆破（Mechanical Engineering;Lighting;Heating Weapons;Blasting）

G部:物理（Physics）

H部:电学（Electricity）

　　IPC 的首要目的是为了方便技术主题的检索,所以相同的技术主题总是划归在同一分类位置上,同时也能从这一位置再把它找出来。例如 A61P5/24 这一分类号集中的是治疗内分泌系统的性激素药物这一技术主题。其中:

A(部):人类生活必需(农、轻、医)

A61(大类):医学或兽医学;卫生学

A61P(小类):化合物或药物制剂的治疗活性

A61P5/00(主组):治疗内分泌系统疾病的药物

A61P5/24(分组):治疗内分泌系统的性激素药物

　　IPC 分类号可以通过世界知识产权组织的专利分类号网站(http://www.wipo.int/classifications/ipc/en)查找,也可以通过中国国家知识产权局的检索网站(http://search.sipo.gov.cnzljsipc/ipc.jsp)查找。

　　(四)专利文献检索的途径

　　1. 序号途径

　　通过申请号、公开号、公告号等序号检索专利文献的途径。通过已知的序号是检索专利文献的题录、文摘或全文的最便捷的途径,并可利用获得的分类号、优先权等信息和字段扩大检索;通过申请号、公开号、公告号还可以检索等同专利、接续专利等同族专利。

　　2. 名称途径

　　通过发明人、申请人、专利权人的名称检索专利文献的途径。为了跟踪新技术革新的动态,可以通过某一学科领域知名度高的专家作为发明人进行人名检索;或定期将著名研究机构、企事业单位作为团体名进行人名途径检索,从而掌握同行业科技创新的态势,及时调整科研方向。

　　3. 主题途径

　　通过专利名称、摘要、权利要求、说明书中的主题词检索专利文献的途径。由于主题检索的专指性,可以跟踪某一课题的研究动态。

　　4. 分类途径

　　以分类号和类目名称为检索标识检索专利文献的途径。目前多数专利国采用统一的国际专利分类法(IPC)。由于相同技术内容的文献其分类相同,且分类途径具有族性检索的优势,可以用分类途径定期跟踪检索新近公开或公告的专利文献,以了解本学科新技术的发明创造。

　　5. 优先权途径

　　优先权是指同族专利中基本专利的申请号、申请国、申请日期。由于同族专利或等同专利都有相同的优先权,所以通过优先权检索可快捷地查获全部同族专利。通过一项技术发明的等同专利数量和申请国别的研究,可评估该发明的科技含量和经济价值。

　　6. 代理途径

　　通过代理机构、代理人的信息进行专利文献的检索,可以检索到该代理机构、代理人代理的专利申请情况。

　　7. 日期途径

　　通过申请日、公开日、公告日检索该日期申请、公开、公告的专利文献的情况。

二、国内专利信息的检索与利用

（一）中国国家知识产权局网站专利检索数据库 http://www.sipo.gov.cn/

中国国家知识产权局专利检索网站是政府性官方网站，收录了 1985 年 9 月 10 日以来中国专利法实施以来公开的全部中国专利信息，包括发明、实用新型和外观设计三种专利的著录项目及摘要，并可以进行专利全文说明书的下载和打印，网站每周更新一次，该网站提供免费检索服务。同时该网站还提供和专利相关的信息服务，如近期专利公报查询、法律状态查询、代理机构查询、专利信息发文信息查询等。中国国家知识产权局网站专利检索数据库提供申请（专利）号、名称、摘要、公开（告）号、分类号等共 16 个检索字段。检索方式分为简单检索、检索和 IPC 分类检索。

1. 简单检索

简单检索提供一个检索入口和 1 个检索行的选项，检索项的下拉列表提供 9 个检索项：申请（专利）号、申请日、公开（告）号、公开（告）日、申请（专利权）人、发明（设计）人、名称、摘要、主分类号（图 5-1-1）。在检索框中输入 1 个检索式（检索式可以是词、日期或号码），再选择检索项目的下拉列表选项，以限定检索式的搜索范围，最后点击"搜索"按钮即可。

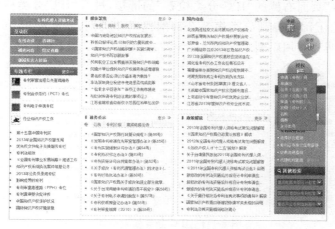

图 5-1-1　简单检索页面

简单检索中可使用模糊字符进行模糊检索，逻辑运算符 AND、OR、NOT 不可用。

2. 高级检索

点击"高级检索"按钮，进入检索高级检索页面（图 5-1-2），可看到页面最上方有"发明专利"、"实用新型专利"、"外观设计"三种选择，缺省状态下默认在上述三种专利中进行检索，如果需要单独检索"发明专利"、"实用新型专利"、"外观设计"的任意一种，勾选相应的专利类型即可。

高级检索提供申请（专利）号、名称、摘要、地址、分类号等 16 个检索字段的检索入口，并且在多个字段支持模糊检索，其中，字符"?"（半角问号），代表 1 个字符；模糊字符"％"（半角百分号），代表 0～n 个字符。各检索字段之间全部为逻辑"与"运算。

点击检索页面右侧的"使用说明"，可查看相应的检索字段含义、输入格式及检索示例。检索时，将鼠标停留在检索项的检索框中，即出现该检索项的输入方法说明。

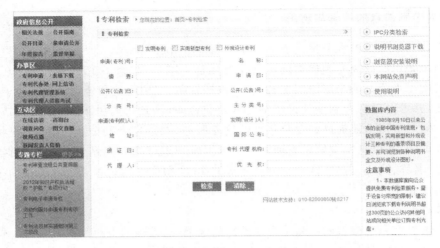

图 5-1-2　高级检索页面

3. IPC 分类检索

点击"高级检索"页面右侧的"IPC 分类检索"的链接,进入"IPC 分类检索"的页面(图 5-1-3),该页面左侧列出了国际专利分类表 8 个部的代码和类别,右侧列出 16 个检索字段,IPC 分类号只适用于发明和实用新型。

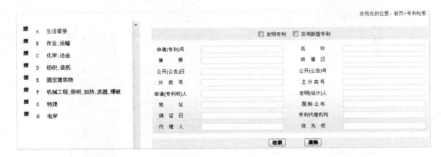

图 5-1-3　IPC 分类检索页面

IPC 分类检索可实现在限定分类号的基础上,进行分类号和其他字段的组配检索,各检索字段之间全部为逻辑"与"运算。点击任意一个部的类名,系统会逐级列出该部下的大类、小类、大组、小组的类名,右面"分类号"检索框中会出现相应的类名,在其他的检索框中输入检索式,点击"检索"按钮,得到分类号和其他字段的组配检索结果。

4. 检索方法

以高级检索为例,例如需要检索浙江大学 2012 年申请的有关试剂盒的专利,在申请(专利权)人检索框中输入"浙江大学";在申请日检索框中输入"2012",鼠标放在检索框中,会出现申请日的输入说明和检索示例;在摘要检索框中输入"试剂盒"(检索页面见图 5-1-4),点击"检索",得到检索结果。

5. 检索结果的输出

检索结果见图 5-1-5 所示,点击专利名称或者申请号,进入该专利文献的题录信息和摘要页面(图 5-1-6),然后点击申请号即进入下载全文的页面(图 5-1-7),专利文献的全文只能逐页查看和下载。

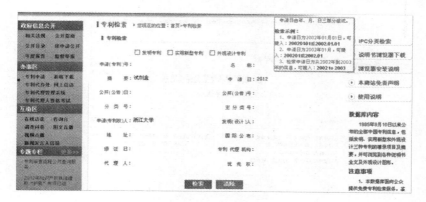

图 5-1-4　检索页面

专利检索　您现在的位置：首页>专利检索

- 发明专利（10604）条　· 实用新型专利（688）条　· 外观设计专利（60）条

序号	申请号	专利名称
1	01118333.0	同步鉴别多种人类乳突瘤病毒亚型的试剂盒、方法及组合物
2	02126278.0	使用微小侵入性装置自动监控被分析物浓度的方法
3	02113890.7	结核分枝杆菌诊断检测试剂
4	02137292.6	一种人氨基酸转运蛋白、其编码序列、制法及用途
5	02113834.6	一种基于抗原抗体反应的新型试剂盒及其应用
6	02137044.3	试剂盒
7	02134936.3	石斑鱼生长激素特异性酶联免疫检测试剂盒及其制备方法
8	01805372.6	有放射活性的治疗性脂质体
9	02122265.7	RNA探针的制备方法、靶核酸的检测方法以及RNA探针的制备试剂盒
10	02139253.6	一种快速定量检测猪瘟病毒和猪瘟兔化弱毒疫苗的荧光定量PCR试剂盒及应用
11	02127338.3	用于检测和定量β-内酰胺青霉素的方法和试剂盒
12	01126500.0	用于同时检测多种传染性疾病的试剂盒及其制备方法
13	01805566.4	用于治疗物质滥用的方法
14	01803983.9	用于检测β-1,3-葡聚糖的组合物,其制备方法和检测β-1,3-葡聚糖的诊断试剂盒
15	01805727.6	肺炎衣原体检测用抗体

图 5-1-5　检索结果

申请（专利）号：**01118333.0**

＋大 中 小

- **申请公开说明书**（88）页

申　请　号：	01118333.0	申　请　日：	2001.05.24
名　　　称：	同步鉴别多种人类乳突瘤病毒亚型的试剂盒、方法及组合物		
公开（公告）号：	CN1388253	公开（公告）日：	2003.01.01
主 分 类 号：	C12Q1/68	分案原申请号：	
分　类　号：	C12Q1/68;C12Q1/70		
颁　证　日：		优　先　权：	
申请(专利权)人：	金车股份有限公司		
地　　　址：	台湾省台北市		
发 明（设计）人：	林景堉;林瑞文;游秋绵;黄馨萱;李柏亨;李贤雄;林育如;范智钧;许汉钊;施怡雯;叶志新;高翊峰;潘志龙	国 际 申 请：	
国 际 公 布：		进入国家日期：	
专利代理机构：	隆天国际专利商标代理有限公司	代　理　人：	郑霞;杨淑媛

摘要

一种用以同步鉴别一检体中所含人类乳突瘤病毒亚型的试剂盒，该试剂盒包含：一载体，其包含第一部分与第二部分，并可承载该检体于

图 5-1-6　专利文献的题录信息和摘要页面

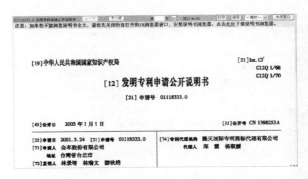

图 5-1-7　专利全文页面

（二）SooPAT 专利搜索引擎 http://www.soopat.com

SooPAT 创建于 2007 年，能进行中国专利和世界专利的免费检索，并可下载专利全文。世界专利搜索包含 99 个国家和地区、超过 8500 万专利文献，时间跨度超过 350 年。该数据库的最大优势是专利文献更新及时（中国专利与国家知识产权局同步，每周三更新），检索页面友好，检索方式灵活，检索方法简单。为了更好地使用该搜索引擎的检索功能和下载专利全文，需要注册后使用，注册是免费的。注册界面见图 5-1-8。

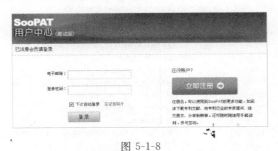

图 5-1-8

SooPAT 的首页界面见图 5-1-9 所示，分为中国专利检索和世界专利检索。其中，中国专利提供全部专利（包括发明、实用新型、外观所有三种专利）的检索，还提供发明＋实用新型，单独的发明、实用新型、外观三种专利的检索，以及发明授权的检索。世界专利的检索方式支持中英文检索词，应尽量使用英文。

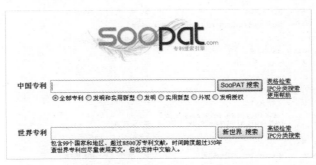

图 5-1-9　SooPAT 首页界面

SooPAT 查询简洁方便，仅需输入查询内容并敲一下回车键（Enter），或单击"SooPAT 搜索"按钮即可得到相关资料。其默认的检索结果排序是最相关的专利文献出现在最前面，方便用户更容易找到最重要、最相关的内容。该搜索引擎支持模糊检索。

1.检索注意规则

(1)多个关键词之间用空格隔开,可获得更多搜索结果。如"飞机 轮胎"比"飞机轮胎"搜索结果多;

(2)通过申请(专利)号、公开(公告)号查询时,直接输入号码,前面不用加 ZL 或 CN。

(3)SooPAT 会忽略"的"、"地"、"得"等字词,这类字词不仅无助于缩小查询范围,而且会大大降低搜索速度。上述词和字符称为忽略词。

(4)在一些情况下,SooPAT 会对查询词进行适当拆分,以防止漏检,比如输入:"航空航天动力",会自动转换成"航空 AND 航天 AND 动力"来搜索;如不需要 SooPAT 进行这种自动拆分,只需在查询词上加英文单引号'',比如输入'航空航天动力',SooPAT 就不会再拆分开了,而严格按照该词组进行检索。

(5)SooPAT 运用汉字繁简自动转换系统,无论输入繁体或简体字皆可查询专利。并且,您可通过每页右上角的繁简体切换按钮进行整页的繁简体切换。

(6) SooPAT 的搜索框支持各字段间组成复杂的逻辑检索式进行精确搜索:字段限定,可以将检索词限定在某一字段内,可在该检索词前加上字段限定符,字段后用英文冒号,SQH:申请号,SQRQ:申请日期,MC:专利名称,ZY:摘要,SQR:申请人,DZ:地址,FMR:发明人,FLH:分类号,ZFLH:主分类号,GKH:公开号,GKRQ:公开日期,ZLDLJG:专利代理机构,DLR:代理人,LeiXing:专利类型。举例:MC:塑料 AND FLH:C08F[*] 表示检索专利名称包含"塑料",且分类号为"C08F"的专利。

(7)缺省符"＊",申请号、公开日期、公开号、分类号、主分类号、申请日期这六个字段中查询时,可使用缺省符"＊"进行模糊搜索。举例:GKRQ:(200601)表示检索公开日期在"2006年1月"的所有专利,FLH:(A61B)表示检索"A61B"分类号小类下的所有专利。

(8)时间范围检索:申请日、公开日可支持时间范围查询[开始值 TO 结束值],举例:SQRQ:[2005 TO 2006]表示检索申请日期在 2005 年与 2006 年之间的所有专利。

(9)SooPAT 支持 AND、OR、NOT 以及()的逻辑运算,以空格间隔默认为 AND 关系。举例:MC:塑料 AND FMR:许 表示查询专利名称包含"塑料",且发明人包含"许"的专利。

2.检索方法

(1)快捷检索:在见图 5-1-9 所示的 SooPAT 首页界面中直接输入检索词即可。例如,需要检索浙江大学作为申请人的有关试剂盒的专利,在检索框中输入的检索词为:浙江大学 试剂盒,检索结果见图 5-1-10。共检索到 169 项专利,系统默认在全部专利中进行检索,并且按照相关度进

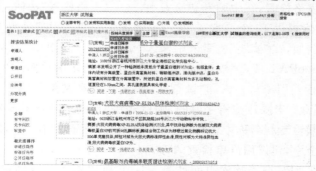

图 5-1-10　快捷检索结果

行排序,可以根据下拉菜单选项,选择按照申请日升序、申请日降序、公开日升序、公开日降序将检索结果重新排序。若要查看授权发明的情况,点击"发明授权"按钮,检索到授权的发明情况。

　　检索结果页面显示了检索到的专利的类型、名称、申请日、专利权人和法律状态,点击专利名称的超链接,进入该专利的详细页面(见图5-1-11),该页面显示了专利名称、申请日、申请号、申请人、发明(设计)人、分类号、法律状态、主权项、公开日、公开号、代理机构、代理人等信息。

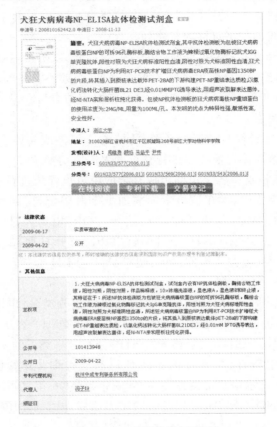

图 5-1-11　专利的详细页面

　　获取该专利全文的方式可以是在线阅读,也可以下载全文。点击"在线阅读"按钮,可在线阅读专利全文;点击"专利下载"按钮,可下载专利全文。"在线阅读"和"专利下载"的专利全文均为 pdf 格式。

　　(2)中国专利的表格检索:在中国专利检索中,点击"表格检索"按钮,进入表格检索的页面(图5-1-12)。表格检索提供13个检索项,每个检索项之间的是"与"的逻辑关系。在相应的检索框中输入检索词,例如,在"摘要"检索框中输入"试剂盒",在"申请(专利权)人"检索框中输入:浙江大学,点击"SooPAT 搜索"按钮,得到如图5-1-13所示的检索结果。

　　图5-1-13可见,搜索引擎将检索词"试剂盒"限定在专利文献的摘要字段,检索到113项专利,而检索词"试剂盒"未限定检索字段的,则检索到169项专利(图5-1-10),表格检索由于限定了检索字段,会漏检专利名称中含有检索词"试剂盒"而摘要中不含检索词"试剂盒"的专利文献,为了保证查全率,建议用简单检索的方式。

　　(3)IPC分类检索:IPC分类检索页面见图5-1-14,可以输入关键词查分类号,也可以输入分类号查含义。例如,需要检索医疗卫生领域的IPC分类号,点击图5-1-14页面中的"医疗卫

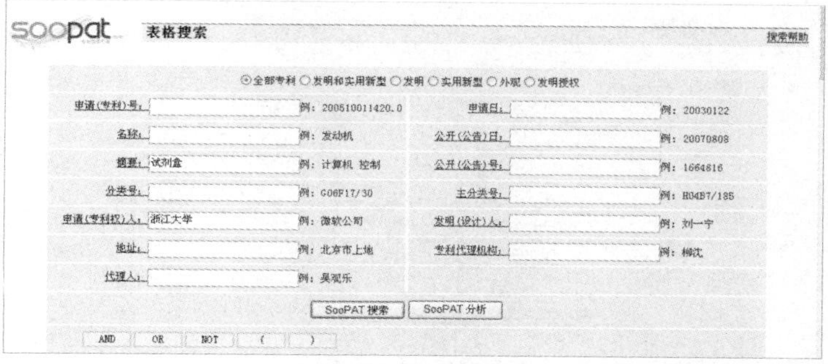

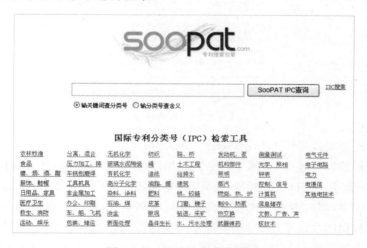

图 5-1-12　表格检索页面

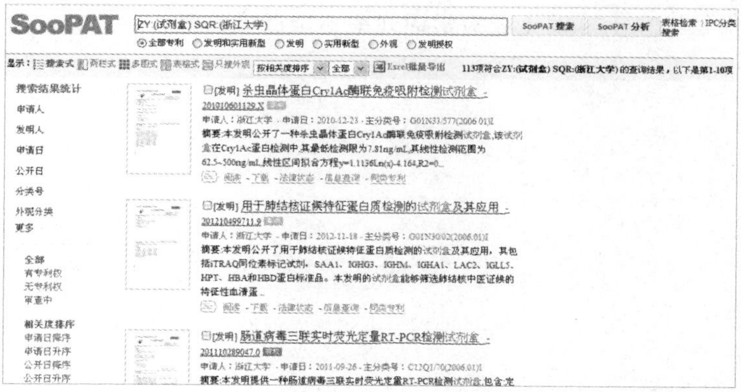

图 5-1-13　表格检索结果

生"超链接,SooPAT 自动将医疗卫生领域所属的分类号 A61 显示在检索框中,并罗列了部、大类、小类,点击各大类的超链接,可进入大组、小组的详细列表(图 5-1-15)。也可以利用检索到的 IPC 分类号,在表格检索中进行检索。

图 5-1-14　IPC 分类检索页面

　　例如,检索浙江大学作为申请人的有关牙科方面的专利,相关的 IPC 分类号为 A61C 牙科;口腔或牙齿卫生的装置或方法。进入表格检索页面,在申请(专利权)人检索框中输入:浙

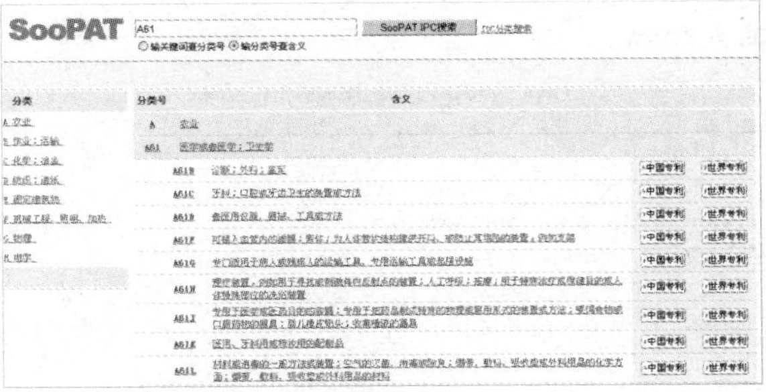

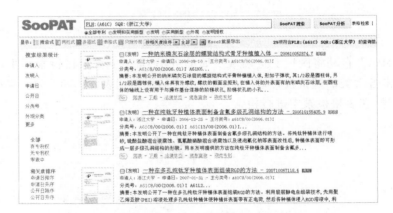

图 5-1-15

江大学,在分类号检索框中输入 A61C(图 5-1-16),检索到 29 项专利,检索结果见图 5-1-17,采用分类号检索的优越性在于可以克服检索词列举不全造成的漏检。

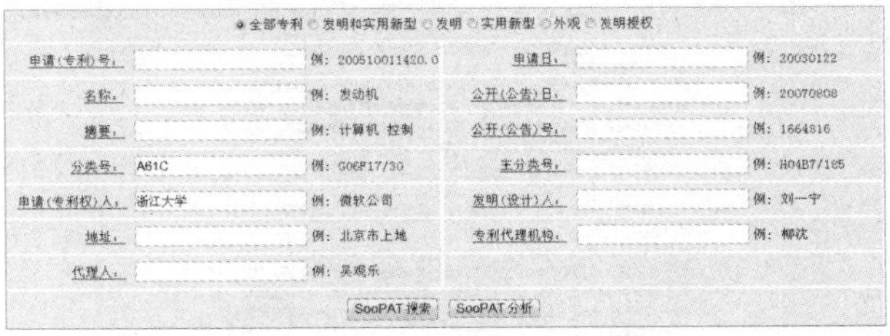

图 5-1-16　表格检索页面

图 5-1-17　检索结果

(三)中国知网专利数据库 http://www.cnki.net

中国知网专利数据库包含《中国专利全文数据库(知网版)》和《海外专利摘要数据库(知网版)》,可以通过申请号、申请日、公开号、公开日、专利名称、摘要、分类号、申请人、发明人、优先权等检索项进行检索,国内专利一次性下载专利说明书全文,国外专利说明书全文链接到欧洲专利局网站。该数据库收录了从 1985 年至今的中国专利以及从 1970 年至今的国外专利,专利文献来源于国家知识产权局知识产权出版社。截止 2012 年 10 月,《中国专利全文数据库》共计收录专利 690 多万条,《海外专利摘要数据库》共计收录专利 2450 多万条。

数据库特色:

(1)检索功能强大,除具备常规专利文献检索字段(专利名称、关键词、申请号、公开号、分类号、主分类号、申请人等)的检索功能外,还具有全文检索功能。

　　(2)独特的"在结果中检索"功能,支持在上述检索字段和全文的多次检索,可逐步精准检索结果,保证查全率和查准率。

　　(3)与通常的专利数据库相比,《中国专利全文数据库》(知网版)和《海外专利摘要数据库(知网版)》每条专利的知网节集成了与该专利相关的最新文献、科技成果、标准等信息,可以完整地展现该专利产生的背景、最新发展动态、相关领域的发展趋势,可以浏览发明人与发明机构更多的论述以及在各种出版物上发表的文献。专利相关的文献、成果等信息来源于CNKI各大数据库。

　　1.简单检索

　　进入中国知网主页,点击"专利",选择需要检索的数据库为专利数据库,即可进行简单检索(见图5-1-18)。简单检索提供专利名称、关键词、申请号、公开号、分类号、主分类号、申请人、发明人、同族专利项、优先权、代理人等检索项进行检索,在检索框中输入检索词,在下拉选项中选择相应的检索项,即可实现检索。简单检索适合于已知专利文献的申请号、公开号、发明名称、申请人等信息的情形。例如,需要检索申请人为浙江大学,发明人为李兰娟的专利情况,在检索框中输入:李兰娟,下拉检索选项为发明人,检索结果见图5-1-19,共检索到72篇专利,其中包含了其他单位的相同姓名的发明人,因此需要精炼检索结果;进一步在检索框中输入:浙江大学,下拉检索选项为申请人,点击"在结果中检索"链接(图5-1-20),得到精炼的检索结果页面(见图5-1-21),申请人为浙江大学,发明人为李兰娟的专利共59篇,检索结果页面(图5-1-22)列举了59篇专利的类型:发明专利45篇,实用新型专利14篇;检索结果页面中还列举专利文献的年度分布情况:2012(2) 2011(10) 2010(7) 2009(23) 2008(6) 2006(5) 2005(5) 2004(1),括号中的数值代表各年度专利的数量,如果要查看各年度的专利情况,点击相应年度的超链接即可。

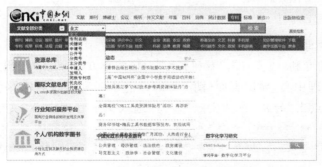

图 5-1-18　专利检索——简单检索页面

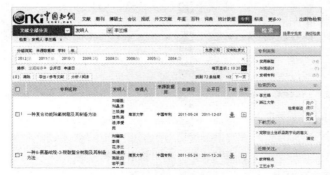

图 5-1-19　按发明人检索页面

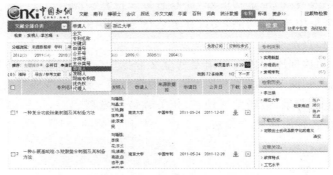

图 5-1-20　进一步按申请人检索页面

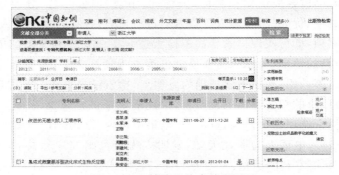

图 5-1-21　精炼的检索结果页面

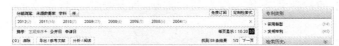

图 5-1-22　检索结果页面

2.检索结果的输出

勾选需要输出的专利，或者点击"专利名称"对应的小方框，点击"导出/参考文献"按钮（图 5-1-23），进入文献管理中心_导出页面（图 5-1-24），点击专利文献对应的小方框，选中需要导出的专利文献，再次点击"导出/参考文献"按钮，进入文献管理中心_文献输出页面（图 5-1-

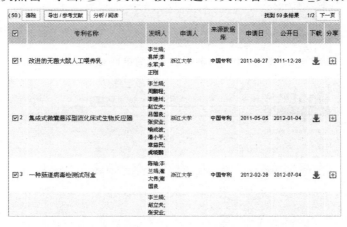

图 5-1-23　输出检索结果

25)，选择输出的格式和输出的方式即可将检索到的专利文献输出。该数据库提供的文献输出格式包括 CAJ-CD 格式引文、查新（引文格式）、查新（自定义引文格式）、CNKI E-Learning、CNKI 桌面版个人数字图书馆、Refworks、EndNote、NoteExpress、NoteFirst、自定义（支持需输出更多文献信息的查新等用途）等，几乎覆盖了所有的文献管理格式，给予用户最大的方便和灵活性；其中，CNKI E-Learning、CNKI 桌面版个人数字图书馆两种格式需要下载相应的软件，数据库提供了下载软件的入口。该数据库提供的文献输出方式包括复制粘贴到写字板、打印、导出、xls 文件、doc 文件、定制到个人机构馆。用户可选择自己熟悉或需要的方式将专利文献输出，以方便文献的管理。

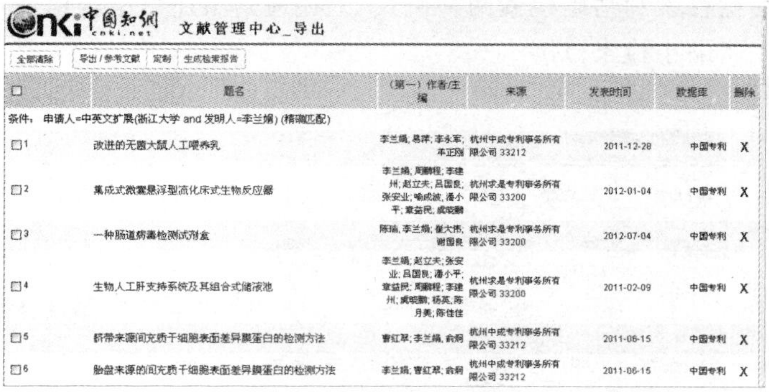

图 5-1-24　文献管理中心_导出页面

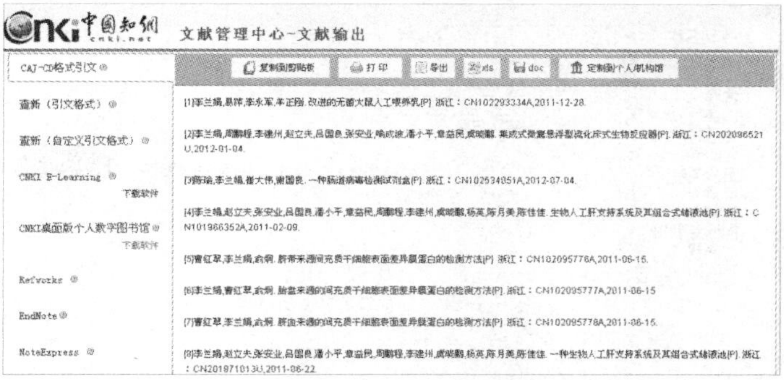

图 5-1-25　文献管理中心_文献输出页面

　　例如，选择将检索结果按照查新（引文格式）输出到 Excel 文件，点击"查新（引文格式）"按钮，得到查新（引文格式）的输出结果（图 5-1-26），如果要将输出结果用 Excel 文件的形式导出，点击"xls"按钮，可将检索结果导出到 Excel 文件保存。

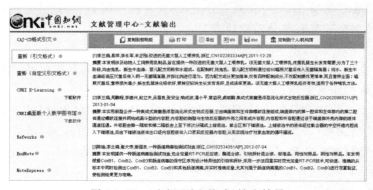

图 5-1-26　查新（引文格式）输出结果

3.下载全文

点击各检索页面(图 5-1-19 至图 5-1-23)中的绿色的"下载"箭头,可下载专利全文(仅限购买了该数据库的用户),下载的专利全文的格式为 caj 格式,需要安装 cnki 浏览器才能查看全文。

4.高级检索

点击图 5-1-18 所示的专利检索页面中的"高级检索"按钮,进入高级检索/专业检索页面(图 5-1-27),点击"高级检索"按钮,进入高级检索页面(图 5-1-28),高级检索提供专利名称、关键词、摘要、申请号、公开号、分类号、主分类号、申请人、发明人、同族专利项、优先权等检索项进行检索,并提供模糊检索和精确检索两种模式,上述检索项还可结合申请日和公开日限定检索范围的时限,进一步缩小检索范围。

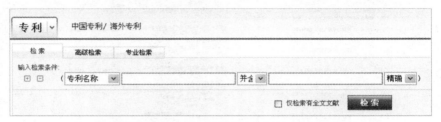

图 5-1-27　高级检索/专业检索页面

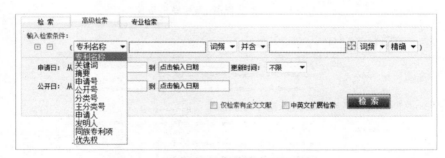

图 5-1-28　高级检索页面

5.专业检索

点击"专业检索"按钮,进入专业检索的页面(图 5-1-29),专业检索的检索方式非常灵活,在检索框中输入专业检索语法表达式即可实现检索,检索字段包括:TI=专利名称,KY=关键词,AB=摘要,FT=全文,SQH=申请号,GKH=公开号,CLC=专利分类号,CLZ=主分类号,SQR=申请人,FMR=发明人,DZ=地址,SDF=专利代理机构,DLR=代理人,YXQ=优先权,TSC=同族专利项,OCZ=欧洲主分类,OCF=欧洲副分类,提供上述检索字段的逻辑组配检索,并支持完全匹配和部分匹配检索。

检索规则:

(1)TI='生态' and (SQR % '陈'+'王')可以检索到专利名称包括"生态"并且申请人为"陈"姓和"王"姓的所有专利;

(2)TI='北京'*'奥运'可以检索到专利名称包括"北京"及"奥运"的信息;

(3)TI=('经济发展'+'可持续发展')*'转变'-'泡沫'可检索"经济发展"或"可持续发展"有关"转变"的信息,并且可以去除与"泡沫"有关的部分内容。

其中,'生态'为完全匹配检索,'陈'为部分匹配检索。

例如,需要检索浙江大学作为申请人的有关试剂盒的专利,在检索框中输入表达式:AB＝试剂盒 AND SQR＝浙江大学,在检索框中首先输入 AB＝试剂盒,这时系统会自动提示输入逻辑算符(AND、OR、NOT)和检索选项(图 5-1-30),点击"检索"按钮可得到检索结果,共检索到 92 篇专利。

专业检索可实现中文和英文词的检索,例如需要检索有关艾滋病检测试剂盒的中国专利情况,可输入检索式:AB＝试剂盒 AND (AB＝艾滋 OR AB＝HIV OR AB＝AIDS);如果需要检索有关艾滋病检测试剂盒的中国和外国专利情况,可输入检索式:(AB＝试剂盒 OR AB＝kit) AND (AB＝艾滋 OR AB＝HIV OR AB＝AIDS),得到检索结果见图 5-1-31,检索结果中列举了分别命中的中国专利和国外专利的检索结果(中国专利 94 篇,国外专利 344 篇)。如果需要进一步检索利用聚合酶链反应(PCR)方法的艾滋病检测试剂盒的专利,需要在检索框中输入检索式:FT＝聚合酶链式反应 OR FT＝PCR,点击"在结果中检索"按钮,检索到 8 篇专利。(说明:中国知网的专利数据库只能实现中国专利的全文检索,因此,FT 检索字段只适用于中国专利的检索;由于 PCR 为具体的方法,很有可能出现在全文中,为了保证查全率,将该检索词在全文中进行检索)。

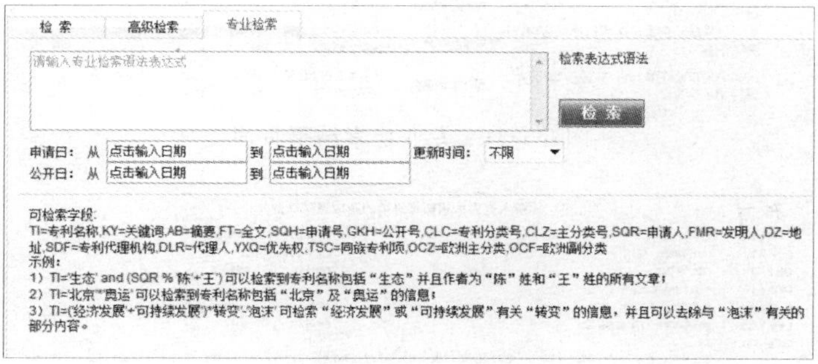

图 5-1-29 专业检索页面

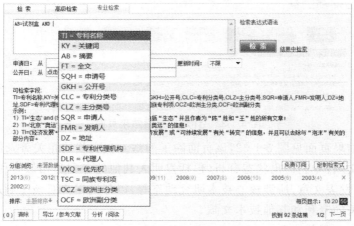

图 5-1-30 专业检索页面

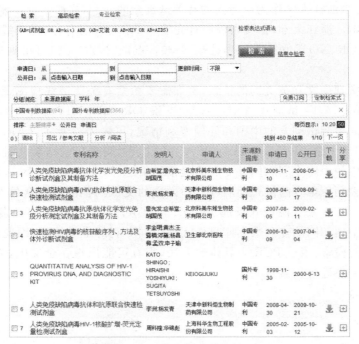

图 5-1-31　专业检索结果页面

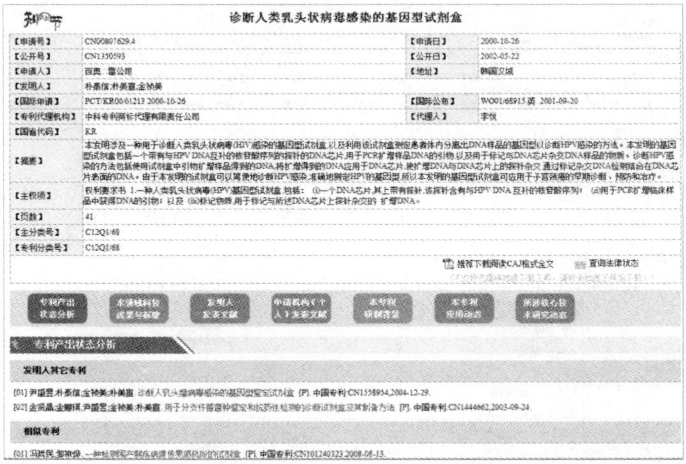

图 5-1-32　详细的检索结果页面

　　详细的检索结果页面见图 5-1-32,该页面除了列举专利文献的相关著录信息以外,还列举了该专利的相关文献:专利产出状态分析(包括发明人其他的专利和相似专利),本领域科技成果与标准、发明人发表文章、所涉核心技术研究动态等,以帮助用户对该专利进行知识关联,理解和查找与之相关的专利和其他技术文献。

　　(四)万方数据专利检索 http://www.wanfangdata.com.cn/

　　万方数据的专利检索系统专利是全文型的专利数据库,收录了国内外的发明、实用新型及外观设计等专利 3000 余万项,其中中国专利 600 万余项,外国专利 2400 万余项。内容涉及自然科学各个学科领域,每年增加约 25 万条,中国专利每两周更新一次,国外专利每季度更新一次。

　　检索方式分为简单检索和高级检索,简单检索方式简单易用,高级检索方式专业且功能强大,可以通过专利名称、摘要、申请号、申请日期、公开号、公开日期、主分类号、分类号、申请人、发明人、主申请人地址、代理机构、代理人、优先权、国别省市代码、主权项、专利类型等检索项进行检索,提供专利全文下载。

　　检索结果按国际专利分类(IPC分类)、发布专利的国家和组织、专利申请的日期进行分类。

1.简单检索

　　进入万方数据知识服务平台首页,点击"专利",进入专利检索数据库(图5-1-33),在检索框中输入专利名称、摘要、申请号、申请日期、公开号、公开日期等检索项,即可查找所需的专利文献。

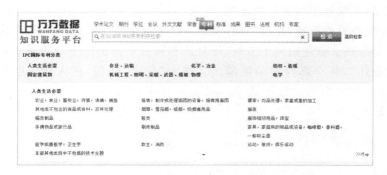

图 5-1-33　万方专利检索数据库

　　● 高级检索:点击"高级检索"按钮,进入查新跨库检索页面(图5-1-34),在左边的"选择文献类型"栏中中外专利数据库以默选打勾,提供专利的高级检索和专业检索功能。下拉检索框选择检索选项,并将检索词填入检索框中即可实现检索。数据库默认提供3个检索框,可点击左边的"＋"或"－"按钮来增加或减少检索框的数目,每个检索项之间的逻辑关系可以是"与"、"或"、"非",通过下拉逻辑关系组配选项选定。可任选1990年至今任意时间段的专利文献进行检索。

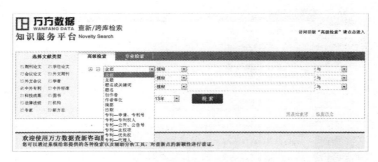

图 5-1-34　高级检索页面

2.专业检索

　　点击"专业检索"进入专业检索页面(图5-1-35),在检索框总输入检索表达式。数据库提供的检索字段包括:主题、题名或关键词、题名、创作者、作者单位、摘要、日期、申请(专利)号、专利权人、公开(公告)日、主权项、优先权、代理人,检索词之间可进行与、或、非逻辑运算。例如,需要检索有关艾滋病检测试剂盒的中国专利情况,在检索框中输入检索表达式:试剂盒 ＊

（艾滋＋HIV＋AIDS），得到图 5-1-36 所示的检索结果页面，共检索到 111 篇专利。

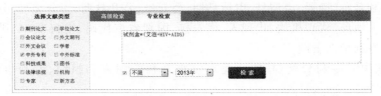

图 5-1-35　专业检索页面

3.检索结果的输出和全文查看/下载

在检索结果页面（图 5-1-36）左侧，显示了各申请年度的专利文献数量，在检索结果页面右侧列举了相关词，方便对检索结果进行分析。此外，检索词有颜色标记，方便查看。默认的每页显示 20 条记录，下拉显示结果数值选项，可选择每页显示 10 条、20 条、50 条记录。该数据库提供专利全文的查看或下载，点击"查看全文"或"下载全文"按钮即可（仅限于购买了该数据库的用户）。点击专利文献左边的小方框，可对该专利做上标记用于结果输出；也可以在该页面最下端点击"全选"，将全部检索结果输出。点击"导出"按钮，进入输出结果页面（图 5-1-37），可将检索结果按照参考文献格式、NoteExpress、RefWorks、NoteFirst、EndNote、自定义格式、查新格式输出。

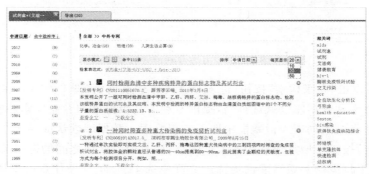

图 5-1-36　检索结果页面

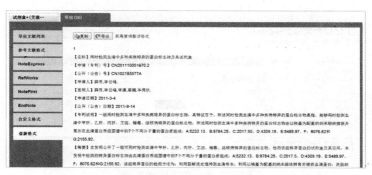

图 5-1-37　结果输出页面

4.中外站立全文检索

点击图 5-1-34 页面右上角的"访问旧版"高级检索"请点击进入"，进入全文检索页面（图 5-1-38），可检索多国专利，包括中国专利、日本专利、美国专利、德国专利、欧洲专利组织专利、世界专利组织专利、英国专利、法国专利、瑞士专利，提供国家/组织、专利名称、全文、主权项等 15 个检索项，每个检索项之间为逻辑"与"的关系。可检索所有国家的专利，也可以下来国家/

组织下拉选项选择所要检索的专利国别。

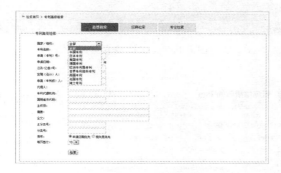

图 5-1-38 全文检索页面

（五）中国知识产权网专利数据库 http://www.cnipr.com/

中国知识产权专利网（图 5-1-39）是国家知识产权局知识产权出版社于 1999 年创建的知识产权综合性服务网站，提供知识产权资讯的相关服务。该网站的中国专利数据库收录了 1985 年至今的全部发明、实用新型、外观设计专利。

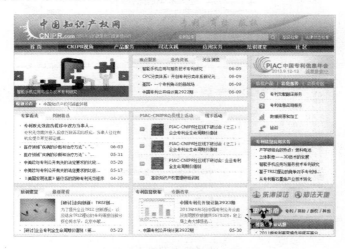

图 5-1-39 中国知识产权网主页

1. 快捷检索

在中国知识产权网站最上端的专利检索处，输入检索词，点击放大镜图样的按钮可实现快捷检索（图 5-1-40）。检索结果见图 5-1-41。数据库默认输入的检索词在关键词字段进行检索，并检索所有类型的专利，共检索到 12308 篇专利，其中，中国发明专利 11381 篇，中国实用新型专利 825 篇，中国外观设计 94 篇，中国台湾专利 8 篇，检索结果中包含附图，方便浏览。下拉"外观浏览模式"选项，可缩小专利的范围，查看上述列举范围的专利。检索页面左边的即时统计工具栏可以对检索结果按照申请人、发明人、公开（公告）日、申请人、分类号进行统计。检索结果页面中，还提供再次检索功能（图 5-1-41），可对检索词限定在其他检索字段（名称、摘要、说明书、权利要求书）重新检索，也可以输入其他检索词在关键词、名称、摘要、申请（专利）号、申请日、公开（公告）日、公开（公告）号、申请（专利权）人、发明（设计）人、主分类号、分类号、地址、国省代码、专利代理机构、代理人、优先权、说明书、权利要求书字段中进行重新检索、二次检索和过滤检索（图 5-1-42）。

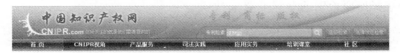

图 5-1-40　快捷检索页面

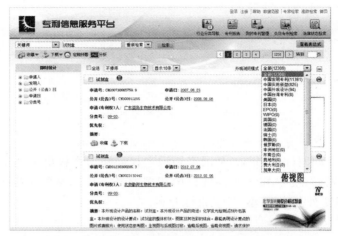

图 5-1-41　快捷检索结果页面

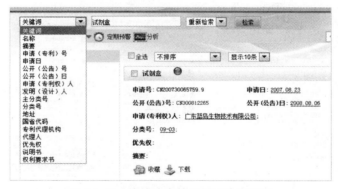

图 5-1-42　快捷检索结果再次检索页面

2.高级检索

高级检索提供功能强大的再次检索功能,提供号码(申请(专利)号、公开(公告)号),日期(申请日、公开(公告)日),关键词(名称、摘要、权利要求、说明书、智能检索),人(申请(专利权)人、发明(设计)人、专利代理机构、代理人),分类(主分类号、分类号),地址(地址,国省代码),同族(同族专利)等检索途径,每个检索框对应有相应的检索示例,可选择检索中国专利的任意三种类型、香港、台湾的专利,或者其他国家/组织的专利。

(六)国家科技图书文献中心中国专利库 http://www.nstl.gov.cn

该数据库主要收录中国国家知识产权局从 1985 年以来的所有公开(告)的发明、实用新型和外观专利,每年增加专利 23 万多件,每月更新。目前该数据库题录和文摘免费,全文通过文献传递的方式有偿提供。提供普通检索、分类导航检索、期刊检索、按馆藏单位检索、按文献类型检索和高级检索等不同的检索页面,用户可以从申请号、申请日期、公开号、公开日期、主分类号、副分类号等不同角度进行检索,还可使用逻辑与、或、非等进行组配检索,同时可以对检

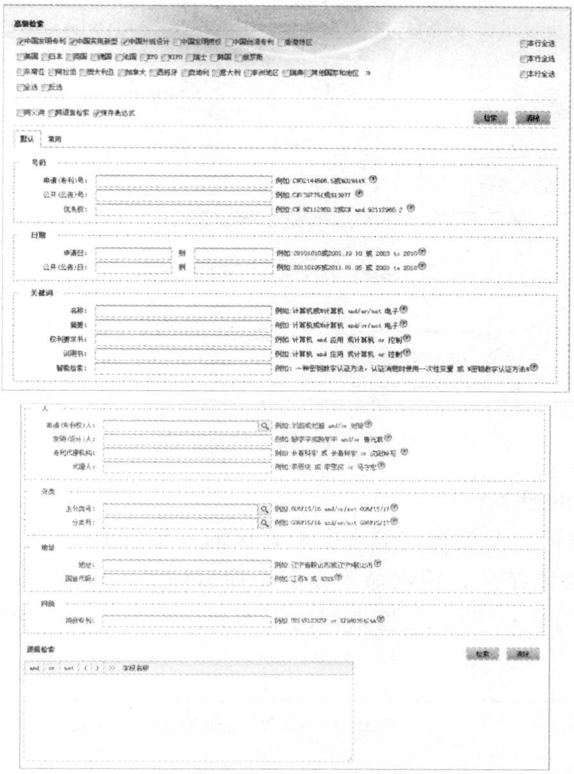

图 5-1-43 高级检索页面

索年份进行限定。

三、国外专利信息的检索与利用

（一）USPTO（美国专利商标局）网上专利检索数据库 http://www.uspto.gov/patft/index.html

该数据库由美国专利商标局提供专利的免费检索和全文下载，分为 Issued Patents（授权专利数据库）和 Patent Applications（申请专利数据库）两部分：授权专利数据库提供了 1790 年至今各类授权的美国专利，其中有 1790 年至今的图像说明书，1976 年至今的全文文本说明书（附图像联接）；申请专利数据库只提供了 2001 年 3 月 15 日起申请说明书的文本和图像。

授权专利数据库和申请专利数据库都提供了 Quick Search（快捷检索）、Advanced Search（高级检索）和 Patent Number Search（专利号检索）三种检索方式，在主页上点击其中一种方式，即进入相应的检索页面。

1. 快捷检索（Quick Search）

适用于比较简单的检索。首先在检索输入框中输入检索词，其次选择限定字段，默认为所有字段，最后选择年份。各检索词之间支持逻辑运算（图 5-1-44）。

注意事项：①检索词的字母不分大小写。②检索两个以上单词组成的词组或短语时，要加双引号""。③检索词可以是一个日期范围，其输入格式为：日/月/年－＞日/月/年，而且要选择相应字段（Issue Date）。④可进行截词检索，截词符为"＄"（输入字符串的长度不得少于 3个）。截词检索不适合于检索词组或短语。

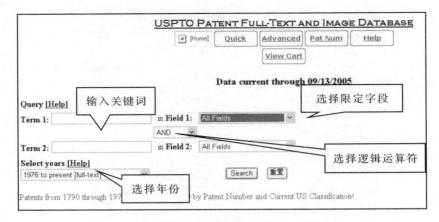

图 5-1-44　快捷检索页面

2. 高级检索（Advanced Search）

适用于较复杂的检索。在检索词输入框中直接输入检索命令，然后选择相应的年份，点击"Search"，即返回相关检索结果。检索命令有多个检索词时需用逻辑运算符连接，也可将检索词限定在特定的字段（图 5-1-45）。在检索框的下面列出了各字段的代码表。具体检索方法可参见页面上的"Help"。

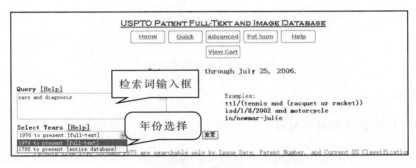

图 5-1-45　高级检索页面

3. 专利号检索（Pat Num）

适用于知道专利号和专利申请号的情况下的快速检索。检索时，在检索词输入框中输入一个或多个专利号（专利号之间用空格隔开），然后点击 Search 按钮即可。

4. 精确检索（Refined Search）

在快速检索和高级检索的检索结果页面中出现该检索框。用于在上次检索结果的基础上进一步检索来缩小检索结果。即方法是在前检索式的基础上与新的检索项组配，从而使检索结果更加准确。检索表达式与高级检索的检索表达式相同。

5. 检索结果的显示、存盘和打印

检索结果首先以题录显示。点击题录页的 Title（题名），系统显示该专利的摘要和全文（txt）格式。在全文格式中，有 References Cited（被引用文献）和 Referenced by（引用文献），便于对相关的文献进行浏览。若需要显示该专利的页面图像，点击"Images"键即可。用浏览器的存盘和打印即可保存和打印检索结果。

（二）Google Patents 专利搜索引擎 www. google. com/patents

数据来自美国专利商标局（USPTO），覆盖了 USPTO 全部的专利信息——从在 18 世纪 90 年代专利发布开始的专利信息，整合了美国多达 700 万项技术专利，用户可以通过专利的发布日期、专利号码以及专利的发明者等信息，搜索美国专利，该网站提供基于全文的检索，并可免费浏览和获取专利全文。检索方法：

1. 一般检索

在主页面的检索框里输入检索提问式就可以进行简单检索。简单检索同样支持布尔逻辑检索，输入 AND、OR、NOT 操作符可以使检索更精确。例如，需要检索有关艾滋病检测试剂盒的专利，在检索框中输入检索式：kit AND （AIDS OR HIV），检索结果页面见图 5-1-46，检索结果按照相关性顺序排列。点击专利名称的超链接，例如，第一篇专利"Skin test and test kit for AIDS"，进入该专利文献详细结果页面（图 5-1-47），显示了该专利的详细内容，包括申请、授权信息和专利说明书全文。点击"查看 PDF"按钮，可免费查看该专利全文的 PDF 文件；点击"下载 PDF"按钮，可免费下载该专利的 PDF 全文。

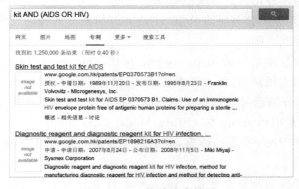

图 5-1-46　简单检索结果

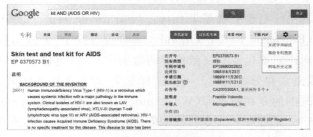

图 5-1-47　详细结果页面

2. 高级检索

点击图 5-1-47 所示的"高级专利搜索"按钮，进入高级检索页面（图 5-1-48），可进一步精炼检索结果。高级检索提供了多种搜索方式，如可以通过"包含全部字词"、"包含完整字句"、"包含至少一个字词"、"不包含字词"四个选项来选择关键词之间的逻辑关系，精炼检索结果；另外，还提供专利号、名称、发明者、原受让人、当前美国分类号、国际分类号、专利类型/状态、日期等字段的检索。高级检索提供了更加准确的定位操作，尤其是在不知道专利权的详细关键词又希望能查找到相关专利时。通过日期、发明人等信息，可以实现快速搜索，这样大大提高了资料搜索查找的效率。用户还可通过下列显示条目选项，选择显示条目数量，Google 专利提供每页显示 10、20、30、50、100 条的选项，方便用户浏览专利文献。

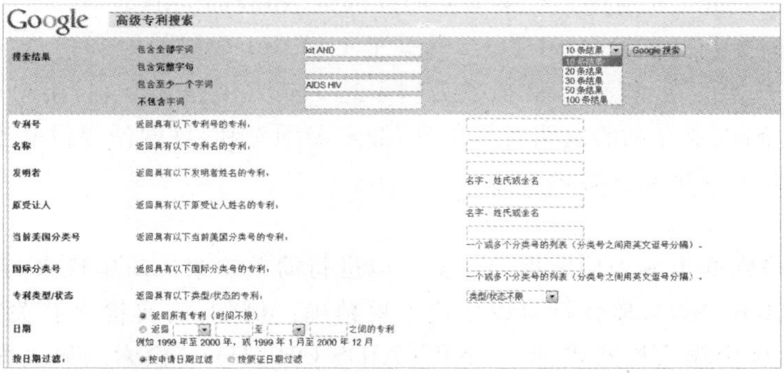

图 5-1-48　高级检索页面

（三）日本专利局网上专利检索数据库 http://www.jpo.go.jp

该数据库由日本特许厅工业产权数字图书馆提供,收集了各种公报的日本专利(特许和实用新案),有英语和日语两种语言。英文版收录自 1993 年至今公开的日本专利题录和摘要,日文版收录 1971 年开始至今的公开特许公报,1885 年开始至今的特许发明证书,1979 年开始至今的公表特许公报等专利文献。

（四）日本工业产权数字图书馆 http://www.ipdl.inpit.go.jp/homepg_e.ipdl

该数据库分发明与实用新型(Patent & Utility Model)、设计(Design)、商标(Trademark)3 个子库。技术发明可分别通过专利和实用新型公报数据库(Patent & Utility Model Gazette DB)、专利和实用新型索引(Patent & Utility Model Concordance)、分类检索(FI/F－term Search)、日本专利文摘(PAJ)等途径检索,并提供了分类号指南(Patent Map Guidance)进行检索。

提供日本专利免费检索及全文下载。1993 年 1 月 1 日后公开的申请,除了提供 BMP 图像格式日文说明书全文外,还增加了机器翻译的 HTML 英文说明书全文。

（五）欧洲专利局网上专利检索数据库 http://worldwide.espacenet.com/advancedSearch

由欧洲专利组织(European Patent Organization)通过其 18 个成员国的专利局和欧洲专利局在因特网上免费向用户提供专利文献检索的数据库,可以免费检索 70 多个国家和地区的专利,大部分可以在线浏览和分页下载。可以选择英文、德文和法文任何一种语言检索。

该数据库由世界范围的专利数据库(Worldwide)、日本专利数据库(JP(PAJ)、欧洲专利数据库(EP)、世界知识产权组织的 WO 专利数据库(WIPO)等四个数据库组成。共有三种检索方法(快速检索、高级检索、专利号检索)以及专利分类号查询,支持布尔逻辑运算。提供了HTML 和 PDF 两种全文显示方式。

该数据库提供智能检索和高级检索两种检索方式。

1. 智能检索(Smart Search)

智能检索的检索字段包括发明人、申请人、题名、摘要、优先权号、公开号、申请号、公开日、申请日、欧洲分类号、IPC 分类号等,在检索框中输入检索词即可,智能检索页面见图 5-1-49。例如,需要检索有关艾滋病试剂盒的专利,在检索框中输入检索式:kit and（AIDS or HIV）,点击"Search"按钮,得到检索结果(图 5-1-50)。数据库显示的检索情况为:Approximately 644 results found in the Worldwide database for：txt＝kit and（txt＝AIDS or txt＝HIV）using Smart search Only the first 500 results are displayed",表明 kit、AIDS、HIV 三个检索词在 txt

字段(题名、文摘、发明人和申请人)中进行检索,检索结果页面只列举了前500条检索结果。可将检索结果部分或全部用Excel文件输出。点击检索结果题名的超链接,例如,第一篇专利"KIT FOR DETECTING HIV-1 AND METHOD FOR DETECTING HIV-1",进入详细结果页面(图5-1-51),该页面显示了该专利的详细信息。下拉"Translate this text into"中的语言,点击红色的"patenttranslate"按钮,可将摘要用机器翻译成选中的语言,可翻译成中文、德文、法文、日文等15种语言。

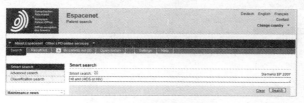

图 5-1-49 智能检索页面

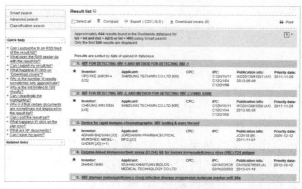

图 5-1-50 智能检索结果

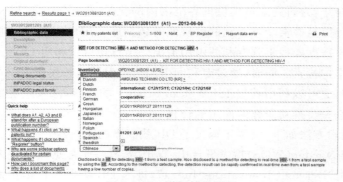

图 5-1-51 详细结果页面

2. 高级检索(Advanced Search)

点击图5-1-49所示页面中的"Advanced Search"按钮,进入高级检索页面(图5-1-52)。利用高级检索功能时,①选择需要检索的专利数据库;②在相应的检索框中输入检索条件。高级检索提供了三种专利数据库可供检索,世界范围(Worldwide—collection of published application from 90＋countries),可检索超过90个国家公开的专利申请;欧洲专利(EP—complete collection including fulltext of European published applicatioins),世界知识产权组织的PCT申请阶段的专利(WIPO—complete collection including fulltext of PCT published applications)。高级检索给出了 10 个检索条件输入框:标题(Title)、标题或摘要(Title or abstract)、公开号(Publication number)、申请号(Application number)、优先权号(Priority number)、公开日(Publication date)、申请人(Applicant(s))、发明人(Inventor(s))、欧洲专利分类号(European Classification,ECLA)、国际专利分类号(International Patent Classification,IPC)。检索式中,可使用布尔逻辑算符和通配算符"＊",系统默认各检索框之间是"AND"关系。

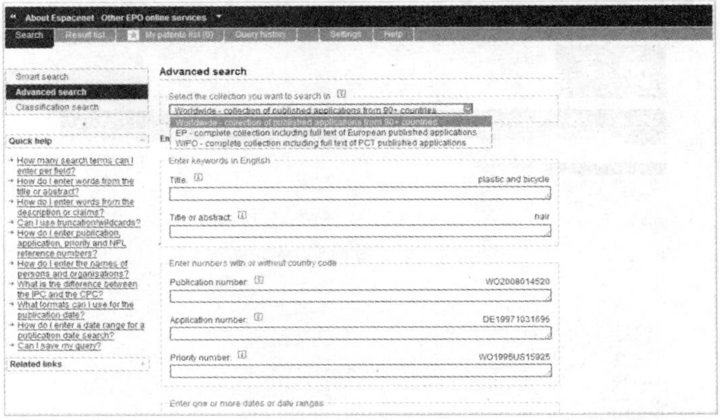

图 5-1-52　高级检索页面

（六）德温特世界专利索引数据库(DII)

德温特专利索引(Derwent Innovation Index,DII)是德温特公司与 ISI(Institute for Scientific Information)公司合作开发的基于 ISI 统一检索平台的网络版专利数据库。DII 将"世界专利索引(WPI)"和"专利引文索引(PCI)"的内容有机整合在一起,为研究人员提供了世界范围内的、综合全面的专利信息。主要涉及化学、电子与电气和工程 3 大领域。

DII 收录了来自 40 多个专利机构授权的 1460 多万项基本发明,3000 多万条专利。每周更新并回溯至 1963 年,为研究人员提供世界范围内的化学、电子与电气以及工程技术领域内综合全面的发明信息,是检索全球专利的最权威的数据库。用户不仅可以通过它检索专利信息,而且可以通过该数据库检索到专利的引用情况。用户还可以利用 Derwent Chemistry Resources 展开化学结构检索。同时,通过专利间引用与被引用这条线索可以帮助用户迅速的跟踪技术的最新进展;更可以利用其与 ISI Web of Science 的连接,深入理解基础研究与应用技术的互动与发展,进一步推动研究向应用的转化。

该数据库的检索方法如下(仅限于购买了 DII 数据库的用户):

在 Web of Knowledge(WOS)检索平台中,点击"选择一个数据库",进入选择数据库的页面(图 5-1-53),点击"Derwent Innovations Index",进入 DII 数据库检索页面(图 5-1-54)。该数据库默认三个检索框,可点击"添加另一字段"按钮增加检索框。每个检索框提供的检索字段包括主题、标题、发明人、专利号、国际专利分类、德温特分类代码、德温特手工代码、Derwent 主入藏号、专利权人、环系索引号、Derwent 化合物号、Derwent 注册号、DCR 号,每个检索框之间的逻辑关系为 AND、OR、NOT,可通过下拉逻辑关系选项选择每个检索框之间的逻辑关系。

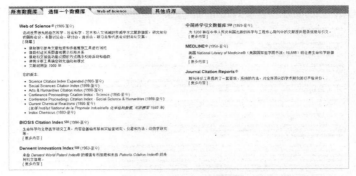

图 5-1-53　WOS 平台选择数据库页面

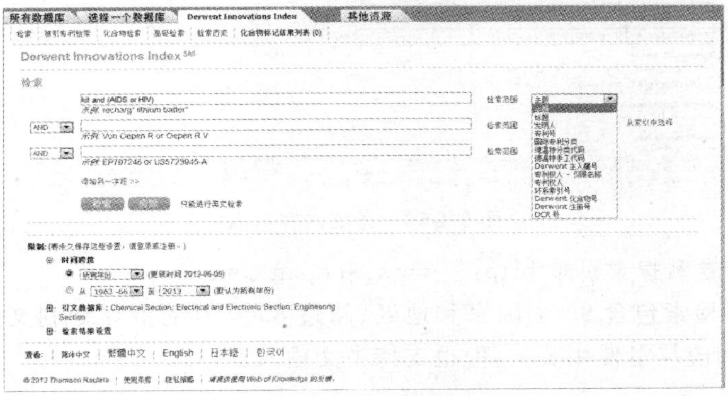

图 5-1-54　DII 检索页面

　　例如，需要检索艾滋病试剂盒的专利，在检索框中输入检索式：kit and（AIDS or HIV），点击"检索"按钮，得到检索结果页面（图 5-1-55），检索结果默认的排序方式是按照更新日期，可以下拉排序方式选项，选择按照发明人、出版日期、专利权人名称、专利权人代码、被引频次、德温特分类代码的任意一种排序方式显示检索结果。点击每篇专利文献对应的"原始"按钮，可下载该专利公开的 PCT 申请全文。有同族专利的，检索结果中列举了同族专利。例如，图 5-1-55 中第 4 篇专利："US2013011826-A1；WO2013008900-A1 标题：Decreasing interferences in a specific binding assay of a test sample containing serum or plasma，comprises adding a polycationic derivative of dextran to the specific binding assay"，US2013011826-A1；与 WO2013008900-A1 为同族专利。点击该专利题名的超链接，进入详细结果页面，可查看该专利的详细内容以及申请的详细情况（见图 5-1-56）。

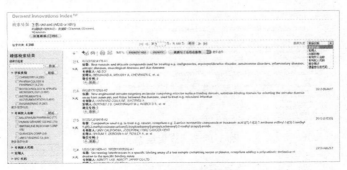

图 5-1-55　检索结果页面

Decreasing interferences in a specific binding assay of a test sample containing serum or plasma, comprises adding a polycationic derivative of dextran to the specific binding assay

Patent Number(s): US2013011826-A1 ⊕ 原始 ; WO2013008900-A1 ⊕ 原始

Inventor(s): YOSHIMURA T, FUJITA K

Patent Assignee Name(s) and Code(s): ABBOTT LAB(ABBO-C); ABBOTT JAPAN CO LTD (ABBO-Non-standard)

Derwent Primary Accession Number: 2013-A85263 [12]

Abstract: NOVELTY - Decreasing interferences in a specific binding assay of a test sample containing serum or plasma, comprises adding a polycationic derivative of dextran to the specific binding assay.

USE - The method is useful for decreasing interferences in a specific binding assay of a test sample containing serum or plasma, where the specific binding assay measures a target analyte including thyroid stimulating hormone, luteinizing hormone, free prostate specific antigen, alpha fetal protein, Hepatitis B core antibody, Hepatitis B surface antibody, HIV and protein induced by vitamin K absence/antagonist-II (PIVKA-II) (all claimed).

ADVANTAGE - The method successfully improves the accuracy of the assay by preventing interference from the leukocytes while not contributing another source of interference. The DEAE-dextran is not degraded by protease, and the cost of DEAE-dextran is a small fraction of the cost of poly-L-lysine.

DETAILED DESCRIPTION - INDEPENDENT CLAIMS are also included for:

(1) method-2 of decreasing interferences in a specific binding assay of a test sample containing serum or plasma, comprising in a specific binding assay for a target analyte, adding a polycationic derivative of dextran to test samples containing serum or plasma during incubation of the serum- or plasma-containing samples with a solid phase coated with a first antibody capable of specifically binding the target analyte;

(2) method-3 for decreasing interferences in specific binding assay of a test sample containing serum or plasma for a target analyte) (a) forming a first complex by incubating a serum or plasma sample with paramagnetic microparticles coated with a first antibody capable of specifically binding to the target analyte and an assay diluent comprising a polycationic derivative of dextran, for a time and under conditions sufficient to allow the target analyte present in the sample to bind to the antibody coated microparticles, (b) forming a second complex by incubating the first complex with an acridinium labeled conjugate comprising an acridinium compound attached to a second antibody capable of specifically binding to the target analyte, for a time and under conditions sufficient to allow the conjugate to bind to the first complex, (c) creating a chemiluminescent reaction in the second complex, and (d) measuring the chemiluminescent reaction as relative light units, where the amount of target analyte in the plasma or serum sample is directly related to the measured relative light units; and

(3) a kit for a specific binding assay of a sample containing plasma or serum, comprising a solution containing a polycationic derivative of dextran and instructions for quantifying the amount of a target analyte in the sample.

Patent Details:

Patent Number	Publ. Date	Main IPC	Week	Page Count	Language
US2013011826-A1	10 Jan 2013	C12Q-001/70	201312	Pages: 17	English
WO2013008900-A1	17 Jan 2013	G01N-033/543	201312		English

Application Details:

US2013011826-A1	US178638	08 Jul 2011
WO2013008900-A1	WOJP067975	06 Jul 2012

Priority Application Information and Date:
US178638 | 08 Jul 2011

Designated States:
WO2013008900-A1:
(National) AE; AG; AL; AM; AO; AT; AU; AZ; BA; BB; BG; BH; BR; BW; BY; BZ; CA; CH; CL; CN; CO; CR; CU; CZ; DE; DK; DM; DO; DZ; EC; EE; EG; ES; FI; GB; GD; GE; GH; GM; GT; HN; HR; HU; ID; IL; IN; IS; JP; KE; KG; KM; KN; KP; KR; KZ; LA; LC; LK; LR; LS; LT; LU; LY; MA; MD; ME; MG; MK; MN; MW; MX; MY; MZ; NA; NG; NI; NO; NZ; OM; PE; PG; PH; PL; PT; QA; RO; RS; RU; RW; SC; SD; SE; SG; SK; SL; SM; ST; SV; SY; TH; TJ; TM; TN; TR; TT; TZ; UA; UG; US; UZ; VC; VN; ZA; ZM; ZW

图 5-1-56　详细内容页面

（七）SooPAT 专利搜索引擎 http://www.soopat.com

该搜索引擎可检索包含 99 个国家和地区、超过 8500 万的世界专利文献，时间跨度超过 350 年，查世界专利应尽量使用英文，但也支持中文输入。

1. 快捷检索

在图 5-1-9 所示的 SooPAT 首页的世界专利检索框中，输入检索式即可。该搜索引擎也支持逻辑组配的检索式，例如，需要检索艾滋病试剂盒的专利，在检索框中输入检索式：kit and (AIDS or HIV)，点击"新世界搜索"按钮，进入检索结果页面（图 5-1-57），可按照申请日、申请人、发明人、IPC 分类、国别对检索结果进行分析。点击专利题名的超链接，例如第一篇专利："[US] Compounds to treat hiv infection and aids－US20050497898；US2006063938A1"，进入该专利的详细页面（图 5-1-58），该页面显示了专利的题名、申请号、申请日、摘要、申请人、分类号、优先权、专利信息（法律状态）、专利族信息，点击"在线阅读"或"专利下载"按钮，可阅读或下载该专利的全文（需注册，注册免费）。

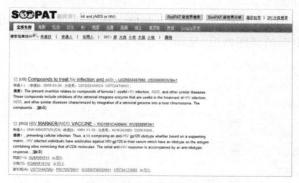

图 5-1-57　检索结果页面

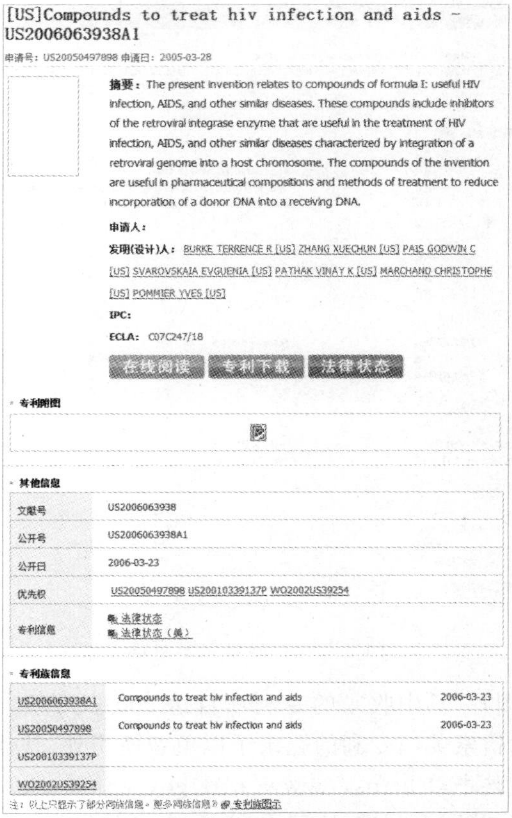

图 5-1-58　详细结果页面

2.高级检索

点击图 5-1-57 页面中的"高级检索"按钮,进入高级检索页面(图 5-1-59)。可选择的专利国别包括:所有专利(包含 98 个国家和地区,超过 7200 万专利文献)、US 美国、CN 中国、EP 欧专局、WO 世知组织、JP 日本、DE 德国、FR 法国、GB 英国、CH 瑞士、SE 瑞典、KR 韩国、NL 荷兰、IT 意大利、AU 澳大利亚、IN 印度、ZA 南非、CA 加拿大、RU 俄罗斯、其他国家、地区,可任选检索上述国家或地区的专利;检索结果的排序方式可选按照相关度、申请日期降序、申请日期升序、公开日期降序、公开日期升序中的任意一种。高级检索提供的检索途径包括:号码(文献号、申请号、优先权号),常用(所有、标题、摘要),日期(文献公开日期、专利申请日期),分类(国际专利分类号、欧洲专利分类号),专利权人/发明人,每个检索框均有检索示例。

(八)WIPO 网上专利检索数据库 http://ipdl.wipo.int

世界知识产权组织 WIPO 网上专利检索数据库,该数据库可检索 220 万公布的国际专利申请(PCT)中和 3000 万收录的地区及国家汇编专利文件中检索,可检索 32 个国家和组织的专利文献,包括 1978 年 10 月 20 日至今的 PCT 专利、1790 年 8 月 1 日至今的美国专利、1978 年 12 月 21 日至今的欧洲专利、1993 年 1 月 9 日至今的日本专利、1973 年 10 月 24 日至今的韩国专利等。

(九)IBM 知识产权信息网 http://www.delphion.com/

该网站可以免费检索美国专利全文数据库、日本专利文摘数据库、欧洲专利数据库和世界知识产权组织的 PCT 国际专利数据库。该站点收录了美国专利商标局自 1971 年以来的专利

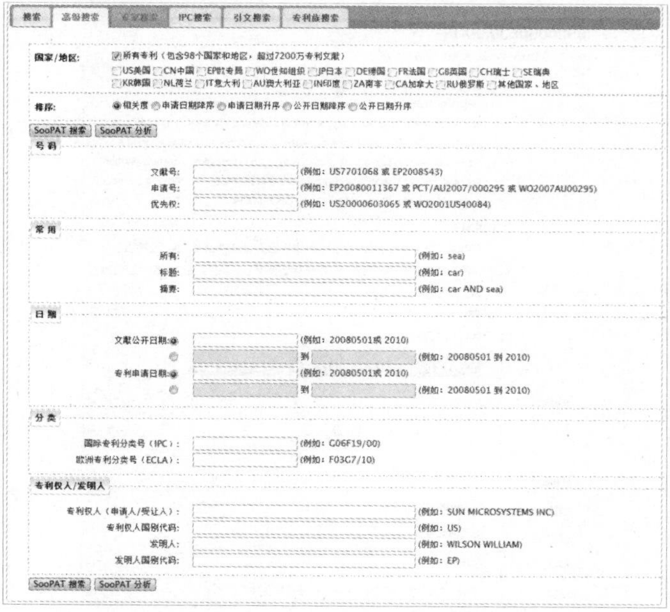

图 5-1-59　高级检索页面

说明书和 1975 年以来的图片,其中收录的专利项目达 200 多万项,分为 1971 年至今和 1995 年至今两个时段来用。除检索美国专利的题录予以免费使用外,其他专利信息都需要付费。

（十）国家科技图书文献中心 http://www.nstl.gov.cn

该库包括美国专利库、英国专利库、法国专利库、德国专利库、瑞士专利库、日本专利库、欧洲专利库和世界知识产权专利库八个数据库。分别收录了各个国家知识产权局公开的发明和实用新型专利。可以选择所有的专利库检索,也可以选择其中的几个库进行检索。检索途径同专利文献的中文库类同。各专利库收录情况见表 5-1-1。

表 5-1-1　各专利库收录情况

专利库名称	收录各个国家知识产权局公开专利的年限	每年增加的专利数
美国专利库	1972 年至今	20 多万件
英国专利库	1979 年至今	3 千多件
法国专利库	1985 年至今	5 千多件
德国专利库	1981 年至今	2 万多件
瑞士专利库	1978 年至今	500 多件
日本专利库	1976 年年至今	35 万多件
欧洲专利库	1978 年至今	2 万多件
世界知识产权专利库	1978 年至今	3 万多件

（十一）其他知名专利数据库

欧亚知识产权组织、非洲知识产权组织等国际知识产权组织;韩国、阿根廷、法国、巴西、加拿大、英国等各个国家的知识产权局;专利信息资源、法律文本和专利分类系统、专利许可贸易站点、专利软件及其他与专利有关的新闻组都可以通过中国国家知识产权局主页 http://

www.sipo.gov.cn 的"相关链接"中的"国外知识产权网站"获取。

练习题

1.查找浙江大学作为申请人的有关"动态心电图仪"的中国专利文献。

2.查找美国人 William F 发明的关于艾滋病的授权专利文献。

3.查找 JP2005115931、EP1421949、CN1515689、US2005170337 的专利申请信息(申请人、发明人、申请日、摘要、分类号),是否授权,并下载专利全文;上述专利是否有同族专利,如果有,请分别列举各专利的同族专利信息(只列举申请号)。

第二节　学位论文信息

学位论文是高等院校和科研单位的毕业生为取得学位而向有关方面呈交的体现其学术研究水平并供审查答辩用的学术性研究论文,在检索意义上一般指博士和硕士学位论文。其中硕士学位论文有一定的深度,须有独到见解;博士学位论文则是对学科前沿的探讨,论文内容新、专、深且创造性。学位论文是具有学术价值、情报价值的重要资源,高校学生充分利用学位论文,借鉴学位论文表述科研工作的方法,有利于进一步提高对科研工作的科学性、创新性的认识,提高学位论文的写作能力。

一、国内学位论文的查找

我国学位论文有特定的收藏机构,一般收藏在研究生培养机构的图书馆、研究生管理处、院系所资料室、档案馆和国家指定的收藏机构。国务院学位委员会指定国家图书馆、中国科技情报研究所、中国社会科学院情报所为学位论文的法定收藏单位。

印刷型的学位论文的获取途径如下:

(1)国家图书馆,收藏自然科学、社会科学博士论文,迄今已收藏自 1981 年实施学位制以来的博士论文(包括所有博士授予单位及其专业)8 万余种,收藏率达 98%;收藏近年来硕士论文和博士后研究报告万余种。此外,自 1992 年至今,已向海外征集到中国留学生的博士论文千余种。

(2)中国科学技术情报研究所,收藏各高等院校、研究生院及研究所向中信所提交的我国自然科学和技术科学领域的硕士、博士和博士后的公开、秘密和绝密的学位论文,公开的学位论文可借阅复印,秘密和绝密的学位论文收藏于该所保密室,一般不阅览。

(3)中国社会科学院情报所图书馆负责收藏社会科学方面的硕、博士学位论文。

目前在网上查找国内学位论文主要通过中国优秀硕士学位论文全文数据库、中国博士学位论文文库、中国学位论文全文数据库、CALIS(中国高等教育文献保障系统)高校学位论文数据库、国家科技图书文献中心(简称 NSTL)中文学位论文库进行查询;另外台湾博硕士论文资讯网、台湾部分高校学位论文库,主要提供台湾地区学位论文查询;香港大学学位论文库则提供香港大学的学位论文摘要。

(一)CNKI 中国优秀博硕士学位论文全文数据库 http://www.cnki.net/

是目前国内相关资源最完备、高质量、连续动态更新的中国优秀博硕士学位论文全文数据库,收录 1984 年至今全国 404 家培养单位的博士学位论文和 621 家硕士培养单位的优秀硕士学位论文,覆盖基础科学、工程技术、农业、医学、哲学、人文、社会科学等各个领域,至 2012 年 10 月,累积收录博硕士学位论文全文文献 170 万多篇,每日更新(法定节假日除外)。

　　提供的检索方式包括简单检索、高级检索、专业检索、科研基金检索、句子检索,提供的检索项包括主题、题名、作者、导师、学位授予单位、关键词、摘要、目录、全文、参考文献、学科专业名称、中图分类号、支持基金等,检索方式非常灵活,可根据实际需要选择合适的检索方式,制定合适的检索策略进行检索。

　　1.简单检索

　　在 CNKI 主页中点击"博硕士"按钮,进入博硕士论文简单检索页面(图 5-2-1),在检索框中输入检索词,下拉检索字段选项可选择检索字段,提供的检索字段包括全文、主题、题目、作者、导师、第一导师、学位授予单位、关键词、摘要、目录、参考文献、中图分类号、学科专业名称。例如,需要检索禽流感相关的学位论文,在检索框中输入检索词"禽流感",选择检索字段为主题,点击"检索"按钮,得到检索结果页面(图 5-2-2)。该页面将检索结果按主题对检索结果进行了排序,还可以选择按照发表时间、被引频次、下载次数、学位授予年度对检索结果进行排序;系统默认按照学位年度对检索结果进行分组浏览,还可以按照来源数据库、学科、基金、导师、学科专业、研究层次对检索结果进行分组浏览;检索结果页面右边按照命中结果数量的由大到小对各学校进行了排序。点击每篇论文对应的黄色的下载箭头,可下载 caj 格式是论文全文(仅限于购买了该数据库的用户)。也可以勾选每篇论文题目旁的小方框,将该论文导出。

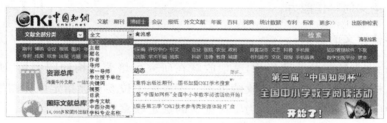

图 5-2-1　简单检索页面

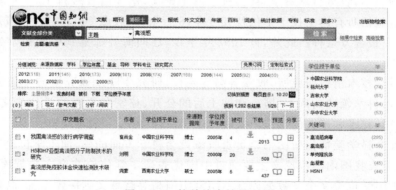

图 5-2-2　简单检索结果页面

　　2.高级检索

　　高级检索页面间图 5-2-3,提供多个检索字段的组配检索,每个检索框可任选主题、题名、关键词、摘要、目录、全文、参考文献、中图分类号、学科专业名称中的任意一个检索字段进行检索,每个检索框之间可选择"并且"、"或者"、"不含"进行逻辑组配检索,还可以另外限定学位年度、学位单位、支持基金、作者等进一步限定检索结果。

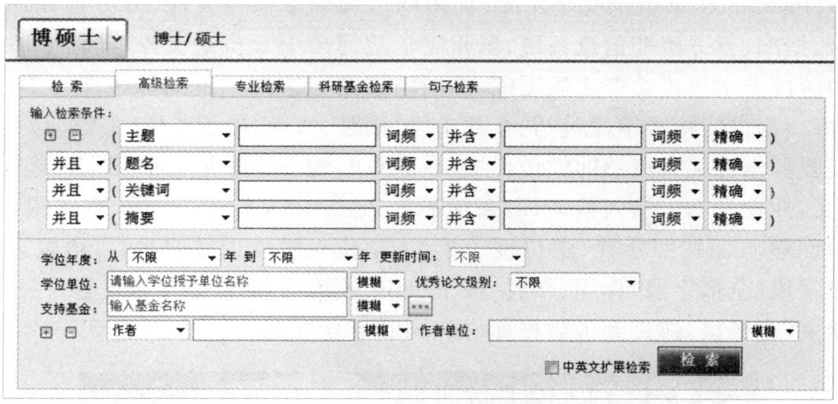

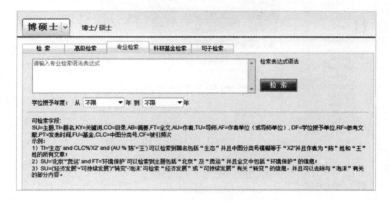

图 5-2-3 高级检索页面

3.专业检索

专业检索的页面见图 5-2-4,提供专业检索表达式进行检索。

图 5-2-4 专业检索页面

（二）万方学位论文全文数据库 http://www.wanfangdata.com.cn/

该库资源由国家法定学位论文收藏机构——中国科技信息研究所提供,并委托万方数据加工建库,学位论文是全文资源。收录自 1980 年以来我国自然科学领域各高等院校、研究生院以及研究所的硕士、博士以及博士后论文共计约 150 万余篇。其中 211 高校论文收录量占总量的 70% 以上,每年增加约 30 万篇。

（三）ZADL 统一检索平台 http://zadl.zj.edu.cn/wps/portal

浙江省高校数字图书馆（Zhejiang Academic Digital Library,简称 ZADL）项目建设在浙江省教育厅的领导下和全省高校的共同参与下正式全面启动。ZADL 项目的总体建设目标是:构建面向全省高等院校的数字化文献信息保障服务体系,形成具有国内先进水平、功能齐全、资源丰富、覆盖面广的浙江省高校数字化图书馆。具体包括,建成全省高校共享的国内一流的数字化文献信息资源库;建立覆盖全省高校的数字图书馆服务体系,包括省级服务中心和五个分中心,向全省高校用户提供数字资源服务;培养一支数字图书馆管理与服务的优秀人才,满足全省服务、资源建设、技术支撑需求;健全项目建设管理协调制度以及考核激励制度。

ZADL 统一检索平台中学位论文的数据源来自:CALIS 农学中心学位论文库、CETD 中文电子学位论文、CNKI-中国优秀硕士学位论文全文数据库、ProQuest Dissertations and Theses（PQDT）、ProQuest 学位论文全文库、杭州师范大学学位论文库、万方数据库——中国学位论文全文数据库、万方医药信息系统、温州医学院博硕士学位论文库、浙江中医药大学学位论文系统、中国博士学位论文全文数据库、中国国家图书馆博士论文资源库等 19 个包含学位论文的数据库。提供的检索字段包括：全部字段、标题、作者、授予单位、关键词。

例如，需要检索有关禽流感的学位论文，在 ZADL 统一检索平台中（图 5-2-5），选择文献类型为学位论文，在检索框中输入检索词"禽流感"，点击"中文检索"按钮，得到图 5-2-6 所示的检索结果页面，该页面按照年代、学位授予单位、学位对学位论文归类，可再输入其他的检索词，选择检索字段（全部字段、标题、作者、授予单位、关键词）对检索结果进行进一步精炼，或者点击"电子全文"超链接，链接到各数据库（如 cnki）下载全文。

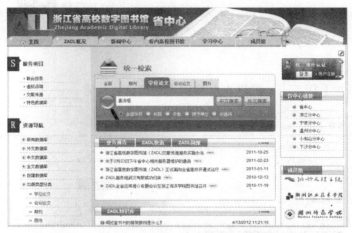

图 5-2-5　ZADL 学位论文检索页面

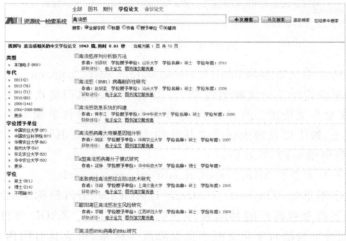

图 5-2-6　检索结果页面

（四）CALIS 学位论文中心服务系统 http://etd.calis.edu.cn/ipvalidator.do

CALIS 学位论文中心服务系统面向全国高校师生提供中外文学位论文检索和获取服务。目前博硕士学位论文数据逾 384 万条，其中中文数据约 172 万条，外文数据约 212 万条，数据持续增长中。该系统采用 e 读搜索引擎，检索功能便捷灵活，提供简单检索和高级检索功能，可进行多字段组配检索，也可从资源类型、检索范围、时间、语种、论文来源等多角度进行限定检索。系统能够根据用户登录身份显示适合用户的检索结果,检索结果通过多种途径的分面和排序方式进行过滤、聚合与导引,并与其他类型资源关联,方便读者快速定位所需信息。

（五）国家科技图书文献中心（简称 NSTL）中文学位论文库 http://www.nstl.gov.cn

NSTL 是根据国务院领导的批示于 2000 年 6 月 12 日组建的一个虚拟的科技文献信息服务机构,由中国科学院文献情报中心、工程技术图书馆（中国科学技术信息研究所、机械工业信息研究院、冶金工业信息标准研究院、中国化工信息中心）、中国农业科学院图书馆、中国医学科学院图书馆组成。该数据库主要收录了 1984 年至今我国高等院校、研究生院及研究院所发布的硕士、博士和博士后的论文。学科范围涉及自然科学各专业领域,并兼顾社会科学和人文科学,每年增加论文 6 万余篇,数据每季更新。目前该数据库题录和文摘免费,全文通过文献传递的方式提供;提供普通检索、分类导航检索、期刊检索、按馆藏单位检索、按文献类型检索和高级检索等不同的检索页面,用户可以从作者、标题、关键词、分类号、全文字段等不同角度进行检索,还可使用逻辑与、或、非、等进行组配检索,同时可以对检索年份进行限定。

（六）台湾地区图书馆全国博硕士论文资讯网 http://etds.ncl.edu.tw

台湾博硕士论文资讯网收录台湾博硕士论文资料较为丰富,分为博士论文全文影像系统和博硕士论文摘要系统两大部分。其中博士论文全文影像系统提供 1958 年至 2000 年间的博士论文 3405 本,仅供"国家图书馆"内局域网利用。博硕士论文摘要系统收录 1957—2003 年的学位论文,并提供 2000 年以后部分已授权的博硕士论文电子全文免费阅读下载服务,2000 年以前的则仅提供论文目次、摘要、参考文献等信息。可按主题、论文名称、关键词、指导教授、学校、系所、学年度等方式浏览,也可以在检索词输入框输入检索词检索。

（七）CETD 中文电子学位论文资料库 http://www.airitilibrary.com/

CETD(Chinese Electronic Theses and Dissertations Service)是由华艺数位股份有限公司于 2005 年推出整合台湾及香港的学位论文于统一平台的学术性平台。收录 2000 年之后的博硕士学位论文的全文及书目资料。目前为止收录文摘记录达到 79,671 条,全文累积近56,803篇,每年新增约 12,500 条书目记录,9,500 篇全文。系统提供免费题录和文摘查询,全文需付费。

（八）香港大学学位论文库 http://sunzi1.lib.hku.hk/hkuto/index.jsp

该数据库收集了自 1941 年开始的香港大学博硕士学位论文 14,717 本,学位论文库包括了艺术、人文科学、教育学、医学和自然科学等学科。提供检索篇名、作者和关键词检索途径。

（九）国内高校和科研机构学位论文

目前,我国各高校和科研机构图书馆都在积极开发本单位的学位论文资源,如北京大学、清华大学、复旦大学、西安交通大学、武汉大学、第四军医大学等,登录到这些图书馆的网站能找到该校的学位论文题录信息。

二、国外学位论文的查找

国内图书馆收藏的国外学位论文较少。北京图书馆有小部分收藏,并编有《国外博士学位论文目录 1982—1992》,收录了 1982 年至 1992 年北京图书馆所藏的国外博士学位论文的书目信息。大部国外学位论文主要通过查询期刊式检索工具或是数据库获得学位论文有关信息,然后通过各图书馆文献传递或馆际互借服务获得收费的全文。目前国外学位论文主要通过 PQDT 数据库查找。

（一）PQDT 学位论文数据库 http://search. proquest. com/dissertations? accountid＝15198

PQDT(ProQuest Dissertations & Theses)是美国 ProQuest 公司（原名 UMI 公司）出版的博硕士论文网络版数据库。它已收录了欧美 1000 余所大学的 200 万篇学位论文，是目前世界上最大和最广泛使用的学位论文数据库。

该数据库可看到 1997 年以来论文的前 24 页，以及 1861 年至今论文的详细目录信息。要获得全文需要付费订购。PQDT 把文献检索、文献获取及文献快递这三个文献检索服务功能融为一体，除提供一般检索系统所给出的文献信息外，还提供全文传递所需的信息，如订购方式、费用、付费方式和传递方式等。

1. 基本检索

基本检索页面见图 5-2-7，在检索框中输入检索词即可实现检索。例如，需要检索有关禽流感的博硕论文，输入检索词，回车，得到图 5-2-8 的检索结果页面。可查看检索结果的引文/摘要信息，还可查看部分博硕论文的章节。可按照主题、索引短语（关键字）、大学/单位、大学/单位位置、标签、语言、数据库、出版日期进一步缩小检索范围。

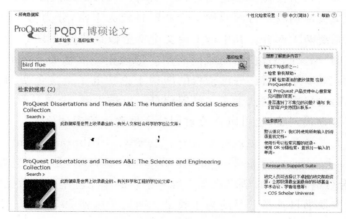

图 5-2-7　基本检索页面

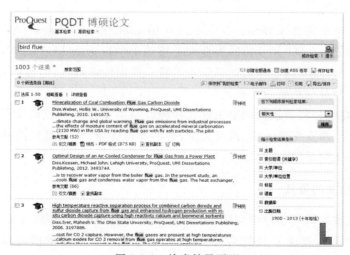

图 5-2-8　检索结果页面

2. 高级检索

高级检索页面见图 5-2-9，提供命令代码和检索框的检索方式，检索字段包括出版日期、作者、导师、大学/单位、主题词、语言。点击"字段代码"按钮,可进入查看字段代码代表的含义,并查看检索技巧说明(图 5-2-10)。

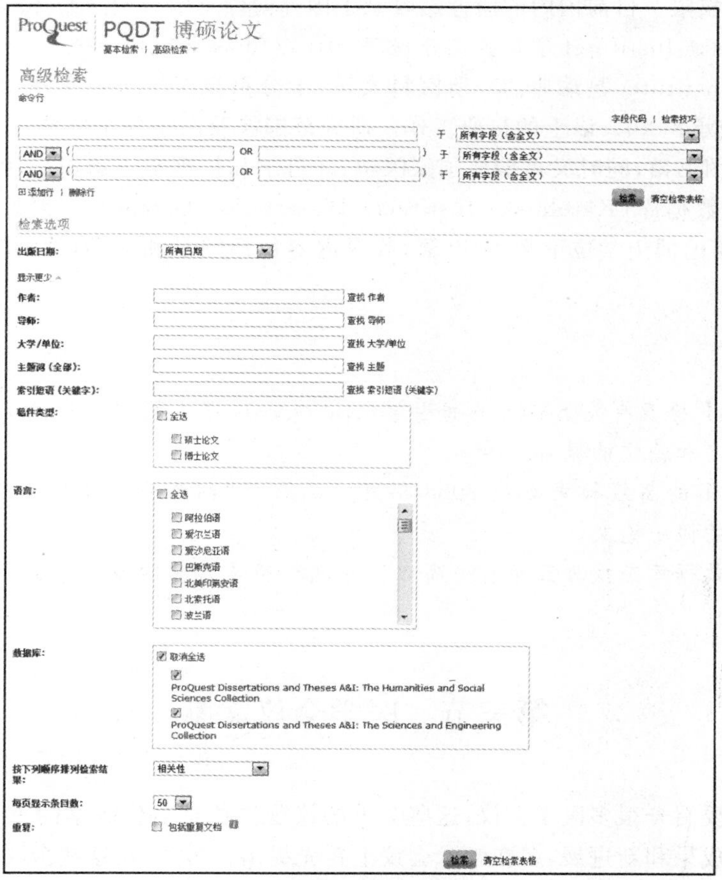

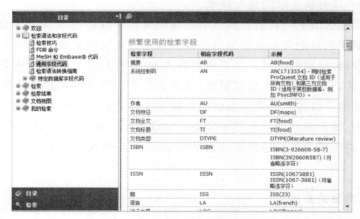

图 5-2-9　高级检索页面

图 5-2-10　字段代码和检索技巧说明

3. PQDT 文获取

2002 年起,国内若干图书馆、文献收藏单位联合购买了一定数量的 ProQuest 学位论文全文(PDF 格式),提供网络共享。目前可通过"ProQuest 学位论文全文"的 CALIS 镜像站(http：//pqdt. calis. edu. cn)、上海交通大学镜像站(http：//pqdt. lib. sjtu. edu. cn/)、中信所镜像站(http：//pqdt. bjzhongke. com. cn/)的任何一个站点下载学位论文的 PDF 全文，系统采用 IP 地址控制访问权限。目前国内的镜像站收录了国外博硕士学位论文逾 40 万篇。

（二）Karolinska Institutet 学位论文数据库 http：//diss. kib. ki. se/

Karolinska Institutet 是瑞典的一所医科大学，十分重视医学研究工作，是新一代医学研究者的摇篮，该校承担 40％以上的科研工作。研究范围涉及医学各个领域。该校的图书馆是瑞典最大的医学图书馆，同时又是瑞典国家医学、牙科学和护理学资源馆。1998 年，该馆建立了全校博士论文数据库（Karolinska Instituers Dissertation Database），到目前为止，共收录 1995 年至 2010 年的博士学位论文 4200 篇，收录内容包括题录和文摘，并通过因特网提供检索服务。

练习题

1. 利用 PQDT 检索有关 SARS 的病因学（etiology）研究方面的博士论文，写出第一篇文献的指导教师姓名和论文的题目。

2. 利用 PQDT 的高级检索查找 2008 年发表的有关"细胞分子遗传学"（cell，genetics，molecular）研究的博士论文。

3. 利用国内数据库查找近五年有关高血压的流行病学方面的博士论文，注意比较各数据库的优缺点。

第三节　医学会议文献

全世界每年要召开很多医学会议，这些会议的议题往往是当代医学的重大课题。一些新问题、新见解、新成果和新进展，多在学术会议上首先提出。另外，从这些会议中还可以找到某些专题研究的世界范围内的学科带头人、主要专家学者及其他们所在的国家和机构信息，是出国考察、进修或进一步查找文献的重要线索。

医学会议文献包括医学会议消息和医学会议论文。会议消息预告学术会议召开的时间、地点、主题等，是撰写会议论文和参加学术会议的指南。会议论文是指在学术会议上宣读或交流的论文，经整理后再出版的文献。主要出版形式为图书形式的会议录（专题论文集、会议论文汇编、会议论文集、会议出版物、会议辑要）及期刊论文。图书形式的会议录是一些学会及会议主办者定期召开的会议按丛书方式出版的会议论文集；期刊论文式的会议文献则以单篇专题论文出现在专刊、特刊或在期刊上零星发表。会议文献传递新产生的但不一定成熟的科研中的情报，及时反映了国内外的最新发展水平和动态，这一性质决定了其学术性和新颖性有别于其他文献。

一、医学会议消息的查找

获取医学会议消息的传统途径有专门的会议文献检索刊物、专业期刊上的会议消息报道、专业学会的会议通知等。也可利用互联网查找，如专门的医学信息会议网站和网络检索工具。

（一）上海图书馆会议资料数据库 http：//www. library. sh. cnskjshyzl/

现提供 1986 年至今约 40 万件资料网上篇名检索服务，每年新增数据 3 万条。读者可按照篇名、作者、会议名、会议地点、会议时间等进行检索,并且提供全文复印服务(图5-3-1)。

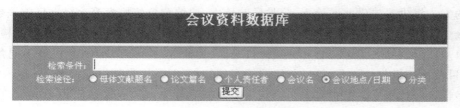

图 5-3-1 上海图书馆的会议资料库

(二)医学会议——首席医学网 http://conference.9med.net/

首席医学网隶属于北京华夏世通信息技术有限公司,是国内领先的医学学术交流网站,由华夏时代(中国)投资集团投资创办,致力于提供卓越的医学学术交流机会和服务。首席医学网现已收录300余种医学专业期刊,成为国内最大的专业医学期刊阅读平台。首席医学网通过多种方式和各大医学学会、医学期刊、医学研究机构、医学院校、医疗机构等医学专业机构合作,扩充医学专业资讯来源,发掘医学学术交流机会,提高医学学术服务质量。

(三)中华医学会的学术活动 http://www.cma.org.cn

该网站由中华医学会建立,提供当年医学会各专业委员会即将召开的会议消息。

(四)Medical Conferences(医学会议) http://www.medical.theconferencewebsite.com/
提供最新的医学会议资讯。

(五)关键词检索

可以在搜索引擎的检索词输入框中输入关键词进行查询,表达学术会议的英文词汇有:conference, congress, symposium, convention, seminar, workshop,等等。常用搜索引擎:Google(http://www.google.com)、Yahoo(http://www.yahoo.com)、百度(http://www.baidu.com)。

二、医学会议文献的查找

(一)CNKI 国内外重要会议论文全文数据库 http://www.cnki.net

该数据库的文献是由国内外会议主办单位或论文汇编单位书面授权并推荐出版的重要会议论文。由中国学术期刊(光盘版)电子杂志社编辑出版的国家级连续电子出版物专辑。收录自1953年至今的会议论文集,重点收录1999年以来中国科协系统及国家二级以上的学会、协会,高校、科研院所,政府机关举办的重要会议以及在国内召开的国际会议上发表的文献。其中,国际会议文献占全部文献的20%以上,全国性会议文献超过总量的70%,部分重点会议文献回溯至1953年。截至2012年10月,已收录出版国内外学术会议论文集近16300本,累积文献总量170多万篇。检索方法与CNKI中国优秀博硕士学位论文全文数据库类似。

(二)万方会议论文全文数据库 http://www.wanfangdata.com.cn/

会议论文是全文资源,收录了由中国科技信息研究所提供的,1985年至今世界主要学会和协会主办的会议论文,以一级以上学会和协会主办的高质量会议论文为主。每年涉及近3000个重要的学术会议,总计130万余篇,每年增加约20万篇,每月更新。

(三)国家科技图书文献中心中文会议论文数据库 http://www.nstl.gov.cn

该库主要收录了1985年以来我国国家级学会、协会、研究会以及各省、部委等组织召开的全国性学术会议论文。数据库的收藏重点为自然科学各专业领域,每年涉及600余个重要的学术会议,年增加论文 4 万余篇,每季或月更新。目前该数据库题录和文摘免费,全文通过文献传递的方式提供。提供普通检索、分类导航检索、按馆藏单位检索等途径。目前该数据库题录和文摘免费,全文通过文献传递的方式提供。文献类型检索和高级检索等不同的检索页面,用户可以从作者、标题、关键词、分类号、会议录名、出版年、会议年、全文字段等不同角度进行检索,还可使用逻辑与、或、非、等进行组配检索,同时可以对检索年份进行限定。

（四）国家科技图书文献中心外文会议论文数据库 http://www.nstl.gov.cn

该数据库主要收录了 1985 年以来世界各主要学会、协会、出版机构出版的学术会议论文,部分文献有少量回溯。学科范围涉及工程技术和自然科学各专业领域。每年增加论文约 20余万篇,每周更新。目前该数据库题录和文摘免费,全文通过文献传递的方式提供。

（五）ISI Proceedings(CPCI-S、CPCI-SSH)

美国科学情报研究所(ISI)基于 Web of Science 的检索平台,收录 1990 年以来的会议文献摘要,分为 CPCI-S(科学技术会议录索引)和 CPCI-SSH(社会科学及人文科学会议录索引)两大会议录索引,汇集了世界上最新出版的会议录资料,包括专著、丛书、预印本以及来源于期刊的会议论文,提供了综合全面、多学科的会议论文资料。

Conference Proceedings Citation Index-Science (CPCI-S) 涵盖学科包括农业、环境科学、生物化学、分子生物学、生物技术、医学、工程、计算机科学、化学和物理。Conference Proceedings Citation Index-Social Science & Humanities (CPCI-SSH)包括心理学、社会学、公共健康、管理、经济、艺术、历史、文学和哲学等。

CPCI-S、CPCI-SSH 是基于 Web of Science 的检索平台,其检索页面同 Web of Science 的检索类似,提供主题、标题、作者、作者标识符、出版年、会议、编者等 17 个检索字段。

（六）OCLC FirstSearch 中的会议论文数据库

OCLC 中有 PapersFirst 和 Proceedings 两个供检索会议的题录型数据库。PapersFirst(国际学术会议论文索引)提供"大英图书馆资料提供中心"的会议录中所收集的自 1993 年 10月以来在世界各地的学术会议(代表大会、专题讨论会、博览会、座谈会以及其他会议)上发表的论文,可通过馆际互借获取全文。Proceedings(国际学术会议录索引)是 PapersFirst 的关联库,它提供在世界各地举行的学术会议上发表的论文的目录表,提供了一条检索"大英图书馆资料提供中心"的会议录的途径。每周更新 2 次。

练习题

1. WOS 包含哪两种会议录索引,分别包含哪些学科?

2. 检索 CPCI-S 数据库检索有关"Anaesthesiology(胃肠病学)"方面的会议信息。

3. 利用分别利用中国知网、万方的会议数据库检索浙江大学参与的有关胃肠病学方面的会议文献。

第六章 网络信息资源检索

由于互联网的快速发展,使信息环境发生巨大的变化,互联网已经深入到人类生活、学习、科学研究的各个方面,成为世界上最大的信息数据库和图书馆,它的出现与发展对科技发展、人类社会的进步起着重要的作用。人们常说互联网是信息的海洋,我们通过这个信息的海洋,在世界上的任何地方都能够快速地在全球范围内获取所需要的资源。

第一节 网络信息资源概述

数字信息资源指一切以数字形式生产和发行的信息资源。数字资源中的信息,包括文字、声音、图片、动画等。网络信息资源是指通过网络传递的数字信息资源。目前网络信息资源已经在数字信息资源中占有绝对比例,它包罗万象,既没有一个统一的标准,也没有统一的目录。因此要有效地利用这些资源,就必须对它的特点和种类等进行全面的认识和了解。

一、网络信息资源的特点

与传统的书刊等信息资源相比,网络信息资源在数量、分布、传播范围、载体形态、传递手段等方面,都有着明显的差别,呈现出许多特点,这些特点包括:

(一)信息量大,生产速度快,覆盖面广,涵盖了各学科领域

网络信息资源极为丰富,信息的含量非常大。据统计,截至 2013 年 6 月中国网站总数达到了 294 万个。由于信息源的增多,网络信息生产速度快,学科覆盖面广泛,在因特网上可以找到各个学科领域的信息资源,方便科研工作者的学术研究。

(二)信息层次多,品种多样

网络信息资源包括数值型数据库、全文数据库、事实数据库、电子期刊、电子报纸、搜索引擎、BBS、新闻组等资源,覆盖各个地域、各种语言的信息资源,包含了一次信息、二次信息、三次信息等。

多媒体技术在网络资源中的利用,使文字、图形、声音、动画、三维图像等相结合,提供了丰富多彩、生动逼真的信息。超文本技术的运用改变了传统信息的线性组织方法,增强了人们对知识的表达能力,大大拓展了信息的获取和传播范围,使用户更容易理解和接受。

(三)传播速度快,时间性强

与印刷型文献和光盘检索工具相比,网络信息资源由于网络的动态更新和快捷的实时传递,在充分发挥信息的时效价值方面有着无可比拟的优势。如中国 CNKI 期刊全文数据库、美国 PUBMED 数据库等都是每日更新。

(四)共享性强,检索方便快捷

与传统文献相比,电子资源使多个用户可在同一时刻下共享同一信息源。而网络信息资源是一个开放的系统,任何人和机构都能直接连上互联网,在网上搜索所需的信息,信息资源

的共享成了它最大的特点和优点。

目前,各网络数据库的检索界面趋向统一,并可实现跨库检索,对检索的完整性提供了可靠保障。除各数据库之间的链接外,数据库还可与图书馆书目查询系统进行链接,这些链接方式可以帮助用户从书目、题录、文摘等二次文献直接查阅到全文。检索方便快捷。

（五）内容庞杂,缺乏社会监督、无序现象严重

在网络上,任何人、机构都可以制作网络信息,没有严格的发布审查程序,不需要经过出版机构的编辑、审核,缺乏社会监督,缺乏必要的过滤和质量控制,所以网络信息的内容非常庞杂,无序现象严重。正式出版物和非正式出版物交织在一起,科技信息、学术信息、商业信息、个人信息与一些不健康的信息混为一体,既有大量国际水平的研究成果,又有许多难登大雅之堂的信息和许多虚假信息,信息质量良莠不齐。这种无序性必将影响信息检索的系统性、完整性和准确性。

二、网络信息资源的分类

网络信息资源类型繁杂、形式多样,由于划分的标准不同,其类型也就不同,下面从信息检索的角度对网络信息资源进行分类。

（一）按发布形式进行分类

(1) 全文数据库:即收录有原始文献全文的网络数据库,包括期刊论文、会议论文、专利文献、学位论文、政府出版物、研究报告、法律条文和案例、商业信息等。如中国期刊全文数据库、万方期刊数据库等。

(2) 参考数据库(Reference Database):指反映各种数据、信息或知识的原始来源和属性的网络数据库。数据库由记录组成,通过对数据、信息或知识进行加工和过滤,便形成了记录。

(3) 事实数据库(Factual Database):指包含大量数据、事实,直接提供原始资料的数据库,又分为数值数据库、指南数据库、术语数据库等,相当于印刷型文献中的字典、辞典、手册、年鉴、百科全书、组织机构指南、公式与数表等。例如电子版百科全书、网络辞典等。

(4) 电子期刊(Electronic Journal):又名电子杂志(Electronic Magazine)或数字化期刊(Digital Periodical)。它是具有连续出版物的一般特征,以数字化形式存在,并且仅能通过电子媒介获取的连续出版物。如 Springer 电子期刊。

(5) 电子图书(Electronic Book):它是相对传统的纸质图书而言的,数字化的、以电子文件形式存储在各种磁盘或电子介质中的图书。它是直接在网上以数字形式出版的图书,如OCLC 的 Netlibrary 等。

(6) 搜索引擎:搜索引擎是指根据一定的策略、运用特定的计算机程序从互联网上搜集信息,在对信息进行组织和处理后,为用户提供检索服务,将用户检索相关的信息展示给用户的系统。搜索引擎包括全文索引、目录索引、元搜索引擎、垂直搜索引擎、集合式搜索引擎、门户搜索引擎与免费链接列表等。

（二）按所采用的网络传输协议进行分类

(1)WWW 信息资源:WWW(World Wide Web,简称 WWW 或 Web)信息资源是 20 世纪90 年代初期由位于瑞士的欧洲研究中心发明的。由于它能方便迅速地浏览和传递分布于网络各处的文字、图像、声音和多媒体超文本信息,并适用于因特网信息服务,因此在 90 年代中后期迅速发展。它是建立在超文本、超媒体技术以及超文本传输协议的基础上,集文本、图形、图像、声音为一体,并以直观的图形用户界面展现和提供信息的网络资源形式。

WWW 其实是 Internet 中一个特殊的网络区域,这个区域是由网上所有超文本格式的文档(网页)集合而成。超文本文档里既有数据,又有包含指向其他文档的链(Links)。链使得不同文档里的相关信息连接在一起,这些相互链接的文档可以在一个 WWW 服务器里,也可以分布在网络上的不同地点。通过这些链接,用户在 WWW 上查找信息时可以从一个文档跳到另一个文档,而不必考虑这些文档在网络上的具体地点。因特网上的 WWW 服务器以每年翻几番的速度增长,成为因特网上信息资源的主流。

(2) FTP 信息资源:FTP 信息资源是指利用文件传输协议 FTP(File Transfer Protocol)可以获取的信息资源。FTP 使用户可以在本地计算机和远程计算机之间发送和接收文件,FTP 不仅允许从远程计算机上获取、下载文件(Download),也可以将文件从本地计算机拷贝传输到远程计算机(Upload)。FTP 是目前因特网上获取免费软件和共享软件资源不可缺少的工具。

(3) TELNET 信息资源:Telnet 信息资源是指借助远程登录,在网络通信协议(Telecommunication Network Protocol)的支持下,可以访问共享的远程计算机中的资源。Telnet 使用户可以在本地计算机上利用到远程计算机中的资源。使用 Telnet,用户可以与全世界许多信息中心、图书馆及其他信息资源联系。Telnet 远程登录的使用主要有两种情况:第一种是用户在远程主机上有自己的账号,即用户拥有注册的用户名和口令;第二种是许多 Internet 主机为用户提供了某种形式的公共 Telnet 信息资源,这种资源对于每一个 Internet 用户都是开放的。

(4)用户服务组信息资源:因特网上各种各样的用户通信或服务组是最受欢迎的信息交流形式,包括:新闻组(Usenet News Group)、邮件列表(Mailinglist)、专题讨论组(Discussion Group)、兴趣组(Interest Group)等。这些讨论组都是由一组对某一特定主题有共同兴趣的网络用户组成的电子论坛,是因特网上进行交流和讨论的主要工具。它们的工作原理和使用方法也非常相似,均用于网络用户间的信息交流,但又各具特色和用途,锁定各自特定的用户。在电子论坛中所传递与交流的信息就构成了 Internet 上最流行的一种信息资源。

第二节 搜索引擎

一、搜索引擎概论

搜索引擎是指根据一定的策略、运用特定的计算机程序搜集互联网上的信息,对信息进行组织和处理后,将处理后的信息显示给用户,为用户提供检索服务的系统。它可以是一个独立的网站,也可以是附在其他类型网站或网页上的一个搜索工具或页面。其功能是提供符合用户检索条件的网络中相关信息源的概况,并提供获取信息的链接服务。

(一)搜索引擎的工作过程

搜索引擎的工作过程大致可以分为以下三步:

1. 抓取网页

每个独立的搜索引擎都有自己的网页抓取程序。该程序顺着网页中的超链接,连续地抓取网页。被抓取的网页被称之为网页快照。由于互联网中超链接的应用很普遍,理论上从一定范围的网页出发,就能搜集到绝大多数的网页。

2.处理网页

搜索引擎抓到网页后,还要做大量的预处理工作,才能提供检索服务。其中,最重要的就是提取关键词,建立索引文件。其他还包括去除重复网页、分析超链接、计算网页的重要度。

3.提供检索服务

用户输入关键词进行检索,搜索引擎从索引数据库中找到匹配该关键词的网页。搜索引擎返回结果主要是以网页链接的形式提供的,通过这些链接,用户便能到达含有自己所需资料的网页。为了用户便于判断,除了网页标题和 URL 外,还会提供一段来自网页的摘要以及其他信息。

（二）搜索引擎的工作方式

搜索引擎按其工作方式主要可分为三种,分别是全文搜索引擎、目录索引类搜索引擎和元搜索引擎。

1.全文搜索引擎

全文搜索引擎是名副其实的搜索引擎,国外具代表性的有 Google,国内著名的有百度。它们都是通过从互联网上提取的各个网站的信息（以网页文字为主）而建立的数据库中,检索与用户查询条件匹配的相关记录,然后按一定的排列顺序将结果返回给用户。

从搜索结果内容细分,全文搜索引擎可为两种,一种是通用型,其内容涉及各个方面,如 Google、百度等;另一种是专业型,也称垂直搜索引擎,其内容只涉及某方面或某类型的信息,如医学搜索引擎、MP3 搜索引擎、博客搜索引擎等。

2.目录索引类搜索引擎

目录索引虽然有搜索功能,但在严格意义上不算是真正的搜索引擎,仅仅是按目录分类的网站链接列表。用户可以不用进行关键词查询,仅靠分类目录即可找到需要的信息。目录索引中最具代表性的为 Yahoo、新浪分类目录搜索。

3.元搜索引擎

元搜索引擎在接受用户查询请求时,同时调用多个预先选定的独立搜索引擎进行搜索,并将从各独立搜索引擎返回的所有查询结果,集中起来处理后再返回给用户。元搜索引擎概念上好听,但搜索效果始终不理想,所以没有哪个元搜索引擎有过强势地位。著名的元搜索引擎 InfoSpace、Dogpile、Vivisimo 等。在搜索结果排列方面,有的直接按来源引擎排列搜索结果,如 Dogpile,有的则按自定的规则将结果重新排列组合,如 Vivisimo。

除上述三大类引擎外,还有以下几种非主流形式:

（1）门户搜索引擎:如 AOL Search、MSN Search 等虽然提供搜索服务,但自身即没有分类目录也没有网页数据库,其搜索结果完全来自其他引擎。

（2）免费链接列表（Free For All Links,简称 FFA）:这类网站一般只简单地滚动排列链接条目,少部分有简单的分类目录,不过规模要比 Yahoo! 等目录索引小很多。

由于上述网站都为用户提供搜索查询服务,为方便起见,通常将其统称为搜索引擎。

二、常用搜索引擎

（一）百度（http://www.baidu.com）

百度是由李彦宏、徐勇于 2000 年 1 月创立,致力于向人们提供"简单,可依赖"的信息获取方式。

百度是全球最优秀的中文信息检索与传递技术供应商,拥有全球最大的中文网页库,目前收录中文网页已超过 30 亿,这些网页的数量每天正以千万级的速度在增长,是世界上最大的中文搜索引擎,具有拼音识别、自动纠错、网页快照、相关搜索、中文人名识别、简繁体中文自动转换、网页预览等特色。百度有非常丰富的产品,主要有百度图片、百度 MP3、贴吧、百度新闻、百度知道、百度百科、百度常用搜索、百度词典、大学搜索、地区搜索、百度地图、百度国学、视频搜索、手机搜索、等数十种,为用户提供多种搜索服务(图 6-2-1)。

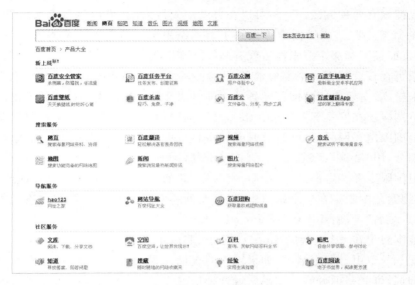

图 6-2-1　百度产品大全

百度搜索分为基本搜索和高级搜索两种方式。

1. 基本搜索

基本搜索分单词搜索和多词搜索两种方式。

在搜索框内输入需要查询的内容,敲回车键,或者点击搜索框右侧的百度搜索按钮,就可以得到最符合查询需求的网页内容。多词检索时不同检索词之间用一个空格隔开,每个词之间的关系默认为 AND,多词检索可以获得更精确的搜索结果。如查找胃肠起搏器治疗胃食管返流病方面的相关信息,输入"胃肠起搏 胃食管返流",找到相关网页约 320,000 篇(图 6-2-2)。

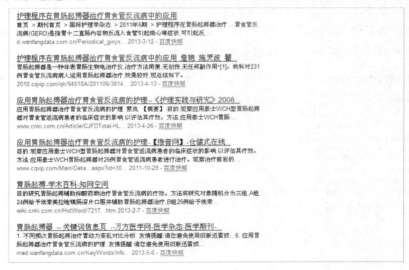

图 6-2-2　搜索结果

　　用户可以根据自己的习惯,改变百度默认的搜索设定,进行个性化设置,如搜索框提示的设置,每页搜索结果数量等,点击搜索框右侧的"搜索设置"就可以进行设定。用户也能对搜索语言范围、结果显示条数、输入法等参数依照个人习惯进行设置,并可以将设置结果保存,系统以后就会按个人设置输出检索结果。

　　2.高级搜索(http://www.baidu.com/gaoji/advanced.html)

　　进入高级搜索有两种方法:其一,可以在百度中先搜索"高级搜索",出来的第一条结果就是高级搜索的链接,其二,高级搜索被撤到了搜索结果页的最下端。先搜索一个其他任何内容,然后拉到页面最下端那个搜索框后就有高级搜索链接。

　　高级搜索可在百度首页的基本检索界面,通过检索词与高级搜索语法相结合实现,这种方法对用户要求较高,需要熟练掌握百度各种查询语法及其应用。常用高级搜索语法如下:

　　把搜索范围限定在网页标题中(intitle),网页标题通常是对网页内容提纲挈领式的归纳,把查询内容范围限定在网页标题中,有时能获得良好的效果。使用的方式,是把查询内容中,特别关键的部分,用"intitle:"领起来。例:intitle:脑肿瘤。

　　把搜索范围限定在特定网站中(site),有时候,您如果知道某个站点中有自己需要找的东西,就可以把搜索范围限定在这个站点中,提高查询效率。使用的方式,是在查询内容的后面,加上"site:站点域名"。例:site:www.zju.edu.cn

　　把搜索范围限定在 url 链接中(inurl),例:护理 inurl:peixun

　　精确匹配——双引号和书名号,如果输入的查询词很长,百度在经过分析后,给出的搜索结果中的查询词,可能是拆分的。如果您对这种情况不满意,可以尝试让百度不拆分查询词。给查询词加上双引号,就可以达到这种效果。例如,搜索 上海科技大学 ,如果不加双引号,搜索结果被拆分,效果不是很好,但加上双引号后,"上海科技大学",获得的结果就全是符合要求的了。

　　书名号是百度独有的一个特殊查询语法。在其他搜索引擎中,书名号会被忽略,而在百度,中文书名号是可被查询的。加上书名号的查询词,有两层特殊功能,一是书名号会出现在搜索结果中;二是被书名号扩起来的内容,不会被拆分。书名号在某些情况下特别有效果,例如,查名字很通俗和常用的那些电影或者小说。比如,查电影"手机",如果不加书名号,很多情况下出来的是通讯工具——手机,而加上书名号后,《手机》结果就都是关于电影方面的了。

　　要求搜索结果中不含特定查询词(一)例:人猪链球菌感染 －四川

　　如果对百度各种查询语法不熟悉,可以使用百度集成的高级搜索。通过上述的进入方法可进入高级搜索的主页(图 6-2-3),通过对检索词的多种定义和限制实现精确检索。

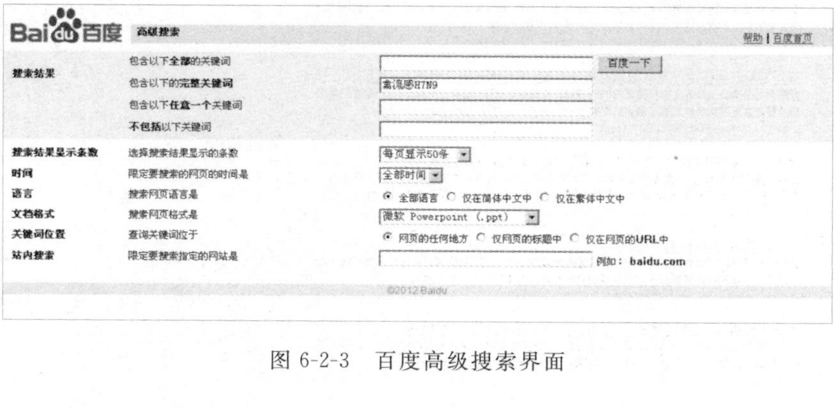

图 6-2-3　百度高级搜索界面

高级搜索界面包括关键词选项和限制选项两部分内容。

关键词选项有四项：包含全部、包含完整关键词、包含任意一个和不包含，分别相当于检索语法中的 AND、精确匹配、OR 及 NOT。

限制选项包括时间、语言、文档格式、关键词位置等。时间可以控制网页出现的时间段，选项有一天、一周、一月、一年或全部时间；语言可以选择网页的语种，有全部语言、简体中文、繁体中文三个选项；文档格式可以对检索结果的文件类型进行限制，文件类型有 WORD、PDF、EXCEL、PPT 等；关键词位置是限制检索词在网页中出现的位置，有任何地方、网页标题、网页 URL 中等；站内搜索可以把检索结果限定某个指定的网站。

例如要找有关"禽流感 H7N9"的 PPT 文件，关键词选包含完整关键词，文档格式选 PPT，关键词位置选择出现在标题中，点击"百度一下"，系统相关 PPT 文档。由此可见，高级检索可以去掉大量无用的信息，能精确地找到所需信息，提高检索效率。

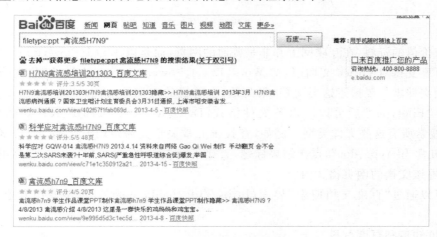

图 6-2-4　百度高级搜索结果

3.其他常用搜索

除了以上基本搜索功能外，百度还有多种专业的搜索产品，可以帮助用户查找各类专业信息。点击百度首页的搜索框下方的"更多"链接，进入百度产品页（图 6-2-1）。常用产品有以下一些：

（1）常用搜索提供衣食住行各方面的实用信息，如天气预报、火车航班时刻、酒店查询、百度翻译、百度寻人等。

（2）大学搜索来查询某所大学的具体信息，如录取情况、课程安排或校友信息等。

（3）图片搜索用于查找新闻图片、壁纸及各类大小图片等。

（4）MP3 可以查找各类音频视频资源。

（5）词典可以查找一个词的词义、出处、同义词、反义词、相关语法等信息。

4.百度特色

（1）相关搜索

相关搜索可以让用户可通过参考别人的检索用词，获得启发，以确定更为合适的检索词。在搜索结果页的下方，有和用户的所用检索词相关的一系列查询词，按搜索热门度排序。例如"h7n9 禽流感 症状"、"h7n9 禽流感最新消息"、"h7n9 禽流感防治常识"、"h7n9 禽流感最新人数"、"h7n9 禽流感 图片"等。

(2)百度快照

如果无法打开某个搜索结果,或者打开速度特别慢,该怎么办?"百度快照"能帮您解决问题。每个未被禁止搜索的网页,在百度上都会自动生成临时缓存页面,称为"百度快照"。当您遇到网站服务器暂时故障或网络传输堵塞时,可以通过"快照"快速浏览页面文本内容。百度快照只会临时缓存网页的文本内容,所以那些图片、音乐等非文本信息,仍是存储于原网页。当原网页进行了修改、删除或者屏蔽后,百度搜索引擎会根据技术安排自动修改、删除或者屏蔽相应的网页快照。见图6-2-5。

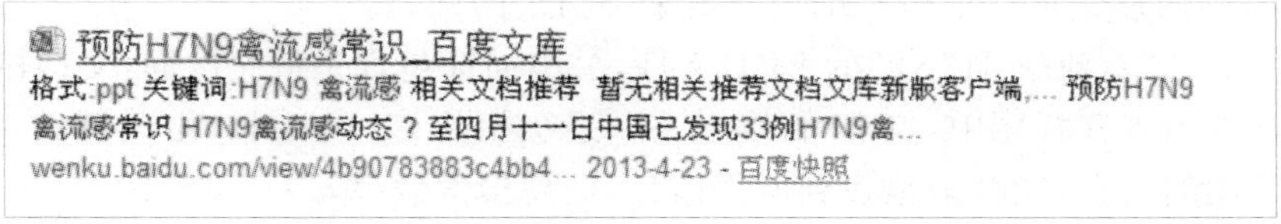

图 6-2-5　百度快照(3)专业文档搜索

很多有价值的资料,在互联网上并非是普通的网页,而是以 Word、PowerPoint、PDF 等格式存在。百度支持对 Office 文档(包括 Word、Excel、Powerpoint)、Adobe PDF 文档、RTF 文档进行了全文搜索。要搜索这类文档,很简单,在普通的查询词后面,加一个"filetype:"文档类型限定。"Filetype:"后可以跟以下文件格式:DOC、XLS、PPT、PDF、RTF、ALL。其中,ALL 表示搜索所有这些文件类型。例如,查找张五常关于交易费用方面的经济学论文。"交易费用 张五常 filetype:doc",点击结果标题,直接下载该文档,也可以点击标题后的"HTML 版"快速查看该文档的网页格式内容。

您也可以通过"百度文档搜索"界面(http://file.baidu.com/),直接使用专业文档搜索功能。

(3)百度知道和百度百科

百度知道和百度百科是两个用户参与的互动知识平台。

"百度知道",是用户自己根据具有针对性地提出问题,通过积分奖励机制发动其他用户,来解决该问题的搜索模式。同时,这些问题的答案又会进一步作为搜索结果,提供给其他有类似疑问的用户,达到分享知识的效果。

百度知道的最大特点,就在于和搜索引擎的完美结合,让用户所拥有的隐性知识转化成显性知识,用户既是百度知道内容的使用者,同时又是百度知道的创造者,在这里累积的知识数据可以反映到搜索结果中。通过用户和搜索引擎的相互作用,实现搜索引擎的社区化。百度知道也可以看作是对搜索引擎功能的一种补充,让用户头脑中的隐性知识变成显性知识,通过对回答的沉淀和组织形成新的信息库,其中信息可被用户进一步检索和利用。这意味着,用户既是搜索引擎的使用者,同时也是创造者。百度知道可以说是对过分依靠技术的搜索引擎的一种人性化完善。

百度百科所提供的,是一个互联网所有用户均能平等的浏览、创造、完善内容的平台。旨在让所有中文互联网用户在百度百科都能找到自己想要的全面、准确、客观的定义性信息。用户可以在百度百科查找感兴趣的定义性信息,创建符合规则、尚没有收录的内容,或对已有词条进行有益的补充完善。

(二)Google(http://www.google.com/)

Google 是由两位斯坦福大学的博士生 Larry Page 和 Sergey Brin 在 1998 年创立;是目前

应用最广泛的搜索引擎之一。Google 在网页级别(Pagerank)、动态摘要、网页快照、DailyRe-fresh、多文档格式支持、地图股票词典寻人等集成搜索、多语言支持、用户界面等功能上的革新,像当年 Altavista 一样,再一次永远改变了搜索引擎的定义。它目前已收录超过 100 亿个网页,每天提供 1.5 亿次查询服务,搜索页面简洁明了,容易使用。Google 具有网页快照、相关搜索、类似网页、按链接搜索、手气不错、定义等特色,其优点是英文文献资源丰富,可作为查找英文论文全文的第一首选;同时还可通过检索英文词汇,要求"搜索中文网页"的方法得到英文词汇的专业翻译,是一本专业的"英文电子词典"。

　　Google 的搜索功能和百度一样,也分基本搜索和高级搜索,提供的产品和服务也大致一样。Google 提供网页搜索、图片搜索、新闻搜索、论坛搜索、本地搜索、学术搜索、图书搜索、大学搜索、Google Earth、桌面搜索等搜索服务。可搜索的信息类型有网页、图片、新闻、论坛及PDF、Microsoft Office(doc、ppt、xls、rtf)、Flash 等非 HTML 格式的文件,支持多语种查询,目前有数十种不同的语言可供用户选择。

　　Google 也提供个性化设置。检索框的右侧有"选项"和"登录"链接,在"选项"中有搜索设置、高级搜索、语言工具、网络历史记录四部分内容。在搜索设置中,可对界面语言、搜索语言、每页显示结果数量、检索结果打开方式等进行设置,设置结果可以保存,方便以后使用。大陆用户可以将语言设置成简体中文,设置成功后 Google 主页、消息和按钮等都以简体中文显示(图 6-2-6)。

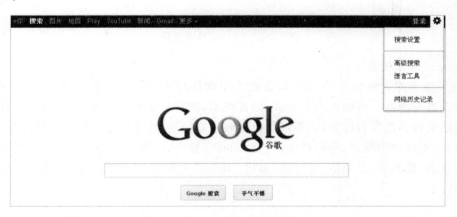

图 6-2-6　Google 中文主页

　　Google 的很多功能与百度的一样,如网页快照(Google 最早使用)、相关搜索、拼音与错别字提示、计算器、股票查询、英汉互译、货币转换等,也有与"百度工具栏"功能一样的嵌入式工具栏。但是 Google 还有很多自己的特色:

　　1. 手气不错

　　点击"手气不错"按钮将自动进入 Google 查询到的第一个网页,用户完全看不到其他的搜索结果。"手气不错"用来查找某些特别的网站或网页特别有用,如在检索框内输入"浙江省卫生厅",点击"手气不错"将直接进入浙江省卫生厅网站。

　　2. 定义

　　通过"define:"可以查找字词或词组的定义。输入"define:",接着输入需要其定义的词,即可获得网络上有关其定义的列表。排在最前的词条一般是来自维基百科。

3.相关焦点与类似结果

Google 的搜索结果与百度不同,首先列出的是与检索词的相关焦点信息,如最新消息、各相关主要网站内的相关文章等。每个检索结果下方都有"类似结果"的链接,可以帮助用户查找与这一网页相关的网页,该功能可以快速找到大量资料(图 6-2-7)。

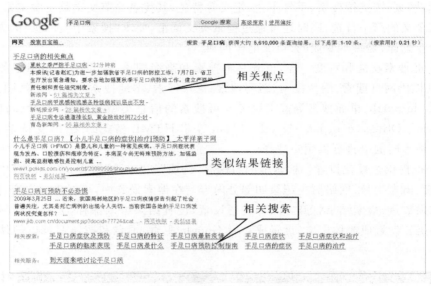

图 6-2-7　Google 搜索结果

4.Google 博客搜索

Google 博客搜索能通过 Google 博客搜索帮助用户更有效地探索博客世界,从而激发更多的人加入这一潮流。可以借助 Google 博客搜索,找到对您所感兴趣的任何话题的评论。

查询结果将涵盖所有博客,而不仅仅包含通过 Google 博客发布的博客。能搜索多种语言的博客内容,不仅包括英语,还包括法语、意大利语、德语、西班牙语、韩语、巴西葡萄牙语、荷兰语、俄语、日语、瑞典语、马来语、波兰语、泰语、印度尼西亚语、塔加拉语、土耳其语、越南语等。(图 6-2-8)。

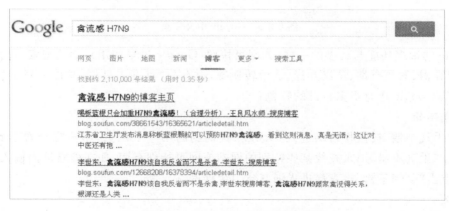

图 6-2-8　Google 网页目录浏览结果

5.学术搜索(http://scholar.google.com/)

Google 学术搜索提供广泛搜索学术文献的简便方法。用户可以从一个位置搜索众多学科和资料来源:学术著作出版商、专业性社团、预印本、各大学及其他学术组织的经同行评论的文章、论文、图书、摘要和文章。Google 学术搜索有以下功能:从一个位置方便地搜索各种资源;查找报告、摘要及引用内容;通过用户的图书馆或在 Web 上查找全文;了解任何科研领域的重要论文。

(1)使用方法

Google 学术搜索的基本使用方法和网页搜索一样,输入检索词即可。其高级搜索可以对作者、文献来源和查找年限进行限定,以提高检索精度。如果知道作者姓名,作者搜索是找到某篇特定文章最有效的方式之一。如果某个词既是人名也是普通名词,最好使用"作者:"操作符,只影响到紧挨其后的搜索字词。如果要进一步缩小搜索范围,可以使用将作者全名加引号("")的操作符;如查要扩大搜索范围,则尽量使用首字母而不要使用全名。出版物限制只返回来自特定出版物的搜索结果。但要注意,一本杂志名称可能会用多种方式进行拼写(例如:Journal of Biological Chemistry(《生化杂志》)经常被简写为 J Biol Chem),因此为了得到完整的结果,用户需要多尝试几种拼写方法。

进入学术搜索的高级设置,在学术搜索的首页上,在输入框的一个下拉箭头上一点就出来高级搜索页面。例如查找郑树森在 2000—2009 年 10 年间发表有关肝脏移植的文章,关键词用"肝脏移植",关键词位置选择出在文章标题,在作者项输入"郑树森",日期项输入"2000—2009",结果得到 56 篇符合要求的记录。

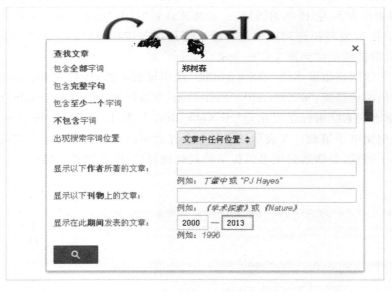

图 6-2-9　Google 学术高级搜索

(2)检索结果

检索结果列出文章标题、作者、文章来源、摘要、被引用次数、相关文章等信息。结果按相关性高低进行排序,跟 Google 网页搜索一样,最有价值的参考信息会显示在页面顶部。排名顺序考虑每篇文章的完整文本、作者、刊登文章的出版物以及文章被其他学术文献引用的频率。排列方式分为"所有文章"和"最新文章"两种,系统默认是"所有文章",如果想要了解最新研究进展,可以选择"最新文章",这样最新的相关文献将会排在最前面。

Google 学术搜索的每一个搜索结果都代表一组学术研究成果,其中可能包含一篇或多篇

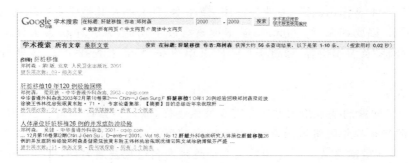

图 6-2-10　Google 学术搜索检索结果

相关文章甚至是同一篇文章的多个版本。例如，某项搜索结果可以包含与一项研究成果相关的一组文章，其中有文章的预印版本、学术会议上宣读的版本、期刊上发表的版本以及编入选集的版本等等。将这些文章组合在一起，可以更为准确地衡量研究工作的影响力，并且更好地展现某一领域内的各项研究成果。

（3）图书馆链接

Google 与图书馆合作，确定它们订阅了哪些电子版的杂志及报纸，然后与其中可以访问的文章建立链接。这是一种链接解析服务，对于通过链接解析器提供资源的图书馆，Google 为其读者提供了在 Google 学术搜索的结果中包含指向这些资源的链接的选项。这种服务在 Google 学术搜索中被称为"图书馆链接"。参加该计划的用户将在 Google 学术搜索结果中看到一些附加链接，以便轻松访问图书馆资源。通过这些链接可以访问图书馆的服务器，反过来，服务器又会将链接定位到该文章的全文。

例如浙江大学图书馆推出的 SFX@zjulib。使用该服务时，用户在 Google 学术搜索的搜索结果将会多出两种链接：SFX@zjulib：Full Text（在线链接）和 SFX@zjulib（离线链接）。只要在 Google 学术搜索结果标题后出现"SFX@zjulib：Full Text"链接，即表示该文献在浙江大学图书馆有全文电子馆藏。A 表示该文献在浙江大学图书馆有全文电子馆藏。B 表示图书馆没有全文电子馆藏，但能通过图书馆提供的其他途径（如纸本馆藏、馆际互借与文献传递等）找到该文献。

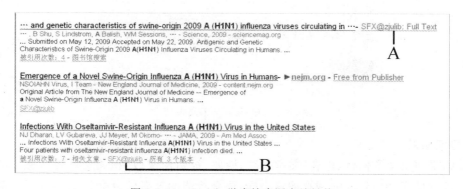

图 6-2-11　Google 学术搜索图书馆链接

用户使用图书馆链接，需要预先在 Google 学术搜索使用偏好中进行设置。在"图书馆链接"项输入"ZheJiang University"查找图书馆，选中 SFX@ZheJiang University，然后存储使用偏好就可以了。但下载全文的权限将取决于用户所使用的网络，见图 6-2-12。

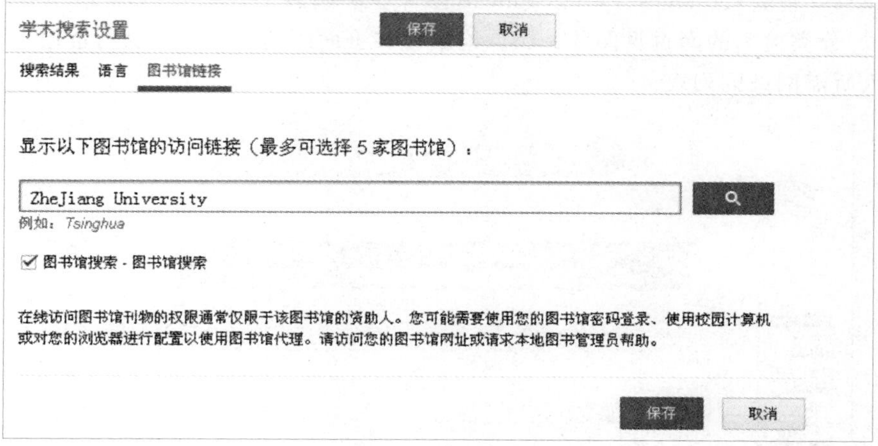

图 6-2-12 学术搜索设置中图书馆链接设置

三、常用医学搜索引擎

利用专业的医学搜索引擎可以在因特网上迅速、准确地获得所需的各种医学信息,方便医学研究人员使用,因此医学专业搜索引擎是医务工作者利用因特网的必备工具。下面将分别介绍国内外一些常用医学搜索引擎的主要特点及检索方法。由于网上资源的质量良莠不齐,变化频繁,原来的一些著名医学搜索引擎由于没有及时更新而资源陈旧或因资金匮乏而停止服务,所以检索者要根据自己的需要来选择搜索引擎。

（一）Medical Matrix(http://www.medmatrix.org/index.asp)

1994 年由美国医学信息学会创办,是目前世界最著名的医学搜索引擎之一。它是一种经评估的主题目录式网上医学信息搜索工具。目前该网站收录 6000 多个医学网站和链接,收集临床医学的相关资源,主要服务于从事临床及卫生专业工作的医生等。

Medical Matrix 对其收录的网站进行了评价和分级。它的网站星级评价系统是一种定性的评价体系,它分别用 1 至 5 颗星来表示网站的级别,其中 5 颗星表示各类目中最重要、最精彩的网站。Medical Matrix 提供了关键词和分类两种检索途径。

1. 关键词检索

关键词检索又分为简单检索和高级检索两种方式。在简单检索时,首先输入检索的关键词,选择匹配方式,有：Exact Phrase、All Words 或者 Any Words,再选择检索范围,有 Entire Site、News Resources Only、Path. /Clinical Image Resources、X-Ray Image Resources、Patient Education Resources、CME Resources、Drug Categories 等,然后点击 Search 按钮进行检索。

与简单检索相比,高级检索的功能更为强大,它可以提高查全率,并且检索的范围更加广泛。

2. 分类检索

Medical Matrix 将临床医学分为 Specialties(专业)、Diseases(疾病)、Clinical Practice(临床实践)、Literature(文献)、Education(教育)、Healthcare and Professionals(卫生保健和职业)、Medical Computing,Internet and Technology(医学计算、因特网和技术)、Marketplace(市场)等 8 大类。每一大类下再根据资源的组织形式及具体情况又进一步划分为 News(新闻)、Full Text/MultiMedia(全文和多媒体)、Abstracts(摘要)、Practice Guidelines/FAQS(操

作指南)、Cases(病例)、Images、Path/Clinical(影像学和病理切片)、Patient Education(病人教育)等类目。分类检索的网页见图 6-2-13。检索者在页面所列的类目中进行逐层选择,通过超级链接进入所需网站的列表。

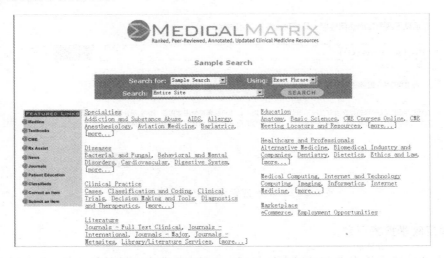

图 6-2-13　Medical Matrix 分类检索

目前使用该搜索引擎需注册,若不注册,可免费浏览其分类目录、利用指定的几个关键词或短语进行检索、参考其为专业所设置的特色链接等。

（二）Medscape(http://www.medscape.com/)

Medscape Today 于 1995 年 6 月投入使用,首次使用须注册。Medscape 的信息更新快,内容极为丰富,还可检索图像、声频、视频资料等多媒体资料。它还是 Internet 上最大的药物数据库(20 万种,可直接查询使用剂量、毒副作用、注意事项等内容),也是最大的免费提供临床医学全文文献和医学继续教育资源(CME)的网站。用户可选择 Fulltext、Medline、DrugInfo、AIDSLine、Toxline、Medical Images、Dictionary 等 10 多种数据库进行检索,同时还可浏览每日医学新闻,免费获取 CME 各种资源。注册用户每周可收到 MedPulse 电子周刊,其内容是上周的主要内容回顾。

Medscape 提供关键词检索和分类检索(The Medscape Index),用户可根据疾病名称、所属学科和内容性质(会议报告、杂志文章的全文或摘要等)的字顺进行浏览。此外还提供在线医学词典(《Merriam-Webster's》,55000 条专业词汇)、专家咨询、个性化设定等服务。用户可以选择资料类型(文摘、期刊论文、影像、CME 等),检索结果可按出版时间或相关性排列。

（三）Oncolink(http://www.oncolink.org)

Oncolink 是由美国宾西法尼亚大学癌症中心(UPCC)1994 年开发的一个免费全文癌症检索系统,这是 Internet 上的第一个多媒体肿瘤学信息资源服务器。信息内容涉及肿瘤学研究最新进展、肿瘤诊断和治疗,以及病因、普查和预防等,旨在向肿瘤患者和医护人员提供高质量的原始文献信息资源,提供一个连接 Internet 上的现有癌症信息资源的高质量的信息来源通道。除检索服务外,Oncolink 还提供肿瘤新闻、热点事件、本周动态等新闻服务。OncoLink 提供主题分类浏览和关键词检索功能,按树状结构组织目录体系,可进行精确检索,结果按相关性排序。它还与许多在线杂志建立连接,从专题分类表中的全球癌症信息资源或导航菜单都可以进入期刊浏览(Journals Scan)。

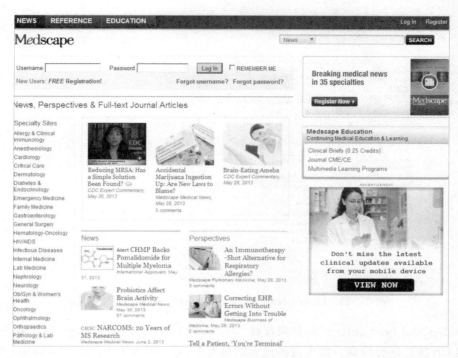

图 6-2-14　Medscape 主页

OncoLink 的主菜单是分类检索的主体部分,将所有信息分为以下几部分:肿瘤类型(Cancer types)、治疗信息(Treatment)、对策(Coping)、资源(Resources)、专家咨询(Ask the Experts)、图书馆(Library)等,每一个类目点击后进入相对应的分类专题菜单。

(四)Intute：Health and Life Sciences(http://www.intute.ac.uk/healthandlifesciences/)

它原名 BIOME,是整合了 BIOME 的六大网站 OMNI、NMAP、AgriFor、VetGate、BioRes 和 Nature 后的一个新的搜索引擎,它是专门针对因特网上的健康和生命科学信息资源的一个网站,为学术和科学研究者提供 Medicine、Nursing、Midwifery and Allied Health、Agriculture,Food and Forestry、Veterinary Medicine、Bioresearch、Natural history 六大领域的信息,同时还收录了 BioethicsWeb、MedHist、Psci-com 三方面的医学网站。维护 Intute：Health and Life Sciences 的核心工作组是由来自英国 University of Nottingham 的专家领导,16 个英国的教育机构组成,其中有 The University of Oxford、The Natural History Museum、The University of Reading、The British Library 等著名的机构。它收录了 31,000 多网站信息,并对这些网站进行了简单的描述。它可以免费使用,不需注册。

Intute：Health and Life Sciences 提供了关键词和主题目录两种检索途径。

1. 关键词检索

关键词检索也分简单检索 Simple Search 和高级检索 Advanced Search 两种检索方法。简单检索的表单在 Intute 主页,在文本框内输入所需的关键词后点击 Search 按钮进行检索。点击主页上 Advanced Search 链接进入高级检索界面,见图 6-2-15。

在高级检索界面里,可以限定检索的字段,有 All fields、Title、Description 和 Keywords 选项,再选择资源的类型,有 All Resource Types、Associations、Bibliographic databases、Botanical gardens、Case studies、Companies、E-books、Events、FE institutions and Departments、

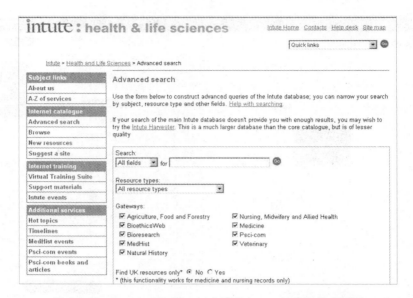

图 6-2-15　Intute：Health and Life Sciences 的高级检索网页

Fields studies and field guides 等，然后选择 Medicine、Nursing、Midwifery 等领域，选择好了之后点击 Go 按钮进行检索。如果觉得检索结果太少，还可以点击 Intute Harvester 扩大检索范围，获得较多的检索结果。但是 Intute Harvester 没有当前的搜索引擎质量高。例如在检索输入框内输入关键词"Parkinson disease"，选择 All fields、All resource type 后，Intute 返回28 个检索结果，Intute Harvester 返回 87 个检索结果。

Intute：Health and Life Sciences 在主页上还列出了一个当前的热点关键词，可以进行快速检索。例如在 Quick search 后列出了 Avian influenza（禽流感），点击这个词可以快速地找到所需的网站。

2. 主题目录检索

在主页上还列出了 Medicine、Nursing、Midwifery and Allied Health、Agriculture，Food and Forestry、Veterinary Medicine、Bioresearch、Natural History、BioethicsWeb、MedHist、Psci-com 九大主题类目，检索者可以在这些主题类目里检索或者浏览相关的医学网站。

（五）Scirus（http://www.scirus.com/）

Scirus 是 Elsevier 公司专为科学家、研究人员和学生开发的一个免费网络检索引擎，它使得每位想要检索科学信息的人员能够快捷精准地查找到所需信息——包括专家评审刊物，发明专利信息，作者主页以及大学网站等等。它收录了 3.5 亿个专业网站，能在网上查找科学、技术以及医学数据，查找其他检索引擎检索不到的最新技术报告以及经专家评审的期刊文献。Scirus 只把目光聚焦在那些包含科学性内容的网页上，这就使其检索科学信息更为快速有效。例如检索 Dolly，Google 查找到的是 Dolly Parton（一位著名歌手），而 Scirus 查找到的则是 Dolly 克隆羊。Scirus 的主页见图 6-2-16。

Scirus 有 Basic Search 和 Advanced Search 两种检索方法。在主页就能直接进行 Basic Search 检索，在文本框内输入检索词，然后选择下面的选项，有 Journal sources、Preferred Web sources、Other Web source、Exact phrase 等四个选项，选择好后直接点击 Search 按钮进行检索。

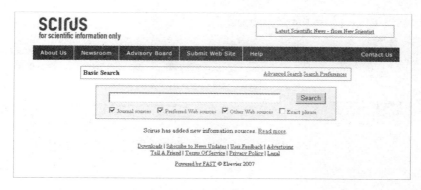

图 6-2-16　Scirus 主页

在主页上点击 Advanced Search 超级链接进入 Advanced Search 的检索界面。高级检索与基本检索相比,检索功能更为强大:

(1)检索词可以进行布尔逻辑组配,输入的两个检索词可以选择 AND、OR、AND NOT 三种逻辑关系,同时还可以限定检索字段,有全文检索 The complete document、文章题名 Article title、期刊名 Journal title、作者名 Author(s) name、作者机构 Author affiliation(s)、关键词 keyword(s)、ISSN、(Part of a)URL 等字段。

(2)可以限定以下的一些选项:时间(Dates)可以在 1920 到 2007 年间选择。资源类型 Information types 可以在所有类型 Any information type、会议 Conferences、文摘 Abstracts、专利 Patents、文章 Articles、手稿 Preprints、图书 Books、科学家主页 Scientist homepages、公司主页 Company homepages、学位论文 Theses and Dissertations 等中选择。文件格式(File formats)可以在 Any format、HTML、PDF、Word 等文件类型中选择。内容来源(Content sources)可以在 BioMed Central、MEDLINE/PubMed、Crystallography Journals Online、Project Euclid 等来源中选择。主题范围(Subject areas)可以选择 Agricultural and Biological Sciences、Economics、Business and Management、Chemistry and Chemical Engineering、Computer Science 等学科。

Scirus 的检索结果可以按照网页与检索词的相关性排列,也可以按照网页的时间倒序排列。网页有标题、说明、时间等项。还能对选中的检索结果进行 Save、Email、Export 等操作。

(六)Mednets(http://www.mednets.com/)

Mednets 是由 Mednets Inc. 公司于 1999 年创建的医学资源搜索引擎。该引擎的资源采集和维护由有经验的临床医学家、科学家和工程师负责。Mednets 的主页见图 6-2-17。

Mednets 的网页可以进行个性化的选择,在 Medical Professionals 主页中部有 Customize Mednets For 选项框,点击里面的"Language"按钮可以改变显示的语言,包括英语、法语、西班牙语。点击"Patients"按钮可以进入 Mednets 的病人检索网页。点击"Login"按钮可以进入用户个人账户界面或者进行新用户注册。该搜索引擎是免费使用的,但是注册后可以得到更加完善的服务,通过 Login 登录进入,可以显示个性化的界面和保存所做的检索操作等。Customize Mednets For 选项框的下拉菜单中有医学的各个学科和领域,医学专业人员包括 Internal Medicine、Administration、Anatomay And Physiology、Anesthesia、Biology、Biomedical Research、Cardiac Surgery、Cardiology、Careers 等 60 多个学科和领域。选择了学科领域后,网页左侧出现选择的学科名,在下面列出了该学科领域资源类型的链接,有可以检索的数据库

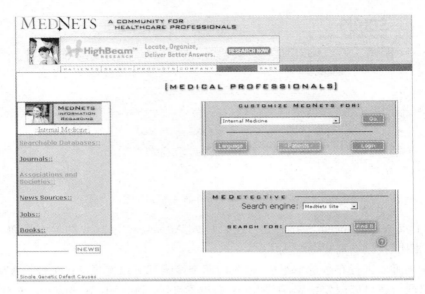

图 6-2-17　Mednets 主页

(Searchable Databases)、期刊(Journals)、协会和团体(Associations And Societies)、新闻资源 (News Sources)、工作(Jobs)、图书(Books)等。点击这些链接可以进入该学科领域具体的资源列表。

　　Mednets 网页的下面是 Medetective 选项框。Medetective 是 MedNets Inc. 与 Copernic Technologies Inc. 合作开发的医学智能搜索引擎，它能对网上 32 个可以检索数据库中的资源进行搜索，并将检索结果通过整合好的页面提供给检索者。这些数据库包括：American College of Rheumatology、Archives of Family Medicine、Archives of Internal Medicine、CANCERLIT、CDC、Clinical Pharmacology Online、e-medicine、Family Practice Handbook 等。在 Medetective 选项框中首先通过下拉菜单选择搜索引擎(Search engine)，下拉菜单中有 MedNets site、NIH Guidelines、NLM 三个选项。MedNets site 就是对 MedNets 本身的资源数据库进行检索，能显示出检索结果和检索条件之间的相关程度百分比。NIH Guidelines 和 NLM 是对国立医学图书馆的医学数据库的检索，有 NIH Guidelines、Pubmed、Genbank、Protein、Genome 等数据库。然后在 Search for 后面的文本框内输入检索词，点击"Find it"按钮得出检索结果。

　　(七)37℃医学网(http://www.37med.com/)

　　37℃医学网是西安长城网络科技有限公司建立的一个专业性与学术性都很强的大型综合性网站，其中医网导航是 37℃医学网提供的搜索栏目，可为用户提供全方位的医学资讯。医网导航提供了分类浏览功能，所设置的类目包括医学综合信息网、医学期刊信息网、基础医学、预防卫生学、临床医学、传统医学、特种医学、疾病防治、综合医学、性医学、急救服务、保健养生、心理健康、医学论坛等 14 个专题，通过点击学科分类进行浏览。医网导航还提供了关键词检索，输入关键词，选择分类、语种等进行搜索，允许模糊查询。

　　(八)新浪搜索引擎(http://iask.sina.com.cn/)

　　新浪搜索引擎是国内的门户网站新浪的医疗健康主题，提供了分类检索医药卫生网站的方法，在网页的下面还提供了一些热点问题的链接。同时还可以按照关键词检索所需的网站。

第三节　国内外重要临床医学网站选介

互联网上的临床医学信息站点很多,有综合性的也有专业性较强的网站。能够为国内的临床医学工作者提供高质量、内容丰富、及时更新的相关专业信息。本节主要选取几个国外内科、外科的著名站点及国内的重要综合性临床医学网站进行介绍。

一、内科学网络资源

(一)Internal MDlinx(http://www.mdlinx.com/internal-medicine/)

由美国 MDLinx Inc 建立的,是临床医生获得医学信息资源的首选网站之一。MDLinx 通过医学知识联系医学专家和病人,以最快捷的速度和方式把最新的、可靠的医学出版物上的最新和最优的文章、报告按专业分类提供给临床医生。由 30 多个专业网站组合而成,Internal MDlinx(内科学网)只是其中的一个关于内科学的网站。该网站由内科临床医师自发组织创建,其目的是为内科医生提供各种内科疾病的诊断、治疗等信息。其主要读者对象为临床医师、护士。

该网站的主要栏目如下:

(1)Internal MDLinx News :每日提供最新的医学文献报道,这些文献多选自著名的医学杂志,读者可以免费阅读文摘,部分全文免费。可以通过 EMAIL 的方式发送给经过注册(免费)的用户,非注册会员也可以下载。

(2)Resource Directories:提供在线医学词典、体重控制、疾病预防、临床医学指南以及美国医院信息资源等相关资源的链接。

(3)Hot Topic of the Day:每天的热门主题的专业相关科研报道等资讯。

(4)CME Articles:CME 提供最受欢迎的 10 篇文章、20 种期刊和近期的专业继续教育文章。

(5)Conference:是该专业的会议列表,按照专业组织分类,提供会议 CME、标题、日期、地点,点击后可显示会议的详细内容,如地址、电子邮件、描述等。

(6)Most Popular Journals:最受欢迎的 5 种刊,点击"more"可以看到其他的使用率较高的期刊名列表。

(7)Medline Search :检索本网站的资源,也可以具体选择其中一个学科进行检索,提供患者、各类学科信息等的站点链接。支持短语检索、截词检索和布尔逻辑运算符,区分大小写,不支持标点符号检索(除()和 ＊外),还可以进行限制检索,进行月份限制。检索结果按照出版日期或相关性排序。

(8)Tools :位于页面的右侧下方,为用户提供各种工具,包括字体、年度排名最前的 50 篇文章;药物指南,医学词典,医学期刊的链接;制作个人主页等个性化服务项目。

(二)美国内科医师学会-美国内科学会(ACP-ASIM,http://www.acponline.org)

该学会是国际影响最大的内科学团体,其使命是通过提供优秀的、专业的内科学临床诊疗服务来提高医疗水平。美国内科医师学会(ACP)历来有制定各种内科疾病诊疗指南的传统。实际上,国际上第一个慢性稳定性心绞痛诊疗指南便是由美国内科医师学会发起。该网站的主要读者对象为内科医生和内科各专业的医务人员,包括心血管学、胃肠病学、肾病学、肺病学、内分泌学、血液学、风湿病学、神经学、肿瘤学、传染病学、变态反应和免疫病、老年病学等学科。该网站提供的服务很多,内容涉及临床、科研和教育各方面,主要栏目为:

(1)Journal/news:包括 ACP—ASIM 的四种机关刊物:

①Annals of Internal Medicine:半月刊,该刊的主要目的是促进内科及其密切相关学科的临床实践,主要刊登原始论文、综述、评论、讨论来指导临床医师、临床研究人员、管理人员及其他相关人员的临床实践并为他们提供医学信息。网上提供 1994 年至今的文献,其中 1994—1998 年的文献可以免费阅读全文,其余仅可免费阅读文摘。

用户可在"Current Table of Contents"及"Past Issues"栏目下查找相应的文献进行浏览,"Search"栏目提供关键词检索及限制性检索,限制性检索主要包括输入著者姓名、刊名中的某一个或几个词、发表时间等来进行检索。此外,其 Index 栏目提供著者索引。

②ACP Journal Club:1991 年创刊,双月刊,其宗旨是为关注内科学最新进展的内科医师搜集报告原始研究的论文和系统性综述文献。该刊选择的文章选自 100 多种期刊,所有文献都有严格的选择标准,一般由临床专家推荐。网上提供 1991 年以来的文献,读者可免费阅读文摘及专家对该文章的评论。此外,还可输入关键词进行检索。

③ACP Hospitalist:发表有关内科疾病的研究和临床实践方面的原始论文和病例报告。网上提供 1998 年 8 月至今的文献,可免费阅读全文和 PDF 格式的文件。

④ACP Observer:发表关于内科的新闻特写、新护理模式、新展望、实践管理、传染病及医疗技术等。为月刊,网上提供 1995 年以来的文献,可免费阅读全文。

(2)CME:从 ACP—ASIM 这一窗口,可以了解到 2002 年 ACP—ASIM 年会的有关内容、美国内科学会研究生教育计划与课程摘要、ACP—ASIM 的教育服务项目和开发的产品,如医学知识自我测试程序、住院医师数据库、内科学研究生教育、临床技巧训练等。

(3)Annual Session:介绍 ACP 历届年会的信息。

(4)Patient Care:提供出版物、教育项目以及能帮助医师达到最佳医疗效果的服务,如临床实践指南(Clinical Practice Guideline)、临床技巧指导(Clinical Skill Modules)以及相关的书、刊、音像材料、讨论组等。在此栏目中我们可以了解到 1994 年以来 ACP—ASIM 发表的关于各种内科疾病的官方诊疗指南,如 ACP—ASIM 关于正确使用抗炎药的原则等。所有诊疗指南均可免费阅读全文和 PDF 格式的文件。

(5)Job/Careers:为大众及开业医师提供就业机会,同时还提供志愿者资源。

(三)美国心脏协会(American Heart Association,AHA)(http://www.heart.org/)

该协会是国际学术影响较大、历史悠久的心血管学术团体,目的是降低新血管疾病的致残率和死亡率。该协会网站提供了丰富的科研、医疗、教学资源和信息。包括如下信息服务:

(1)Heart attack/stroke Warning Signs:提供心脏病发作、中风和心跳停止的先兆症状。

(2)American Stroke Association:链接到美国心脏协会的下属分会——美国中风学会的网站。该栏目主要介绍中风的不良影响。

(3)Diseases & Conditions:提供更多的对心脏或心脏疾病有影响的其他疾病和症状,如糖尿病、高血压、胆固醇、心率失常、充血性心力衰竭等,以及帮助制定治疗措施。

(4)Children:Heart Disease & Health:介绍儿童心脏病的有关信息,及如何诊断、治疗,如何加强锻炼和营养等信息。

(5)CPR & ECC(Cardiopulmonary Resuscitation & Emergency Cardiovascular Care):介绍心肺复苏的基本情况和心血管急诊急救计划的教育和培训课程、专家情况等。

（6）Healthy Lifestyle：介绍健康生活方式和习惯的知识，如饮食、营养、锻炼健身、如何降低胆固醇、女性和心血管疾病的关系等。

（7）Health Tools：提供心血管疾病风险评价工具（Cardiovascular Disease Risk Assessment Tool），个性化的治疗报告（Customized Reports for Better Treatment Decisions），家族史（Family History Tree），心脏健康监控（Heart Healthy Tracker），患者信息（Patient Information Sheets），锻炼日记（Exercise Diary），身体健康指标计算（Body Mass Index Calculator）等健康工具。Publications & Resources：Publications（出版物）介绍与心脏、中风有关的书籍、小册子、食谱、科普读物和教育资料，如 Know the Facts，Get the Stats 等。Resources（资源）介绍其他机构提供的与心血管、中风有关的医学、健康信息和相关站点链接。Statistics（统计资料）介绍各种与心血管疾病有关的统计资料，如 Heart Disease and Stroke Statistics—2003 Update、Statistical Fact Sheets 等以及相关站点链接。

（8）Heart and Stroke Encyclopedia：（心脏和中风百科全书）按照字顺排列和浏览心脏和中风方面的知识。

（9）News：提供各种新闻，如与心脏、中风有关的新闻及倡议、公共服务、公告等。

（10）Science & Professional：提供各种有关的会议、继续教育、研究、指南、成员服务、患者信息等。其中 Library 包括相关的统计资料、期刊、参考资料、综述指南、临床数据标准等。同时还包括筹集基金（Fund Raising）、如何获得指导（Get With The Guidelines）捐献（Donate）和年鉴（Annual Report）。

（11）SEARCH：支持单词或短语检索，检索结果按照相关性排序，显示标题和简短描述，最多只显示前 500 条记录 。Advanced Search：提供更强大的检索条件，支持布尔逻辑运算符（AND、OR or NOT），区分大小写，可通过检索范围（Partial Word 或 Full Text）进行限制检索，检索结果同样按照相关性排序，显示标题和简短描述，最多只显示前 500 条记录 。

（四）默克诊疗手册（The Merck Manual of Diagnosis and Therapy）（http：//www.merckmanuals.com/professional/index.html）

世界上最为广泛使用的医学参考书《默克诊疗手册》是非常著名的疾病诊断和治疗手册。距今已有一百多年的历史。《默克诊疗手册》作为美国默沙东公司（在美国称为默克公司）对医疗界提供的非营利性服务，自 1899 年出版第一版《默克诊疗手册》以来至今已再版了 17 版。并翻译成 16 种语言，发行量超过了一千万本，它也是英语中连续出版的最古老的医学参考书。在过去的百年里，《默克诊疗手册》一直是医生常用的参考书，从专家到医学生和药师，《默克诊疗手册》一直在提供准确和值得依赖的医学信息。

荟萃医学技术、信息、诊断、治疗等医学资料会使《默克诊疗手册》世纪版成为今天临床医务人员的一本必备参考书。《默克诊疗手册》为临床医生、护士、牙科医生、医生助理、及医学生和其他健康从业者提供了有用的、经过仔细核查的信息。这本书详述了内科、儿科、老年病、眼科、耳鼻喉科、妇科、精神病科及其他特殊科目的疾病信息。由于内科学在该书中所占篇幅非常大，而且内容权威，因此放在内科学部分介绍。

该书共分 23 部分，308 章，内容包括：营养疾病、内分泌（代谢疾病）、胃肠疾病、肝胆疾病、肌肉骨骼结缔组织疾病、呼吸疾病、耳鼻喉疾病、眼疾病、口腔疾病、皮肤病、血液和肿瘤、免疫学、特殊疾病、中毒等。如呼吸疾病，该手册介绍各种呼吸疾病的诊断治疗方法，包括肺功能检查、呼吸衰竭、成人呼吸窘迫综合征、急性支气管炎、支气管扩张等多章内容。读者可以免费阅读全文。该网站还支持对手册的内容进行关键词检索。

二、外科学网络资源

外科的网站中提供的临床资料大量运用多媒体技术，易学易用。外科专业网站中，The Cardiothoracic Surgery Network（心胸外科网）较为突出，许多重要网站与之互为链接。

（一）心胸外科网（The Cardiothoracic Surgery Network）（http://www.ctsnet.org）

由心胸外科专业的三个主要学会，即：胸外科医师学会（The Society of Thoracic Surgeons）、美国胸外科协会（American Association for Thoracic Surgery）、欧洲胸心外科协会（The European Association for Cardio-thoracic Surgery）主办，其他 30 多个胸心外科组织协办。该网站的主要用户为临床心外科医师及其相关专业人员，同时也向患者及家属介绍心、肺、食管等疾病的诊治信息。

CTSNet 是一个开放的综合性的网络知识库，蕴涵了极丰富的临床医学资源，目前在世界范围内拥有会员超过了万人。该网站信息包罗万象，如相关的学术机构、会议消息、期刊及图书出版物、病例影像资料、产品信息、求职信息等等。因其为用户提供全方位的服务，被认为是胸心外科第一大网站。

该网站主要包括以下几个重要栏目：

（1）Organization（机构组织网址）：提供参与此网络的机构网站链接，包括世界各地 37 个心胸外科学术组织，如：美国胸外科协会，澳大利亚、比利时、以色列、意大利、韩国等国家的心胸外科专业学会等。用户可通过该网页直接链接至这些学会的网站。

（2）Clinical Resources（临床资源）：该栏目分专家技巧、临床病例、录像、图片、文献等

①专家技巧介绍有关成人心外和一般胸外科方面的手术步骤、提示等，并可链接到相关的重要文献。配有彩色插图，甚至还有影像片断；

②提供临床实践的影像、图片以及医学美术资料，包括外科手术录像、病例照片、教学图谱等。

（3）Journal & books（期刊和杂志）：收集了该专业的网络版图书和 5 种期刊，分别为 The Annals of Thoracic Surgery（胸外科纪事）、Asian Cardiovascular & Thoracic Annals（亚洲心血管与胸外科纪事）、CTdigest.com（心胸外科文摘）、European Journal of Cardio-Thoracic Surgery（欧洲胸心外科杂志）、The Journal of Thoracic and Cardiovascular Surgery（胸外科与心血管外科杂志）。图书为《Cardiac Surgery in the Adult》（成人心脏外科）等，用户可免费浏览全书内容。

此外，该栏目下设专题汇集，将其所收录的 4 种学术期刊刊载的文献按专题分类收编，分心外总论、胸外总论及各种心脏病三大类，各类目下再细分为若干小类。这种收编方式为用户提供按专题查阅文献的途径，且一次检索可了解 4 种刊的发表情况，方便、快捷，堪称其主要特色，但目前该功能仅能查阅 2001 年以来发表的文献。

（4）News & Views：包含个人观点、博客、讨论、案例、特别报道等。针对不同对象，如一般胸外科医生、儿科外科医生等设立多个讨论专题，该网站还通过新闻准确及时地传送尖端科研信息。

心胸外科网的最大优势在于它的临床专业服务上，在向专业人员传送临床信息的过程中，该网站充分发挥了多媒体的优势，在临床资料中使用了大量的视频和声频资料，形象、全面地提供了专业信息。

（二）胸外科医师学会（The Society of Thoracic Surgeons,STS,(http://www.sts.org)

胸外科医师学会是胸外科专业领域里的老牌学会,在促进学科发展上起着举足轻重的作用。其主要栏目如下：

（1）STS National Database（数据库）：STS 按专题收集其相关数据,如手术成功率,辅助检查指标等,并进行分析、汇总,建立成各种数据库。临床方面的主要有：Adult Cardiac Surgery（成人心脏外科）、Congenital Cardiac Surgery（先心病外科）、General Thoracic Surgery（普通胸外科）、TMR Registory Information（经心肌血管再建激光疗法）等;技术方面的主要是 Data Managers Section（数据维护部分）、Database Software & Storage（数据库软件与收藏）。

（2）Search（检索）：用户通过该栏目可实现三种检索功能,即对 Medline 数据库的检索,对其机关刊物《胸外科纪事》的文献检索,以及对该网站上的内容进行检索。

（3）Resource（资源）：有期刊、图书及相关资源的链接。其中《The State of the Heart》（心脏）是 Larry Stephenson 博士的获奖著作,全文电子版免费,有助于心胸外科医师提高专业技能,亦能起到普及专科知识的作用。

（三）创伤网（The Trauma Network,http://www.trauma.org）

由国际创伤麻醉与急救协会、英国创伤学会及澳大利亚创伤学会于 1995 年联合创办的国际性创伤外科专业网站,其宗旨是为该领域的临床医生、研究学者、护理及相关从业人员及时、准确地提供创伤外科最新信息。该网站拥有浓厚的学术背景,重视教育和社会服务功能,为医务人员提供了丰富的学习资源,主要栏目有：

（1）Library：包括等三大部分,前两项主要是提供创伤相关文章的文章和病例报道,在 Recent Entries by Category 部分按照创伤的院前处理、神经创伤、脊柱创伤、胸腔创伤等提供文章和资料。

（2）Resource：包括 Conferences、Advanced trauma life support、Trauma International Guide 等内容。

（3）Categories：由 injury Prevention,Prehospital Care, Resuscitation,Neurotrauma,Spinal Trauma,Thoracic Trauma,Abdominal Trauma,Vascular Trauma 等 14 个主题组成。这些主题下面既有专家撰写的文章,也有对其他网站的连接。

（4）Image：收录了高质量的、实用的创伤图像供专业人员免费使用。该栏目将所有的图像资料按创伤部位进行了分类 ,用户可通过选择创伤部位进入浏览。

网站还设立了一个比较有特点的"Moulage"栏目。这是一个临床实践的教学表演脚本。在脚本中预设好病人请读者按步骤进行判断和处置。这是一个网络上的角色表演软件,采取交互式学习的策略,提高临床医生和护士的专业技能。

第四节　护理学资源

一、机构/组织网站

（一）中华护理学会（http://www.cna-cast.org.cn/）

中华护理学会的官方网站（图 6-4-1）,通过该网站可以了解中华护理学会及各地分会的机构设置、章程、历史等信息,以及有关护理学方面的文献资源、会议信息、考试培训、国际交流信息;其中护理杂志专栏还提供《中华护理杂志》和《护理教育》两种刊物上发表的热门文献的全文。

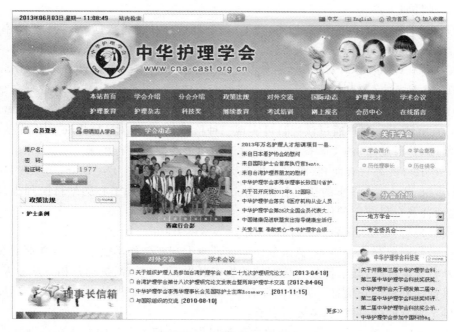

图 6-4-1　中华护理学会主页

（二）国际护士会（http://www.icn.ch/）

国际护士会（ICN）成立于 1899 年,是一个由护理人员创建的国际护士协会联盟,为世界上最早成立、影响最大的国际卫生专业机构,其宗旨是为全人类提供高质量的护理保障,宣布一些全球性卫生政策,致力于护理知识的进一步发展。通过该网站护理人员能够获取国际护理会议信息及相关会议资料,各国护理领域的咨讯及 ICN 开展的研究计划（如 ICNP）等信息。

（三）香港护士协会（http://www.nurse.org.hk/）

香港护士协会是一个由员工自发组成,并依据香港政府职工会条例所注册的护士工会。会员来自不同的护理职级,包括受雇于如医院管理局辖下的医院、政府卫生署的诊所、社会福利署、私立医院和志愿团体等不同机构的登记护士、注册护士、护士学生、注射员、卫生辅助员和助产士等。网站设有劳资事务、专业发展、福利资讯、继续教育、求职广场等栏目,通过网站护理人员可以维护自己的权益、获取继续教育及各种会议方面的信息。

（四）台湾护理学会（http://www.twna.org.tw/frontend/un10_open/welcome.asp）

台湾护理协会成立于 1914 年,以发展护理专业,促进护理学术研究,提高护理教育水准,增进全民健康及提升本会国际地位为宗旨。网站设有期刊资讯、学术活动、ICNP、能力进阶、护理法规、讨论区等栏目。

（五）American Nurses Association（http://www.nursingworld.org/）

美国护理协会官方网站,护理学权威站点之一。该网站提供新闻和会议消息、在线教育、法律法规、护理学知识分类介绍等栏目,是了解美国护理学发展现状和学习的网站。

二、专业网站

（一）中国护士网（http://www.china-nurse.com）

网站以关注护理行业热门话题，努力提高护士地位，反映护士心声，为护理行业从业者争取权益为主导思想。其宗旨是为国内广大护士提供医学护理专业知识，护士出国动态，护理论文检索，护士原创文章等。网站的护理频道设有护理新闻、护理理论、护理考试、海外护理等栏目，理论方面的文献比较专业、深入和符合护理实践需要，海外护理栏目提供了比较多的国外护理方面信息及人才需求情况；出国频道提供护理人员赴美、澳、英、新加坡、加拿大等国工作、学习的培训、招聘信息及他人的经验交流等。

（二）中国护理网（http://www.ccun.com.cn/）

中国护理网（CCUN）是中护联合投资顾问（北京）有限公司旗下的大型护理门户网站，护理方面的信息非常丰富和快捷。CCUN定位于中国，服务于全球护理行业，是中国护理行业领先在线媒体及增值资讯服务提供商。设有护理资讯、护理教育、护理特区、护理照护、医护招聘、国际护理、时尚护理、健康有约等栏目。

中国护理网旗下的中国医护招聘网（CCUN-HR），是个医护招聘服务平台，成立于2008年，是专业的医护人才招聘网站，专注于为全国医护人才提供丰富、全面、便捷的求职服务，为各类医疗企业、单位提供招聘广告服务，为相关院校提供优秀毕业生人才推荐服务。它提供一站式专业人力资源服务，包括网络招聘、校园招聘、猎头服务、中护照护等专业服务，为医疗相关单位提供快捷、有效、更具针对性招聘服务。

三、文献资源

（一）中华现代护理学杂志（http://journal.9med.net/qikan/guokanll_zzxq.php? id=14）

中华临床医药学会主办的专业性、学术性医学期刊，为半月刊。办刊宗旨是反映国内外护理学研究成果、促进护理学学术交流、提高护理应用的临床水平；同时推动和关注现代护理学研究的发展。发表文献内容主要包括国内外护理实践中的新技术，护理管理与教学中的新经验等；结合本学科特点与社会发展趋势，对新兴的社区护理、心理精神卫生护理、康复护理等热点、难点问题进行研讨，涵盖了临床内、外、妇、儿、中医等各专科护理以及整体、基础护理的各个方面。论文按照内容和作用，可大致分为四类：论著性论文，综述性论文，实验、基础研究性论文，技术性论文。通过中华首席医学网可免费阅读和下载该刊全文。

（二）中华现代临床护理学杂志（http://journal.9med.net/qikan/guokanll_zzxq.php? id=170）

中华临床医药学会主办的学术性护理专业刊物，为月刊。该刊宗旨是反映我国护理临床科研工作的重大进展，促进国内外护理学术交流。主要刊登护理领域的科研成果和临床诊治经验、技术改进以及对护理临床有指导作用的专家评论。通过中华首席医学网可免费阅读和下载该刊全文。

（三）护理研究（http://journal.9med.net/qikan/guokanll_zzxq.php? id=23）

由中华护理学会主管，中华护理学会山西分会与山西医科大学第一附属医院主办的护理专业学术性刊物，旬刊。报道重点以护理学研究为主，涉及护理科研与临床实践的各个方面，及时反映国内外护理学科发展动态及护理专家经验荟萃。通过中华首席医学网可免费阅读和下载该刊全文，目前最新收录到2009年10月19卷20期。

（四）护理学杂志（http://journal.9med.net/qikan/guokanll_zzxq.php？id＝356）

由教育部主管，华中科技大学同济医学院主办，创刊于 1986 年。是护理学术性期刊，半月刊，上半月版为综合版，下半月版为外科版。突出护理学科的学术性、实用性、科学性、理论性及艺术性。立足临床，面向临床、教学与科研，注意理论与实践相结合、普及与提高相结合。通过中华首席医学网可免费阅读和下载该刊全文，目前最新收录到 2006 年 12 月 21 卷 24 期。

（五）DOAJ 网站的护理学开放访问期刊（http://www.doaj.org/doaj？func＝subject&cpid＝23）

Directory of Open Access Journals（DOAJ）是一个较重要的开放访问期刊平台，目前已收录 1400 多种期刊，其中 340 多种可检索到全文，而且期刊品种还在不断增加。该网站收录的期刊均可免费浏览、下载全文。由于这些期刊均为学术性、研究性期刊，其质量源于所收录的期刊实行同行评审，或者有编辑作质量控制，故而对学术研究有很高的参考价值。DOAJ 网站收录了 28 种护理专业刊物，主要有：Aporia；The Nursing Journal、BMC Nursing、The Internet Journal of Advanced Nursing Practice、Online Journal of Issues in Nursing、Online Brazilian Journal of Nursing、Online Journal of Issues in Nursing、Online Journal of Rural Nursing and Health Care、Topics in Advanced Practice Nursing 等，语种有英语、西班牙语、葡萄牙语等。

第五节　药学资源

一、机构/组织网站

（一）中华人民共和国国家食品药品监督管理总局（http://www.sfda.gov.cn）

国家食品药品监督管理总局由 2013 年国务院新的改革方案中组建的政府部门，主要职责为负责起草食品安全、药品、医疗器械、化妆品监督管理的法律法规草案，推动建立落实食品安全企业主体责任，建立食品药品重大信息直报制度，负责组织制定、公布国家药典等药品和医疗器械标准、分类管理制度并监督实施等工作（图 6-5-1）。

（二）中国药学会（http://www.cpa.org.cn/）

中国药学会成立于 1907 年，是中国最早成立的学术团体之一，是由全国药学科学技术工作者自愿组成依法登记成立的学术性、公益性、非盈利性的法人社会团体，是党和政府联系我国药学科学技术工作者的桥梁和纽带，是国家推动药学科学技术和民族医药事业健康发展，为公共健康服务的重要力量。中国药学会是国际药学联合会和亚洲药物化学联合会成员。学会下设 7 个工作委员会，19 个专业委员会，主办 20 种学术期刊。主办刊物主要有中国药学杂志、药学学报、中国中药杂志、中国医院药学杂志等期刊。

（三）美国食品药品管理局（http://www.fda.gov/）

美国食品药物管理局（FDA）为直属美国卫生和人类服务部（DHHS）管辖的联邦政府机构，其主要职能为负责美国国内生产及进口的食品、药品、生物制品、化妆品、医疗器械，全面质量监督、认证和管理（图 6-5-2）。

（四）美国药理学和实验治疗学会（http://www.aspet.org/）

美国药理学和实验治疗学会成立于 1908 年，由 John J. Abel 邀集了 18 位药理学家组建而成。网站"Training Program"栏目下提供有美国各大学药理学系/院/部及研究所名录及链

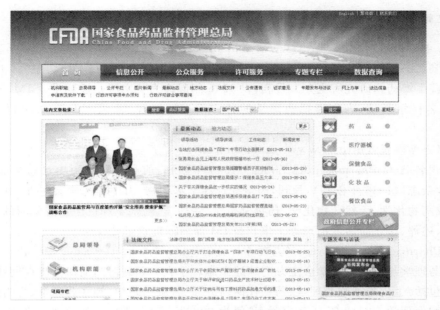

图 6-5-1 国家食品药品监督管理总局首页

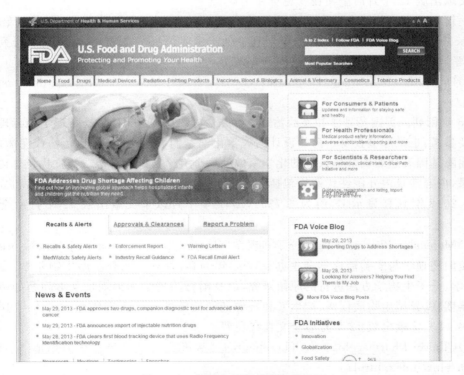

图 6-5-2 美国食品药品管理局首页

接,包括本科、研究生、博士和博士后培训系部和研究所的链接以及世界各地药理学研究生培
训项目的名簿链接。此外还有丰富的教育资源和药理学相关资源链接。

二、文献资源

（一）《中国药理学报》(http://www.chinaphar.com)

英文刊名 Acta Pharmacologica Sinica,1980 年创刊,中国科学技术协会主管,中国药理学会和中科院上海药物研究所主办。月刊,自 1996 年起改为英文版。该刊进入 IM、SCI 等十余种国际著名检索系统,内容囊括药理学的各方面。2012 年 IF 值 1.953。该刊可网上免费利用。

（二）《药学学报》(http://www.yxxb.com.cn)

英文刊名 Acta Pharmaceutica Sinica。1953 年创刊,前身是我国历史最悠久的学术期刊《中国药学杂志》(1936 年创刊),月刊,药学综合性学术刊物,由中国药学会主办。内容包括药理学、合成药物化学、天然药物化学、药物分析学、生药学、药剂学和抗生素等领域的研究论文、研究简报、述评、综述与学术动态等。该刊被 IM 等国际检索工具收录。

（三）Pharmacological Reviews《药理学评论》(http://pharmrev.aspetjournals.org/)

美国药理学与实验治疗学会主办的综述杂志。季刊。登载对当前研究热点问题的综述文章。内容包括:生化与细胞药理学、药物代谢与分布、肾脏药理学、神经药理学、行为药理学、临床药理学和毒理学。2012 年 JCR 显示 IF 值为 20.225,列药理学与药学杂志之首。1997 年 1 月以来文献出版 12 个月后全文在线免费。

每一篇综述都精辟而全面地阐述了药理学领域某专题研究的进展情况,相当于专题专著。《Pharmacological Reviews》在生命科学期刊中处于世界顶级杂志之列,且药理学研究与生化学、生理学、神经科学以及临床医学之间具有密切联系。

（四）Drug Metabolism and Disposition,DMD《药物代谢与分布》(http://dmd.aspetjournals.org/)

1973 年创刊。美国药理学和实验治疗学会主办,该杂志是所有院校药理学与毒理学部的一个重要参考,也是那些投身于药物设计的医学化学家们和对药物代谢、药物代谢酶的表达、药物代谢酶基因表达的调节感兴趣的化学家们的一个有价值的信息源。论文提供体内和体外实验结果,内容涉及内外源性代谢物包括药理学制剂和环境中的化学物质的代谢和分布的原始研究。2012 年 JCR 显示 IF 值为 3.733。1997 年 1 月以来文献出版 12 个月后全文在线免费。

（五）Molecular Pharmacology《分子药理学》(http://molpharm.aspetjournals.org/)

由美国药理学与实验治疗学会主办。1965 年创刊,月刊。刊载应用生物化学、生物物理学、遗传学、分子生物学方法进行的原始研究,以及阐释药理学和毒理学基本问题如药物受体—效应器耦联、异型生物质代谢、抗生素和抗癌药活性等的分子机理研究。2012 年 JCR 显示 IF 值为 4.883,文献出版 12 个月后全文在线免费。

（六）Clinical Pharmacology & Therapeutics《临床药理学和治疗学》(http://www.nature.com/clpt/index.html)

由美国临床药理学和治疗学会(American Society for Clinical Pharmacology & Therapeutics,http://www.ascpt.org/)和美国药理学与实验治疗学会联合主办,1960 年创刊。每年 2 卷,每卷 6 期。登载人类药物的性质、作用、效能和总体评价的研究成果,包括原始的、经同行评议的临床研究论文、新类药物研究、来自病例报告的阐明治疗应用中临床药理学原理的新发现。2012 年 JCR 显示 IF 值为 6.043,列药理学与药学全部杂志第 10 位。

（七）The Journal of Pharmacology and Experimental Therapeutics，JPET《药理学与实验治疗学杂志》（http://jpet.aspetjournals.org/）

由美国药理学与实验治疗学会（American Society for Pharmacology & Experimental Therapeutics，http://www.aspet.org/）主办。1909 年创刊，每年 12 期。JPET 是药理学领域杰出的研究成果载体，刊载论文的内容包罗化学物质与生物体系相互作用的方方面面，如自体药理学、行为药理学、心血管药理学、细胞药理学、临床药理学、发育药理学、胃肠道、免疫、神经、呼吸、和肾脏药理学，以及止痛药、药物滥用、代谢与分布、化疗和毒理学。2012 年 JCR 显示 IF 值为 3.828，1997 年 1 月以来，文献出版 12 个月后全文在线免费。

（八）《中华人民共和国药典》（Chinese Pharmacopoeia）

《中华人民共和国药典》别名《中国药典》。

第一部《中国药典》1953 年版由卫生部编印发行，该版共收载药品 531 种，其中化学药 215 种，植物药与油脂类 65 种，动物药 13 种，抗生素 2 种，生物制品 25 种，各类制剂 211 种，没有收载中药。

目前最新版本《中华人民共和国药典》为 2010 年版。中国药典 2010 年版一部（中药）、二部（化学药品）、三部（生物制品），

作为我国保证药品质量的法典，本版药典在保持科学性、先进性、规范性和权威性的基础上，着力解决制约药品质量与安全的突出问题，着力提高药品标准质量控制水平，充分借鉴了国际先进技术和经验，客观反映了中国当前医药工业、临床用药及检验技术的水平。

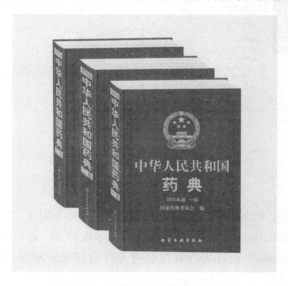

图 6-5-3　中华人民共和国药典照片

（九）USP：U. S. Pharmacopeia（http://www.usp.org/）

《美国药典》（The United States Pharmacopeia，USP）是为全美国生产和销售的处方药、非处方药、食补品和其他卫生保健产品制定质量标准的官方权威机构。USP 为这些产品制定质量标准并与卫生保健提供者们携手合作，帮助他们达到这些质量标准。USP 标准也被许多其他国家认可和使用。185 年来，这些标准一直在为全世界的人们能够用上优质药物提供保证。USP 是一个独立的、科学范畴的、非营利性质的公共卫生组织。它承担产品质量标准的制定和查证、保证患者安全和医疗保健信息服务三项主要工作，网站上相应地提供药品质量参考标

准、查证工作项目、用药差错和药物副作用数据库链接等信息资源。

第六节　其他医学资源

一、免费网上医学期刊资源

目前网上存在有大量的生物医学信息可供用户使用，免费期刊全文是其中重要组成部分之一。在 Internet 上有许多为用户提供期刊全文的网站，现将重点介绍几个相关国外网站以供参考。

（一）HighWire(http://highwire. stanford. edu/)

斯坦福大学图书馆（Standford University Library）在 1995 年开始建立的科学与医学文献库，是目前世界上最大的免费科技期刊文献全文数据库之一。截至 2013 年，此网站所提供的免费期刊和图书有 1776 种，约 359 多万篇免费全文文献，并以每月约 3000 篇的速度增长。

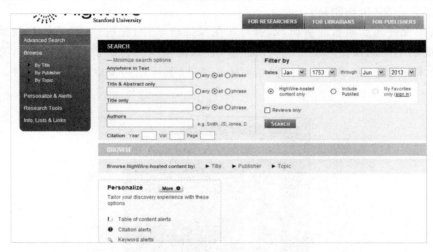

图 6-6-1　HighWire 的高级检索页面

该网站将所有期刊按刊名、主题和出版社顺序在主页中列出，并且可以按照 Biological sciences、humanities、medical sciences 等 5 个专题来浏览文章，如图 6-6-1。用户可按期刊名称、特定主题、印刷版期刊的出版社名称等途径进入特定期刊的网站。其检索方法为：

1. 基本检索（Search）

是一种快速检索，可直接在检索框内输入文本词、作者姓名和出版时间进行检索，并可对检索范围进行限定；还可根据所要查找期刊的学科属性按其主题进行浏览，或按期刊名称在期刊目录中直接查找。

2. 复杂检索（All field）

在高级检索页面中，系统提供了比基本检索更详细的限制项目，检索框中可以输入词或词组，从而更利于查找具体的文献；同时在页面下方直接列出期刊目录供选择。

3. 检索结果（Search Results）

通过 HighWire 检索到的结果，都是直接链接到各自期刊的网站，由于期刊网站的不同，所提供的原文的格式和服务也不尽相同。另外,系统在高级检索中,还提供检索结果格式的选择和按照匹配程度等排序功能。

(二)免费医学期刊网站(Free Medical Journal)(http://www.freemedicaljournals.com/)

此网站是由法国 Bernd Sebastian Kamps 资助的提供免费医学期刊全文的站点。截至 2006 年该网站收集了 1450 多种重要的医学免费期刊全文,如图 6-6-2。

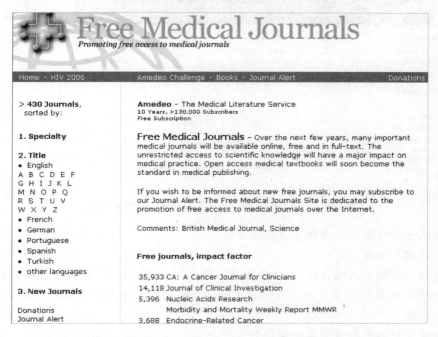

图 6-6-2 Free Medical Journal 网站的主页

该网站的主要检索功能及使用方法如下:

1. 主题浏览(Specialty)

系统将收集的所有期刊按各自学科属性分为 95 个类目,类目表中各类目名称后直接标明其类目下期刊的数量,在使用时,直接点击类目名称即可调出该类下各期刊的名称,然后再点击所要查找的期刊名,就可以连接到各期刊的网站获取原文。

2. 刊名浏览(Title)

系统提供的 1450 多种期刊大部分为英文期刊,还有部分为法文、德文、西班牙文、葡萄牙文等,它们按刊名字顺(A−Z)进行排序。并分别列出网络免费期刊、定期(过期)免费期刊和试用期免费期刊的刊名列表,主要的免费期刊还标注了美国期刊引用报告(Journal Citation Reports JCR)的最新影响因子(IF 值)。在检索时,直接通过刊名字顺查找特定期刊即可,使用较为方便。

3. 期刊通报(Journal Alert)

该网站鼓励检索用户将自己知道的最新的网上免费期刊通过"Journal Alert"提交(Submit)给网站,因此该网站的特点是几乎每天都有新增的期刊(New Journals)发布。

(三)PubMed Central(PMC)(http://www.ncbi.nlm.nih.gov/pmc/)

是美国国立医学图书馆提供的数字化生命科学期刊文档,在此收录由出版商提供的电子期刊全文,用户可不受任何限制免费利用这些期刊的全文。此系统提供了检索词输入检索、期刊浏览和即将上网期刊预报等功能。如图 6-6-3。

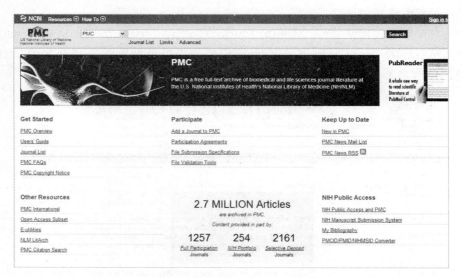

图 6-6-3　PubMed Central 检索与期刊浏览显示页面

该网站的主要检索功能及使用方法如下：

1. 检索词输入检索

在此页面中的检索词输入框中，可直接输入检索词，系统会将检索词自动转换成主题词和文本词，在 PMC 中进行检索。此系统与 PubMed 一样支持各种算符的组配功能。

2. 期刊浏览

在此将所提供的期刊按刊名字顺排列起来，以供用户查寻，若点击"Journal list"，则可以看到按照字顺列出的刊名列表，显示检索按钮、刊名、当前期和最早一期及时差注释等。点击刊名，就可以浏览该刊各卷、期次列表。

3. 最新消息

在期刊名字母列表下，有"PMC news"一栏，是用来发布数据库变更及有关 PMC 的消息，提供 RSS 功能，方便读者通过定制 RSS feed 服务，及时获得数据库的变化。

（四）British Medical Journal（BMJ）（http://www.bmj.com/）

BMJ 网站建立于 1995 年 5 月，它包含了 BMJ 自 1994 年以来发表的论文全文——BMJ Journal Collection（BMJ 期刊专辑 www.bmjjournal.com）。该专辑不仅包括著名的《英国医学期刊》（British Medical Journal），而且还收录有从医疗保健管理到神经学等领域的其他 22 种期刊。出版的许多期刊都在其各自领域处于世界领先地位。所有期刊均可以在出版 12 个月后供用户免费浏览。此外还包含一些独特的医学信息资料，该网站已经不再局限于 BMJ，在一定程度上已经起到了一个综合医学信息网站的作用。该网站所收录的和提供的栏目主要有：BMJ Journal Collection（期刊专辑）、Clinic Evidence（临床实证）、Best Treatments（最佳治疗）、BMJ Learning（BMJ 学习平台）。

在 BMJ 的主页上，主要有最新文献标题、新闻、评论、专题浏览和直接检索查找获取原文及相关资源等链接。可以直接点击 BMJ journals 进入 BMJ 期刊部分（如图 6-6-4）。

有以下检索方法：

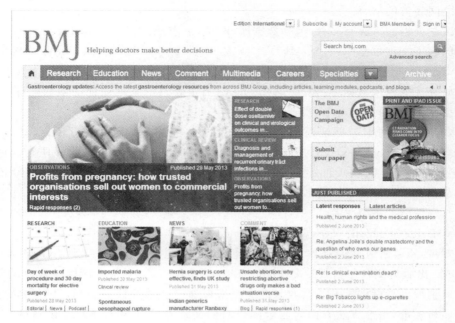

图 6-6-4　BMJ journal 的主页

1. 期刊浏览(current issue)

在 BMJ 主页可以直接浏览最新文献的标题并阅读全文,也可以点击 journals 进入期刊目录,通过刊名,进入最新出版的该期刊,阅读论文。在当期目次显示页面还可以通过二次检索来查找特定文献;还有按期浏览和按专题浏览和资源链接功能,通过这些功能可以浏览其他期次发表文献的全文及使用其他相关资源。

2. 文章的检索(Search/Advanced)

在 BMJ 主页,通过"Search/Advanced"可进入 BMJ 的检索界面。在该检索界面中用户可利用文章的作者、文章题名词和论文中的自由词检索 BMJ 中的特定文章。在此检索界面下部,在"List of all issues by date"中按时间列出了 BMJ1994 年以来每年全部卷期的链接,以供选择浏览;"Topics"是将 BMJ1998 年以来的 BMJ 全部文献编排成 38 个临床和 21 个非临床专业专题文献集,供用户按学科类别浏览各专题的所有文献。

3. 检索结果的输出

在文献检索结果的显示界面中,用户在阅读文献的全文同时,还可以:要求数据库对检索命中结果里的文献建立主题索引;保存检索式;把命中文献的引文信息下载用户的引文管理系统中;对相关的新文献建立"Alert",及时收到最新相关文献。

二、循证医学信息资源

循证医学(Evidence-Based Medicine,EBM)是 20 世纪 90 年代初发展起来的一门新兴临床医学模式,其哲学思想的渊源可以追溯到 19 世纪中期甚至更早。1992 年英国成立了英国 Cochrane 中心,并明确提出了循证医学的思想,1993 年成立了国际 Cochrane 协作网,使循证医学得到了广泛的传播,直到现在,循证医学仍然受到广大医务人员和患者的关注。循证医学的核心思想是医务人员应该认真地、明智地、深思熟虑地运用在临床研究中得到的最新、最好的科学研究信息来诊治病人。循证医学是最好的研究证据与医师的临床实践和病人的价值和期望三者之间完美的结合。

循证医学证据的来源有多种,包括数据库、网站、杂志、指南等,常用的有:

大型的医学文献数据库:包括 MEDLINE 数据库、Embase 数据库、中国生物医学文献数据库(CBM disc),通过检索这些数据库,能够得到原始的临床研究证据文献。

临床研究证据专用数据库:包括 Cochrane 图书馆开发的系列循证医学数据库,OVID 循证医学数据库,中国循证医学中心。

网站资源:因特网上与循证医学资源有关的网站包括 SumSearch,TRIP database,Doctors Desk,CRD Database,NGC(National Guideline Clearinghouse)等,此外还有与循证医学有关的杂志,如《Evidence-Based Medicine》,《Evidence-Based Nursing》等冠以"Evidence-Based"的杂志,以及《ACP Journal Club》,《The Bandolier》等。

(一)循证医学专用数据库

1. Best Evidence(http://www.bestevidence.com/)

Best Evidence 是两种循证医学期刊的电子版本,它们分别是 ACP Journal Club 及由 ACP 和 BMJ 出版集团合作出版的 Evidence-Based Medicine。它是临床医生跟踪循证医学研究最新进展情况的最好的网站。其收录的文献来自临床医学的核心期刊,且必须符合研究方法的最低质量标准;治疗方法方面只收录随机对照文献并且有 80% 进行了随访研究;诊断方面只收集与金标准进行盲法比较的研究。对每篇选中文献,编辑会编写一个结构式文摘,并附有资深专家将研究发现与临床前景结合起来所作的注释,或提供临床使用这些证据的背景情况,包括重复原始研究所取得结果及对此所做的评论等。

2. Cochrane 图书馆(http://www.cochrane.org/index.htm)

Cochrane 图书馆(Cochrane Library,CL)是 Cochrane 协作网的主要产品,目前属于 Wiley Interscience 的一部分。Cochrane 协作网成立于 1993 年,是一个国际性的非营利的民间学术团体,旨在通过制作、保存、传播和更新医疗卫生各领域的系统评价结果,提高医疗保健干预措施的效率,为临床医生制定医疗决策提供最佳证据。

Cochrane 图书馆是提供一系列循证医学信息的数据库,涉及的内容包括循证医学系统性评价、临床试验、评价方法学研究、健康技术评价、经济学评价等众多方面,由于 Cochrane 图书馆具有提供信息的全面、证据可信度高、定期更新,接受评论及修改错误等特点,因此它一直被认为是循证医学的重要资源,而被广大的临床医生、科研和教学工作者,患者以及医疗卫生行政决策人员所广为利用。在开始使用 Cochrane 图书馆之前,最好先在 Wiley Interscience 上注册,这样可以保存检索策略,所有访客可以免费检索及浏览 Cochrane 图书馆各数据库的摘要,付费用户能够浏览全文。目前,Cochrane 图书馆包括的主要数据库如下:

(1)Cochrane 系统评价数据库(The Cochrane Database of Systematic Reviews,CDSR)

该数据库是 Cochrane 图书馆的主要组成部分,该数据库根据随机对照试验完成的系统评价,并随着读者的建议和评论以及新的临床试验的出现不断补充和更新,目前它提供超过 4000 多篇系统评价(systematic reviews)的全文和 2000 多篇研究方案(protocols)的字顺清单。

(2)Cochrane 疗效评价数据库(The Cochrane Database of Abstracts of Reviews of Effects,DARE)

该数据库包括从世界各地收集的系统评价的摘要,这些系统评价都是经过英国国家卫生服务系统评价与传播中心的专家评价过。该数据库提供以往发表的高质量的系统评价的结构式摘要,该结构式摘要除包括文摘的一般内容外,还包括作者的目的、干预措施类型、研究设计、检索策略、结果评价、作者结论以及该中心的研究人员对该系统评价所作的结论等内容。

（3）Cochrane 临床对照试验数据库（The Cochrane Central Register of Controlled Trials，CENTRAL）

CENTRAL 是国际 Cochrane 协作网成员通过手工或计算机检索文献数据库、医学期刊、会议论文集等收集到的已出版和未出版的随机对照试验和临床对照试验文献。CENTRAL 记录包括文章的题目、摘要及付费全文等信息。

（4）Cochrane 方法学评价数据库（The Cochrane Database of Methodology Reviews）

该数据库是关于方法学研究的系统性评价的全文数据库，其中的每一个评论都涵盖一个特定和已定义好的方法学领域。这些研究资料通常和统计结合以增加这些研究的可信度。该数据库内容包括系统评价全文和研究方案。

（5）Cochrane 方法学文献注册数据库（The Cochrane Methodology Register）

该数据库收录已出版的、与对照试验研究所采用的方法有关的论文及书籍的书目信息，部分文献提供摘要。

（6）健康技术评价数据库（Health Technology Assessment Database，HTA）

HTA 收录与健康管理技术评估有关的信息，包括进行中的计划和健康技术评估单位的完整出版物的详细信息。该数据库记录有两种标准的结构格式，一种包括计划名称、负责单位，并能指引到可获得更详细资料的单位。另一种包括出版物的书目信息和摘要，两种均不提供全文。

（7）NHS 经济学评价资料库（NHS Economic Evaluation Database，EED）

EED 收录与医疗经济评估相关的文献摘要，其文献主要来自重要的医学期刊、文献数据库及会议资料等。内容涉及各种治疗方法的比较、成本/效益分析等。

3. Clinical Evidence（http://www.clinicalevidence.com）

Clinical Evidence 是 BMJ 出版集团的一个网站，它基于完整的研究和文献评估，对尚无确定方法进行预防和控制的疾病当前的研究结果进行了综述，描述来自系统评价、RCTs 和观察研究方面的最佳证据。目前收集的疾病有 230 余种，超过 2000 种治疗方案。该网站的文献信息需付费获取，通过 Free sample 注册，可获得 14 天的免费服务（部分主题）。

4. CRD Database（http://www.crd.york.ac.uk/crdweb/）

英国国家卫生服务评价与传播中心（NHS）的数据库系统，该数据库包括疗效评价文摘库（DARE），英国国家卫生服务（系统）经济评价数据库（NHS EED）、卫生技术评估数据库（HTA）。其特点是可任选某个或两个数据库，也可同时检索 3 个数据库；多个检索词组合检索采用逻辑运算符"and"、"or"、"not"，可将检索结果限定在所有记录、评价摘要、Cochrane 系统评价、未经评估的评价、经济学评估等文献类型的一个或某几个类型范围内。

（二）其他相关数据库

1. Medline 和 PubMed

MEDILINE 数据库是世界上最权威的医学数据库，它收录了 1966 年以来医学及相关学科的 1500 余万条记录。该数据库中已有循证医学主题词（Evidence-based Medicine），还特别收录 Cochrane 系统评价摘要。它对检索临床证据很有帮助，同时也是制作系统评价的最重要的信息来源之一。PubMed 数据库针对临床医生单独设立 Clinical Queries，可专门检索系统评价方面的文献，也可将检索到的文献限定在临床疾病的病因、诊断、治疗、预后与临床指南等 5 个范围内，以满足临床医务人员快速检索的需要。另外也可通过"limits"模块的"Type of Article"选项中，将文献类型限定在 Review、Meta-Analysis、Practice Guideline、Clinical Trial、

Randomized Controlled Trial、Controlled Clinical Trial 等范围内。（注：前三种文献类型用于检索应用性证据，后三种文献类型用于检索制作系统评价的证据。）

2. EMBASE

EMBASE 数据库由 Elsevier Science 公司出版，收录了 3800 种杂志，含 1974 年以来近 800 万条记录。EMBASE 数据库可采用 EMTREE 提供的 evidence based medicine 主题词进行查询，其下位概念有 meta analysis、outcome research randomized controlled trial。

3. 中国生物医学文献数据库

CBMdisc 收录的信息量大，检索功能完备，具有截词检索、通配符检索，及各种逻辑组配检索功能，通过编制检索策略可方便地查找中文循证医学的各种证据。现已有"循证医学"主题词，是检索中文循证医学证据最重要的数据库。

（三）循证医学期刊

循证医学期刊是由各国循证医学中心等机构编辑出版的以提供循证医学证据为主要内容的连续出版物。

1. ACP Journal Club(http：//www. acponline. org/journals/acpjc/jcmenu. htm)

由美国内科医师协会主办，收录了 1991 年以来的《美国内科医师协会杂志俱乐部》电子版，双月刊。该网站精选了 100 种以上的临床期刊，筛选出其中方法可靠的临床研究论文和系统评价文献，对这些文献按循证医学的要求做摘要，并附有资深临床专家对这些文献的临床应用价值进行评论，使医疗卫生工作者掌握治疗、预防、诊断、病因、预后和卫生经济学等方面的重要进展。可免费获取全文。

2. Bandolier(http：//www. medicine. ox. ac. uk/bandolier/)

1994 年由英国牛津大学创办，1995 年在网络上运行，月刊。Bandolier 收集以临床研究为基础制作的系统评价、meta 分析、随机试验以及从二级研究杂志中选择的关于干预疗效方面的最佳证据，该网站每个月都从 PubMed 和 Cochrane 图书馆中检索近期发表的系统评价以及 meta 分析的文献。此外该网站还收集了与疼痛有关的循证医学信息。

3. Effective Health Care Bulletins(http：//www. york. ac. ukinstcrd/ehcb. htm)

双月刊，由英国国家卫生服务部的评价与传播中心（NHS CRD）主办，旨在为决策者考查多种卫生保健干预的有效性服务。可免费获取全文。Effectiveness Matters 和 CRD Reports 同属 CRD 的出版物

4. Evidence-Based Child Health

由 Cochrane 协作网于 2006 年创办的有关循证儿科学的评价期刊，为免费开放访问期刊。用于刊登来自 Cochrane 图书馆的有关儿科学的系统评价文献，并随着 Cochrane 图书馆资料的更新而定期更新信息。

5. Evidence-Based HealthCare & public Health

季刊。为健康卫生管理者和决策者提供卫生保健金融、组织和管理方面的最佳证据，来源期刊包括 American Journal of Public Health、Annals of Public Medicine、British Medical Journal、European Journal of Public Health、Health Services Research、International Journal of Health Care and Quality Assurance、Medicine and Ethics、Lancet、New England Journal of Medicine、Public Health。

6. Evidence Based Medicine(http：//ebm. bmjjournals. com/)

双月刊，由 BMJ 和美国内科医生、学院联合主办，为免费开放访问期刊。它旨在为医疗卫生

工作者从大量的国际性医学杂志中筛选和提供全科、外科、儿科、产科和妇科方面的研究证据。

7. Evidence Based Mental Health(http://ebmh.bmj.com/)

季刊,由 BMJ 出版集团出版,为免费开放访问期刊.旨在为精神病学家、心理学家、护士、社会工作者、职业病治疗专家、药剂师等提供有关精神卫生方面的治疗、诊断、病因、预后、继续教育、经济学评价和质量研究方面的最新进展。

8. Evidence Based Nursing(http://ebn.bmjjournals.com/)

季刊。由英国皇家护士学院和 BMJ 联合主办的免费开放访问期刊,是一个提供与护理相关的最佳研究和最新证据的高质量国际性杂志。

9. 中国循证医学杂志

季刊,2001 年 6 月创刊。该刊是中华人民共和国教育部主管,四川大学主办,中国循证医学中心和四川大学华西医院承办的学术性刊物。它以医院临床医生和科研工作者、医学院教师、卫生管理干部、卫生信息工作者、医学生和患者为主要读者对象。内容包括循证医学、临床流行病学、卫生技术评估、随机对照试验、卫生经济研究、循证实践、循证决策、系统评价摘要、Cochrane 系统评价和卫生技术评估摘要,Cochrane 协作网等相关组织的基础知识等。栏目设有述评、循证决策、论著、方法学、循证病案讨论、医学信息学、方法学、实践与交流、发展与动态、综述、用户论坛、摘要连载、消息、小知识等。

(四)临床实践指南

临床实践指南是以系统评价为依据,经专家讨论后由专业学会制定。实践指南具有权威性,带有实践指导意义。

1. CMA INFOBASE Clinical Practice Guidelines(http://www.cma.ca/cpgs/)

加拿大临床实践指南由加拿大医学会(CMA)维护,指南包括来自加拿大各地和各机构团体提供的临床实践指南。该网站根据 AGREE Tool 标准对所有指南的质量进行了等级评定,用户可根据其等级来决定是否采用该指南来指导实践操作。

该网站提供关键词检索(Keyword Search)和浏览两种方法用于 CMA INFOBASE 临床实践指南数据库的检索。其中关键词检索分基本检索(Basic Search)和高级检索(Advanced Search),高级检索可根据题名(Title)信息(题名关键词或记录号)、主题(Subject)信息(学科分类主题和 MESH 词)、出版物信息(Publication Info,如出版社、作者、刊名、出版时间等)和其他选项(More Options)等方式对检索命令作精确限定,使检索结果更符合要求。

2. National Guideline Clearinghouse(NGC)(http://www.guideline.gov/)

美国国立指南库(NGC)是一个循证临床实践指南数据库,由美国卫生健康研究与质量管理机构(Agency for Healthcare Research and Quality,AHRQ)、美国医学会(American Medical Association,AMA)和美国卫生规划协会(American Association of Health Plans,AAHP)联合制作。NGC 的主页如图 6-6-5 所示。

该数据库的特色是指南都采用统一的结构式摘要,系统具有对多篇指南就各项参数进行比较的功能;也能合成具有相同主题的指南文献(系统能对 14 个专题范围的文献进行合成分析),并在相同和有区别之处用高亮显示;对指南的参考文献、制作方法、评价及使用等提供链接、说明或注释等功能。该数据库还为指南文献记录提供了全文链接,以及供用户交流信息的电子论坛 NGC-L。

该数据库的检索有分类浏览和关键词检索两种方式。

分类浏览(Browse NGC)分疾病/症状(disease/condition)、治疗/干预(treatment/inter-

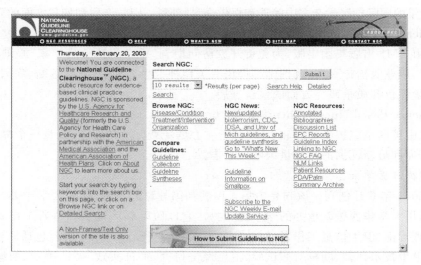

图 6-6-5　美国国立指南库主页

vention)和组织机构(organization)三大部分。其中疾病/症状部分有疾病(diseases)和精神疾患(mental disorders)两类,疾病栏目共有 866 条指南文献,以及 22 个相关二级类目。精神疾患栏目有 94 条指南文献,以及 17 个相关二级类目。

　　关键词检索可对一个或多个词进行检索,可用截词符 * 、双引号(精确检索)、括号及逻辑运算符(AND,OR,NOT)等。系统对用户输入的关键词会自动与美国国立医学图书馆的一体化医学语言系统 UMLS 中的词进行比对,以选择更适用的词进行检索。Detailed 为详细检索,输入检索词后可选择与其相应的范畴词,如输入 Diabetes(糖尿病)后,选择 diagnosis 这个副主题词,表达要求检索有关糖尿病的诊断方面的指南文献;另外还可对指南出版的日期、标准范围进行限定。Detailed 检索能够使用户检索到的信息更精确、专指。

　　通过以上两种途径检索到的检索结果,点击文献的题目可显示结构式摘要内容。用户可通过鼠标点击文献记录左侧的方框做标记,然后点击"Add to Guideline Collection" 按钮将记录放入指南集,再点击"Compare Selected Guidelines"按钮对用户选择的多篇文献进行比较,并以表格的形式返回比较结果。用户选中的记录如不去除,下次开机时仍保留在指南集中,打开主页面"Compare Guidelines"栏目下的"Guideline Collections"即可对前次的检索结果进行比较分析。"Edit Guideline Collections"项可对选中记录进行删除等编辑操作。

　　3. National Institute for Health and Clinical Excellence(NICE)(http://www.nice.org.uk/)

　　NICE 由英国国家临床示范研究所于 1999 年建立,属 NHS 的一部分。该网站致力于研究与提供公共卫生、卫生技术和临床实践等三方面的指南。

　　网站主页的 Our Guidance 栏目提供了该网站的所有指南信息(图 6-6-6),指南信息的检索可按指南类型(NICE guidance by type)、指南主题(NICE guidance by topic)、指南汇编(Guidance Compilations)进行浏览;也可进行关键词检索,包括基本检索(Search)和高级检索(Advanced Search)。指南类型分已发表(published)和研究进行中(in development)等几种形式,主题分血液与免疫系统、癌症等 21 个学科类型,指南汇编提供最新版本的汇编信息。该网站的所有指南信息提供免费浏览和下载服务,文件格式为 PDF。

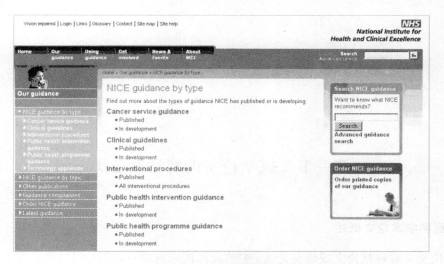

图 6-6-6　NICE 指南检索页面

练习题

1. 国外常用的医学搜索引擎有哪些？

2. 网络信息资源的特点？

3. 请查找国外有关心脏病学(Cardiology)的专业网站？

4. 请在免费网上期刊的网站中找到一种与你的专业相关的期刊的名称。

5. 结合本校电子资源，比较电子书与网络期刊在内容和使用上的不同特点？

6. 请在 Google 学术搜索中查询 2008—2013 年有关"甲型流感 H1N1"的专业论文，并选取一篇，查看被引用情况。

第七章　医学论文的撰写与投稿

第一节　医学论文的特征和分类

一、医学学术论文概述

学术论文又称科技论文或研究论文,按照我国国家标准(GB7713-87)的定义为:"某一学术课题在实验性、理论性或观测性上具有新的科研成果或创新见解和知识的科学记录;或是某种已知原理应用于实际中取得新的进展的科学总结,用以提供学术会议上宣读、交流或讨论;或在学术刊物上发表;或作其他用途的书面文件。"

医学论文是科学论文的一种,是医学科学研究成果的文字概括和医学实践经验的书面总结。它是以医学科学以及有关的现代科学知识为理论指导,经过科研设计、实验研究或临床观察、现场调查后得到的第一手感性资料,经过分析、归纳、总结等思维形式,使之提炼升华,上升为新的理论概念而写成的具有一定先进性的文章。

学术的本质在于创新和发展知识,作为其成果的总结,学术论文理应提供新的科技信息,包含有新的发现和创造,而不是重复、模仿、抄袭前人的工作。一篇优秀的学术论文应具备以下基本要求:

(1)科学性:科学性即客观真理性,是衡量论文水平的重要条件。科研论文要忠实于科学事实,客观、真实地反映事物的本质要求和内在规律。主要体现在使用正确的研究方法、合理的科研设计,所提供的材料、数据真实可靠,推理要科学,结构要严谨。

(2)创造性:创新性是学术论文的生命。论文要有独到的见解,能提出新的观点和理论。新发明、新发现、新理论、新技术、新设想、新概念、新方法、新措施等都是创新。

(3)实践性:指医学论文的实用价值。医学论文应有强烈的现实性,并能为解决实际医疗问题和医学研究提供依据、决策和方案,能产生较大的经济效益和社会效益。

(4)规范性:规范性是医学论文的一个重要特点,我国针对论文格式专门制定了"科学技术报告、学位论文和学术论文的编写格式"的国家标准(GB7713－2004)。对编写格式、前置部分、主体部分、附录及结尾部分都作了具体规定。要求应用科学的语言、规范的名词术语、标准的计量单位及统一的格式。

二、医学学术论文的类型

医学论文的种类繁多,形式多样,根据其论文的来源、目的和学科性质的不同,有各种各样的形式。几种常见的医学论文有以下几种:

(一)基础医学论文

内容涉及生理、生化、病理、药理等基础医学学科的理论研究论文。此类论文以实验研究和现场调查为主,少数属于技术交流范围,即介绍实验技术,有关仪器的设计、制造及使用等。

（二）临床医学论文

此类论文是医务工作者根据临床工作中的原始发现和科研中的第一手材料撰写而成的。

（1）病例报告:对某些个别特殊病例的病情及诊断治疗方法所做的书面报告形式的论文,如"不典型 SARS 病例 3 例报告"。

（2）病例分析:指对一组相同疾病病人的相关资料,如发病原因、临床表现、诊断、治疗或预后等进行分析和讨论。通过分析找出一定的经验、教训和规律,能给人以新的启示和知识,以指导医疗实践并促进医疗水平不断提高。如"7 例 SARS 死亡病例分析"。

（3）病理讨论:指对疑难病理或病情复杂的病例的诊断、治疗、发病机理进行讨论,并将讨论记录整理成文的一种医学论文。

（三）预防医学论文

研究人群中疾病的发生、发展和流行规律及其预防措施,防止发生健康的疾病转化及其规律的论文。可分为卫生保健、防疫、流行病学调查等。

（四）理论医学论文

专门研究医学发展史、医学发展规律与医学研究方法方面的论文,从宏观上对医学有深刻的阐述。

（五）学位论文

学位申请者为了取得高等学校及科研院所的相应学位,通过专门的学习,从事科学研究所取得的创造性成果或创建性的认识、观点,并以此为内容撰写而成,作为提出申请授予相应学位时评审用的论文。在 GB7713-2004 中对不同层次的学位论文提出了不同的要求。

（1）学士论文:大学本科毕业生申请学士学位提交的论文。学士学位论文表明作者已能较好地掌握了本专业的基础课程、专门知识和基本技能,并具有从事科研工作或担负专门技术工作的初步能力。这种论文一般不能作为科技论文发表。

（2）硕士论文:攻读硕士学位研究生所撰写的论文。它应能反映出作者广泛而深入地掌握专业基础知识,具有独立进行科研的能力,对所研究的题目有新的独立见解,论文具有一定的深度和较好科学价值,对本专业学术水平的提高有积极作用。通过答辩的硕士论文,基本上达到了发表的水平。

（3）博士论文:攻读博士学位研究生所撰写的论文。它表明作者确实已在本门学科上掌握了坚实而宽广的基础理论和系统深入的专门知识,并具有独立从事科学研究工作的能力,在科学或专门技术上做出了专门性的成果。博士论文反映出本学科前沿的独创性成果,具有重要的应用价值和较高的理论意义。因此,博士论文被视为重要的科技文献。

第二节　医学论文的结构和格式

按照我国关于"科学技术报告、学位论文和学术论文的编写格式"的国家标准(GB7713-87),一篇学术论文一般由前置部分、主体部分、附录部分、结尾部分共四部分组成。

一、前置部分

（1）标题:标题也称篇名、题目、题名,是论文主题思想的高度概括。要求简明扼要、生动醒目、特点突出、结构紧凑,能准确反映论文的主要内容和中心思想,标题的长度不宜超过 20 个字;标题中应当避免使用缩略语、代号及公式等。

标题一般包括三个要素:一是研究对象;二是处理方法;三是达到的目标。例如,"肝癌冷冻治疗 86 例报告"这一标题,其中"肝癌"是研究对象,"冷冻治疗"是处理方法,"86 例报告"是达到的目标,即临床意义。

(2)作者:作者项位于题名下,署名要能反映实际情况。内容有作者姓名、工作单位、邮编。作者是论文的撰写者。可以是个人,也可以是团体。学术论文的作者一般以真名实姓出现;合作者按完成任务时承担内容的主次、轻重排序,主要作者排在前面。

(3)摘要:摘要是对论文内容进行准确扼要而不加注释和评论的简略陈述。它应当具有独立性和自含性,即读者在阅读全文之前,通过看摘要就可以获得必要的信息,了解文章的主旨大意,决定是否需要进一步查阅全文,同时也为编制文摘、索引等检索工具提供方便。虽然摘要一般需要控制在 300 字之内,但它却能够说明研究工作目的、实验方法、结果和最终结论。

(4)关键词:从论文的题名和摘要中抽取出来的能准确表达文章主题概念的词语,一篇论文需要选取 3-8 个这样的词语作为关键词。为了提高关键词的质量,应尽量利用《医学主题词表》、《中医药学主题词表》和《汉语主题词表》来选取规范的关键词。为了国际交流,应标注与中文对应的英文关键词。

二、主体部分

(一)引言

引言又称绪论,简要说明研究工作的目的、范围、相关领域的前人工作和知识空白、理论基础和分析、研究设想、研究方法和实验设计、预期结果和意义等。应言简意赅,不要与摘要雷同,不要成为摘要的注释。一般教科书中有的知识,在引言中不必赘述。前言是为了给读者一些预备知识,并借以引起阅读兴趣,因此要精练和开门见山而具吸引力。

学位论文为了需要反映出作者确已掌握了坚实的基础理论和系统的专门知识,具有开阔的科学视野,对研究方案作了充分论证,因此,有关历史回顾和前人工作的综合评述,以及理论分析等,可以单独成章,用足够的文字叙述。

(二)正文

正文部分是论文的核心所在,将占据论文的主要篇幅,可以包括:调查对象、实验和观测方法、仪器设备、材料原料、实验和观测结果、计算方法和编程原理、数据资料、经过加工整理的图表、形成的论点和导出的绪论等。

(1)材料与方法:材料与方法是进行科学研究的必要条件,是医学论文写作的基础。应包括所选调查与实验对象的标准、来源、数量及分组原则,调查与实验原理与设计以及统计方法等。

①受试对象:受试对象如果是病人,一般应将疾病诊断标准,病情判断依据,疗效判断标准,性别、年龄以及有关情况加以简介。受试对象若是动物,则应说明来源、种系、性别、年龄、体重、健康状况等,此外,还应说明分组原则与样本分配方法等。

②处理因素:处理因素为药物时,应说明药物来源、剂量、用途和手段。中草药还应注明学名,说明产地与制剂方法。处理因素为疗法,则要扼要介绍方法、疗程等。

③反应指标:如采用前人的方法,应注明出处对某种方法进行了改进,应说明修改的根据与内容;如使用新方法,则应具体详尽说明。若使用常规试剂,应说明名称、来源、规格、批号;

若使用新试剂,还需写出分子式与结构式;如使用配制,则应将配方与制备方法交代清楚。所用重要仪器也应注明生产厂家与型号。

④科研设计与统计分析方法:应交代科研设计的实验方法和步骤、使用的统计分析方法及显著性标准等。

(2)结果:用正确的方法收集实验得到的原始资料,进行综合分析、归纳、统计学处理后得到的实验数据。它记载了重要的发现和数据,是论证的依据,是科研工作的成绩总汇和论文的价值所在。因此结果应当实事求是、准确、完整、可靠、直观、简明地表达结果,通常用图、表及文字配合使用。

(3)讨论:对研究结果进行深入的分析与评价。透过现象探求本质,探讨各种现象发生的原因和内在联系,并进行逻辑推理,使感性认识上升为理性认识。内容包括研究的重要发现,与国内外文献报道的同类研究进行比较,突出本研究的创新与先进之处,并对研究的不足之处进行讨论,对进一步的研究提出建议。

(4)结论:是在论题得到充分证明之后得出的结果。结论是最终的、总体的结论,而非为文中各段小结的简单重复,是整个研究活动的结晶,是全篇论文的精髓,是作者独到见解之所在。要求措词严谨、准确、精炼,观点要明确,有条理性,并与前面所提出的问题前后呼应。

(5)致谢:是作者对他认为在论文过程中特别需要感谢的组织或者个人表示谢意的内容。一般应当致谢的方面及个人有:资助研究工作的国家(或省、市)科学基金、资助研究工作的奖励基金、资助或支持开展研究的企业、组织或个人、协助完成研究工作和提供便利条件的组织或个人(包括在研究工作中提出建议和提供帮助的人;给予转载和引用权的资料、图片、文献的提供者;研究思想和设想的所有者,以及其他应感谢的组织或个人)。注意致谢内容要适度、客观,用词应谦虚诚恳,实事求是。致谢应与正文连续编页码。

(6)参考文献:作者为了标明论文中某些论点、数据、资料与方法的出处,供读者参阅、查找而引用的有关资料。它是论文的一个重要组成部分,有助于证实论文的科学性,也表示对他人的劳动成果的尊重。

参考文献的著录格式应当严格按照"文后参考文献著录规则"GB/T 7714-2005"执行,私人通信信件和未发表的著作,不宜作为参考文献列出。

文后参考文献编排格式举例:

①期刊:例:[1] 蒋尔鹏,张远强,张金山,等 . p38 MAPK 在小鼠睾丸出生后不同发育阶段的表达[J] . 第四军医大学学报 ,2003,24(11):961-963.

例:[2]Chaib H,MacDonald JW,Vessella RL,et al. Haploinsufficiency and reduced expression of genes localized to the 8p chromosomal region in human prostate tumors[J] . Genes Chromosomes Cancer,2003,37(3):306-313.

②图书:例:[3]邱力军.新编计算机基础与应用[M] .西安:第四军医大学出版社,2002:96-131.

③学位论文:例:[4] 潘伯荣.肝硬化的早期诊断:大鼠病理学标准与肝活检临床诊断比较[D] .西安:第四军医大学西京医院全军消化病研究所,1965.

例:[5] Cairns RB. Infrared spectroscopic studies on solid oxygen [D] . Berkeley:University of California,1965.

④专利文献:例:[6] Larsen CE,Trip R,Johnson CR. Methods for procedures related to the electrophysiology of the heart [P] . US patent :5529067. 1995-06-25 .

⑤电子文献(包括专著或连续出版物中析出的电子文献)

电子期刊:

例:[7] 江向东. 互联网环境下的信息处理与图书管理系统解决方案 [J/OL]. 情报学报，1999，18（2）：4〔2000-01-18〕. http://www . Chinainfo. gov. cn/periodicalqbxbqbxb99/qbxb990203

例:[8]CHRISTINE M. Plant physiology ;plant biologyin the Genome Era[J/OL]. Science, 1998,281:331－332〔1998-09-23〕. http:// www. sciencemag. org/cgi/collection/anatmorp.

电子图书:例:[9] TURCOTTE D L. Fractals and chaos in geology and geophysics ［M/OL］. Mew York:Cambridge University Press, 1992〔1998-09-23〕. http://www. seb. org/reviews/mccorm30. html

电子公告:例:[10] 萧钰. 出版业信息化迈入快车道 ［EB/OL］.（2001-12-19）〔2002-04-15〕. http://www. creader. comnews20011219/200112190019. html .

电子会议录:例:[11] METCALF S W. The Tort Hall air emissionstudy[COL] /The International congress on Hazardous Waste，Atlanta Marriott Marquis Hotel，Atlanta，Georgia，June 5－8,1995:impact on human and ecologicalhealth〔1998-09-22〕. http:// atsdrl. atsdr. cdc. gov:8080/cong95. html.

磁盘上的计算机程序:例:[12] Scitor Corporation. Project scheduler ［CP/DK］. Sunnyvale, Calif. : Scitor Corporation,c1983.

附表一　文献类型和标志代码

文献类型	标志代码
普通图书	M
会议录	C
汇编	G
报纸	N
期刊	J
学位论文	D
报告	R
标准	S
专利	P
电子公告	EB
数据库	DB
计算机程序	CP

附表二　电子文献载体和标志代码

载体类型	标志代码
磁带（magnetic tape）	MT
磁盘（disk）	DK
光盘 （CD-ROM）	CD
联机网络 （online）	OL

三、附录部分

附录是论文主体的补充项目,并不是必需的。在 GB7713—87 中对附录内容的规定是:①为保持论文的完整性,但编入正文后有损于编排的条理和逻辑性的材料;这一类材料包括比正文更为详尽的信息、研究方法和技术更深入的叙述,建议可以阅读的参考文献题录,对了解正文内容有用的补充信息等。②由于篇幅过大或取材于复制品而不便于编入正文的材料;③不便于编入正文的罕见珍贵资料;④对一般读者并非必要阅读,但对本专业同行有参考价值的资料;⑤某些重要的原始数据、数学推导、计算程序、框图、结构图、注释、统计表、计算机打印输出件等。

四、结尾部分(必要时)

为了将论文迅速存储入计算机,可以提供有关的输入数据,也可以编排分类索引、著者索引、关键词索引等。

五、撰写论文应注意的几点事项

(1)关于论文中对图表、数学、物理及化学式、计量单位等的书写在 GB7713—87 中做出了详细的要求,同时在许多期刊、会议论文征稿中都有严格的规定,因此必须引起作者的高度重视。

(2)关于论文的署名:在学位论文封面及期刊论文、会议论文上论文作者项署名的个人作者,仅限于那些对于选定科研题目和制定研究方案、直接参加全部或主要部分研究工作并做出主项贡献以及参加撰写论文并能对内容负责的人,按贡献大小排列名次。

(3)学位论文的封面、目录、中英文摘要等的编制要求如下:

①封面:学位论文与期刊论文、会议论文不同,它所涉及的相关方面更多而且形式上也相对独立。论文的封面格式一般由学位授予单位统一印制,学生可根据封面的统一格式打印制作。具体项目包括中图法分类号、密级、编号、题名、申请学位级别、专业、指导教师、日期等项目。

②目录:由于学位论文的篇幅较大、章节较多,一般均要编制一份目录,以指引章节所在页码,一是方便读者总揽论文全貌,二是便于快速查阅有关章节。

③中英文摘要:为了便于国际交流,学位论文一般要求有中英文摘要。通过看文摘读者能获得必要的信息,了解文章的主旨大意,了解作者开展工作的程度和水准。与期刊论文、会议论文的摘要相比,学位论文为了评审,可按学位授予单位的要求写成节录或摘录式摘要,不受字数规定的限制。学位论文的中英文摘要需要单独分页,置于目录页之后。

(4)合理利用文献:论文写作时,必然要查阅和引用很多别人的文献资料,这就要注意合理引用,了解我国著作权法对著作权合理使用的规定就显得非常有必要。

著作权的合理使用是指在法律规定的情形内,按照法律规定的条件使用他人作品的,可以不经著作权人许可,不向其支付报酬的制度。设置合理使用制度的目的是协调著作权人个人利益与社会公共利益之间的对立与冲突,使著作权的独占性在一定范围内不致成为阻碍优秀作品传播和科学文化事业发展的因素。合理使用制度的最基本的原则,是使用者的利益不应高于著作权人的合理利益。

根据我国《著作权法》第 22 条关于合理使用的原则性规定,以合理使用为由使用他人作品的,应当符合以下条件:①符合著作权法规定的特殊情形和适用条件;②虽可以不经著作权人许可,不向其支付报酬,但应当指明所使用的作品的作者姓名、作品名称,但是当事人另有约定或者由于作品使用方式的特性无法指明的除外;③不得侵犯著作权人依法享有的其他权利;④不得影响该作品的正常使用,也不得损害著作权人的合法利益。

(5)合理使用网络电子期刊和数据库。近几年来,国内高校图书馆发生了几起由于个别读者对电子资源的不合理使用,而被公司处以相应处罚的事例,这给单位和个人都造成了巨大的损失。作为各类数据库的合法用户,在撰写论文,利用网络电子期刊和数据库时,一定要注意遵守图书馆的有关规定,合理使用电子资源。下面列举几所著名高校图书馆对电子资源合理使用的规定。

清华大学图书馆:①不得使用任何工具软件下载图书馆购买的电子资源;②不得连续、系统、集中、批量下载文献,也不得将所获得的文献提供给校外人员,更不允许利用获得的文献资料进行非法牟利;(由于各数据库商对"滥用"的界定并不一致,因此图书馆无法制订统一标准。一般数据库商认为,如果超出正常阅读速度下载文献就视为滥用);③校内任何单位和个人,如设置相应的代理服务器,一定要事先得到图书馆允许,并且保证该服务器不得允许校园外 IP 通过它访问图书馆购买的电子资源;④如发现违规行为,图书馆将协助学校有关部门进行追查。对违规者将视其情节轻重,予以相应的处罚,情节严重者,将报请学校予以纪律处分。由此而引起的法律上的一切后果由违规者自负。

浙江大学图书馆:①本校购买或正在试用的全文网络数据库,任何单位或个人必须按规定使用,严禁使用任何自动下载软件或智能机器人下载工具进行下载,严禁整卷期批量下载,严禁合法用户将全文下载到本地硬盘以后送给非本单位用户非法使用。②未经代理商授权,任何单位和个人不得私设代理服务器,将本校全文网络数据库提供给外单位人员使用。③违反上述规定的,一经查实,学校将限制违规 IP 地址的使用权限,取消校网账户。责任人须作出书面检查。学校将视其情节轻重给予通报批评或处分。对于引起知识产权纠纷的,违规者必须承担由此而引起学校一切损失的法律责任。

西安交通大学图书馆:①禁止使用机器人程序或其他下载工具批量下载数据库中的资料;②禁止从数据库中整本下载期刊原文;③禁止私设代理服务器访问下载数据;④禁止用EMAIL 或其他任何文件传输协议传送从数据库中下载的数据电子版;⑤禁止出售网络数据库的数据来牟利;⑥不允许私自向非授权用户开放使用数据库;⑦我们将密切监视用户的使用行为,一旦发现有可疑行为立即暂停有关单位的使用权,对于连续侵权者将取消其使用权。

南京大学图书馆:①不得使用任何软件、工具批量下载图书馆购买的电子资源;②不得批量或系统下载、复制期刊或将这些资源以任何形式或介质存储于可再提取的系统中;③不得进行未经数据库拥有者授权将文献下载提供给非授权用户(指校外人员),更不允许以此非法牟利;④不允许下载文献用于系统地分发、再销售、再授权;⑤未经图书馆允许,任何单位或个人不得设置相应的代理服务器,已经允许设置的代理服务器不得允许校园外 IP 通过它访问图书馆购买的电子资源。

第三节　医学论文投稿信息的获取

大多数医学论文是通过学术期刊发表,也有通过学术会议、论文选集或专业报纸发表的。及时了解和掌握投稿信息是有效而成功地向外界和同行公布与交流作者所取得的经验、成就及学术成果的基础。同样一篇学术水平的论文,如何能及时地、充分地体现其应有的价值,这与作者对投稿信息的把握十分有关。

一、投稿信息的获取

（一）通过专业期刊了解投稿信息

每一种学术期刊都有自己的办刊方针、栏目特色及对稿件从内容到字数等诸方面的要求,了解学术期刊的特色及稿约,是作者向该刊投稿的基本前提。期刊的征稿信息大多登载在年初或年末的期数中以及常年发布在其网站上。

（二）通过专业协会获取投稿信息

从国际到国内,不同级别的专业协会（学会、委员会等）为了促进学术的繁荣与交流,每年都会举办有关的学术研讨会,在会前以征稿启事的形式通过网络、会刊等多种形式宣传。因此,平时就要关注自己研究领域的相关学会或协会。如在中华医学会（http://www.cma.org.cn/）的网站上就有个"会议通知"栏目,专门报道国内外的各种层次的会议信息和学术会议征文通知。另外,中华医学会下属的各种分会;如中华医学会医学信息学分会、中华医学会手外科分会、中华医学会消化分会等,在其各分会的主页上都有本学科的国内外的学术会议信息和征文通知。

（三）通过网络资源导航获取

网络资源学科导航库是以学科为单元对互联网上的相关学术资源和专业网站进行搜集、评价、分类、组织和有序化整理,并对其进行简要的内容提示,建立分类目录式资源组织体系、动态链接、学科资源数据库和检索平台,发布于网上,为用户提供网络学科信息资源导引和检索线索的导航系统。它将某一学科的网络学术资源由分散变为集中,由无序变为有序,方便用户利用本学科网络信息资源。一些高校和研究院所图书馆都做了专业的学科资源导航。如武汉大学图书馆做的"口腔医学资源导航"（http://apps.lib.whu.edu.cnskdhkq/index.as）中包括了教育机构、组织机构、专业学者、会议信息等多项栏目。通过会议信息栏目可以了解有关国内和国外本学科的各种会议和会议征稿信息（图7-3-1）。有关这样的导航还有:"国家科学数字图书馆的生命科学学科信息门户"（http://biomed.csdl.ac.cn/）中有"会议信息"栏目报道了国内外的各种有关生命科学的学术会议。

（四）利用搜索引擎获取

通过常用搜索引擎如"Google"、"Baidu",选择恰当的检索词,可以迅速而准确地检索到各有关方面的论文征稿信息,包括期刊论文和会议论文的征稿信息。另外,也可以通过医学专业网站如"37度医学网"、"医业网"、"好医生"、"中华首席医学网"等检索相关资源。

（五）通过各大学图书馆网站获取

各大学图书馆都将有关期刊的编辑出版信息以及会议信息经过整理、编目做成数据库放在网站上,为作者免费得到相关投稿信息提供了极大的便利。如清华大学图书馆开发的"中外

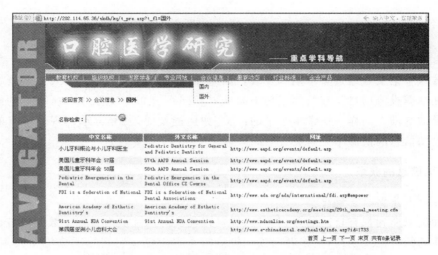

图 7-3-1　武汉大学图书馆的口腔医学资源导航中的国外会议信息

文核心期刊查询系统"（http://202.198.141.98:88demofindcoreej.htm）提供 Web of Science（SCIE,SSCI,A&HCI）、Ei Compendex、中国科技期刊引证报告、中文核心期刊要目总览、中文社会科学引文索引（CSSCI）、中国科学引文数据库核心库（CSCD）等六种数据库或评价体系中已收录期刊的浏览、检索、期刊影响因子链接等功能。

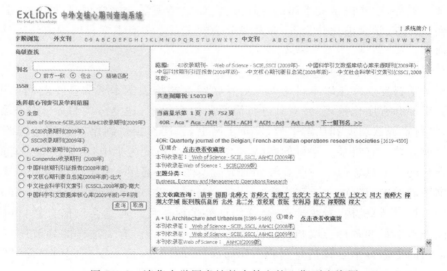

图 7-3-2　清华大学图书馆的中外文核心期刊查询图

（六）利用数据库，检索有关期刊的详细信息

如通过中国期刊网、维普资讯网（http://www.cqvip.com/asp/zksear.shtml）、万方数据库等，都能很方便地免费检索到被其收录的我国公开出版的期刊的详细信息，包括刊物的主办单位、主管部门、主编、邮编、电话、投稿须知等内容（图 7-3-3）。

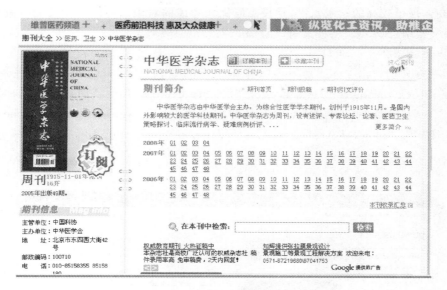

图 7-3-3　维普资讯网的期刊信息

二、国内核心期刊信息的获取

核心期刊是指通过科学的筛选方法(诸如载文法、文摘法、引文分析法、读者利用率法、专家意见法等),对各学科公开出版的学术期刊进行客观评价后,被有关权威确认是刊载某学科文献密度大,文摘率、引文率及利用率相对较高,能代表该学科现有水平和发展方向的期刊。

对中国(不含港、澳、台)出版的期刊中核心期刊的认定,目前国内比较权威的有两种版本。一是中国科技信息研究所(简称中信所)每年出一次的《中国科技期刊引证报告》;另一种是北京大学图书馆与北京高校图书馆期刊工作研究会联合编辑出版的《中文核心期刊要目总览》。

(1)《中国科技期刊引证报告》(CJCR)是按照美国 JCR 的模式,结合中国的具体情况,以中国科技论文与引文数据库(CSTPCD)为基础,选择数学、信息与系统科学、物理学、力学、化学、天文学、地学、生物学、医药卫生、农业科学、工业技术、电子与通信、计算技术、交通运输、航空航天、环境科学等学科的 1300 多种中国出版的中英文科技期刊作为来源期刊,报告的内容是对来源期刊进行多项指标的统计与分析,其中最重要的是按类进行"影响因子"排名。

(2)《中文核心期刊要目总览》不定期出版,1996 年出版了第二版,2000 年出了 2000 版。它收编包括社会科学和自然科学等各种学科类别的中文期刊。其中对核心期刊的认定通过五项指标综合评估。

《中国科技期刊引证报告》统计源期刊的选取原则和《中文核心期刊要目总览》核心期刊的认定各依据了不同的方法体系,所以二者界定的核心期刊(指科技类)不完全一致。综合各种因素,我们推荐在两种版本中每次都被评为核心期刊的期刊作为投稿首选。

《中国科技期刊引证报告》(2005 年版和 2004 年版)《中文核心期刊要目总览》(2004 年版和 2008 年版)利用常用搜索引擎可以检索到,也可以通过各高校图书馆的"投稿指南"栏目中获取。

三、国外权威文献检索系统的源期刊

国内外一些著名的文献检索系统是查找有关学科领域文献的主要工具,被这些检索工具

选用的期刊体现了较高的学术水平,是投稿应优先考虑的对象。与医学相关的权威检索系统有《科学引文索引(SCI)》、《工程索引(EI)》和 Medline/IM 等。

（一）Web of Science(SCI)

ISI 网站上分别列出了 ISI 属下各数据库包含的期刊目录,可免费查询。登录网址 http://scientific. thomsom. com/mjl/后,点击"Science Citation Index"即可检索某种期刊是否被 SCI 核心版收录(如图 7-3-4 所示)。其他数据库如 Science Citation Index Expanded、BIOSIS PREVIEWS、Biological Abstracts、Arts & Humanities Citation Index? 的检索方法相同。

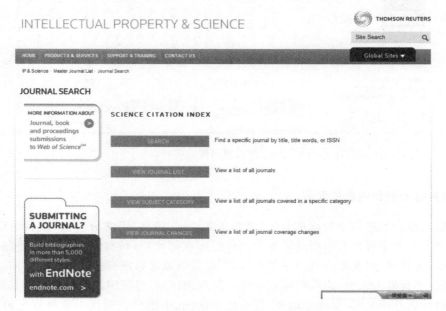

图 7-3-4　SCI 收录期刊检索页

（二）Engineering Index(EI)

《工程索引》(Engineering Index，EI)由美国 Engineering Information Inc. 编辑出版,是工程技术领域大型综合性检索刊物,也是世界上著名的文献检索工具,是中国科技信息研究所进行论文统计分析的工具之一。虽然对于医学学科而言,EI 并不是主流检索工具,但 EI 中也收录了一部分与生物工程和生物医学仪器研究相关的期刊。Ei Compendex Web(EI 网络版)是《Ei Compendex》和《Ei PageOne》合并而成的互联网版本。

EI 来源期刊分三个级别:(1)核心期刊(Core),每期刊载的所有论文均被 Ei Compendex 数据库收录;(2)选择性期刊(Partial),刊载的论文被 Ei Compendex 数据库选择性收录;(3)扩充期刊(PageOne),刊载的论文仅被 Ei PageOne 数据库收录。

（三）Medline/IM

Medline/IM 由美国国立医学图书馆编辑出版,是权威的生物医学文献检索系统。从 2004 年开始,Medline/IM 也成为中国科技信息研究所进行论文统计分析的工具之一。至 2013 年 12 月,NLM 发布的 Medline 源期刊已包含 4042 种生物医学及生命科学的高水平学术期刊。Pubmed 首页的 Journals in NCBI Databases,可通过关键词、刊名和 ISSN 等方式查找所需期刊。

（四）JournalSeek

JournalSeek 由 Genamics 建立，是世界上最完整的期刊网上信息免费数据库，截至 2013 年 12 月 12 日，收录了 5834 家出版社的 100745 种期刊，其中医学类 14913 种。数据库所反映的期刊网上信息包括：出版商及其网站链接、ISSN 号、内容描述、刊名缩写、主题分类等。

（五）cnpLINKer

cnpLINKer 是由中国图书进出口总公司开发的编目查询系统，也是我们查询期刊投稿信息的好帮手。通过该查询系统可以检索到全世界 176 个国家和地区的 17 万多条报刊的详细信息，包括刊名、ISSN 号、出版周期、出版状态、出版社、国别、中文译名及简介等。

登录 cnpLINKer 后，不仅可以根据刊号、刊名、ISSN 号、出版社及出版国进行精确检索，还可进行组合检索，其中刊号、刊名、ISSN 号的限制条件为精确匹配查询；刊名关键词、社名关键字为模糊匹配的查询条件。此外，该系统也可按学科和刊名首字进行期刊浏览。

四、期刊引证报告

期刊引证报告在统计源期刊所刊载论文的数量、参考文献的数量、被引用次数等原始数据的基础上，运用文献计量学的原理，计算出各种期刊的影响因子、立即指数、被引频次、被引半衰期等反映期刊质量和影响的定量指标。在这些指标中，最受科研人员关注的是期刊的影响因子，一般而言，期刊的影响因子越大，它的学术影响力和作用也越大，所以用户可根据相关学科期刊影响因子的排名情况选择投稿期刊。用户可通过《中国科技期刊引证报告》(CJCR)查询国内期刊的影响因子，通过 ISI 提供的 Journal Citation Reports(JCR，期刊引证报告)查询国际期刊的影响因子。

第四节　文献分析管理软件的应用

医务工作者在做科研及撰写医学论文时要花费大量的时间和精力检索、收集、加工、整理和分析参考文献。随着文献的积累，比如诸多文献从不同数据库重复下载；文献存放混乱，难以很快找到需要的文献；写论文时，文后参考文献的编写非常繁琐；多次投稿时，要反复修改参考文献格式等问题，文献管理所需的时间也随之成倍增长。如何高效地管理个人积累的相关文献，并得到合理、科学的应用，是广大医务工作者所面临的现实问题。为解决这一问题，文献分析管理软件应运而生。目前，常用的文献管理软件有 EndNote、NoteExpress、RefViz、Quosa、RefWorks 等。

一、EndNote

EndNote 是 Thomson Reuters 公司发布的全球最受欢迎的文献管理软件。EndNote 作为一个检索工具，它可以在线检索，且本身携带有几百个数据库或与网上图书馆链接，方便随时链接检索文献。Endnote 也可以根据个人需要对存储的参考文献记录进行编辑，重新排列及修改调整，协助用户系统地整理书目资料。EndNote 整合 Word 编辑软件，撰写文献时会自动产生参考文献清单，并依投稿期刊标准格式编排；亦可直接导入数据库检索结果，大大节省研究人员撰写及整理文献的时间。

Endnote 能为论文撰写提供以下服务：

（1）准备工作：课题前期调研的参考文献管理，分类、检索、查找全文，并随时与科研小组成员共享。

（2）写作时：Endnote 为用户提供 189 个数据库投稿模板，可随时使用。

（3）论文主体写作后：Endnote 可将重要的文献自动按照期刊要求的格式，放在正在撰写论文的参考文献处。

（4）论文完成后：可检查参考文献，并去除 Endnote 标记。

（一）在线搜索

Endnote 利用 Z39.50 信息获取协议可以方便进入全世界绝大多数的文献数据库，并将连接和搜索这些数据库的信息用"Connection Files"的形式储存起来直接提供给使用者。Connection Files 的设置可以自己创建或修改。

搜索过程：

（1）进入 Endnote6.0，从"Tools"（工具）菜单下点击"Connect"（在线检索）；

（2）出现"Choose A Connection File"（选择一个链接）对话框，选定数据库，点击"Connect"（选择）（步骤 1、2 见图 7-4-1）；

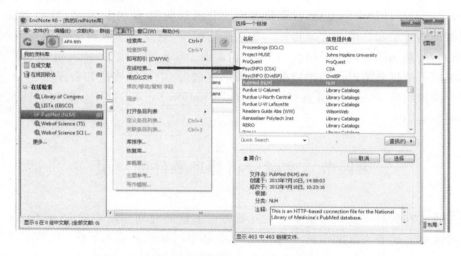

图 7-4-1　EndNote 在线搜索 1

（3）按照布尔逻辑设定搜索词，点击"Search"（检索）；

（4）出现搜索结果，存入指定的文献库（步骤 3、4 见图 7-4-2）。

提示：

（1）通过点击"Find"进行查找设置可以提高对某一类型数据库的查找效率。

（2）很多数据库需要输入账号和密码。

（3）"Save Search"可以保存搜索设置；"Load Search"可以导入已保存的搜索设置；"Add Field"和"Delete Field"分别添加和删除设置栏。

（二）导入文献

EndNote 可以将不同来源的文献导入到已存在的库内或新建的库中。

Online Searching：即通过 EndNote 直接进入网上数据库查找和获得文献。

Direct Export：很多网络数据库如 MEDLINE、Pubmed、Web of Science、CSA 等都支持将用户自己选择的文献以 EndNote 可识别的格式下载。下面举例介绍从万方数据、维普数据

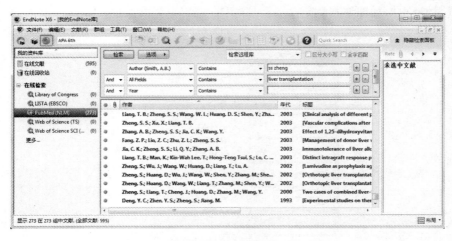

图 7-4-2　EndNote 在线搜索 2

库、中国知网、Pubmed 和 Web of Science 等数据库检索、筛选、收集下载信息。

1. 万方数据的导入

（1）在万方数据库的检索结果页面选择要导出的文献（如图 7-4-3 所示），点击检索结果显示栏上方的"导出（2）"；

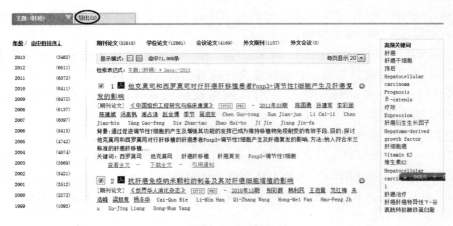

图 7-4-3　万方数据导出 1

（2）在万方数据库的检索结果导出文献列表页面的左侧导出文献格式列表中选择"Endnote"（如图 7-4-4 所示）；

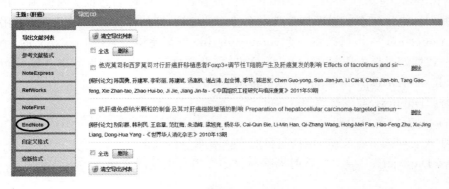

图 7-4-4　万方数据导出 2

（3）点击"导出"，如图 7-4-5 所示。

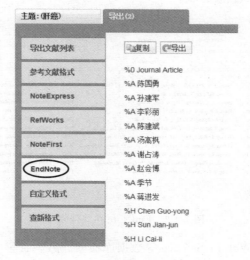

图 7-4-5　万方数据导出 3

（4）点选"File"菜单里的"Import"，出现 Import 对话框。

①点击"Choose File"选择要导入的文献数据。

②选择"Import Options"下拉菜单时的 EndNote Import（EndNote 导入）。

Import Options 下拉菜单说明：

EndNote Library（EndNote 库）：将 EndNote 的一个文献库导入到另一个文献库。映像不会随之转移，导入完成过后需要将该映像文件拷贝到新文献库内。

EndNote Import（EndNote 导入）：将从网络数据库下载或从 EndNote 导出并转换成 EndNote 格式的文本导入到新的 EndNote 文献库。

Refer/BibⅨ：将从 Refer 或 BibⅨ程序导出的文本导入到 EndNote。

Tab Delimited：用于导入信息域已经被跳格键（Tab）分隔的文本。

Reference Manager（RIS）：可导入从 Reference Manager，Reference Update，Reference Web Poster 和其他任何 RIS 格式资源导出的文档。用 EndNote 也可以打开 Reference Manager 的文献库。

ISI-CE：导入来自于 ISI 数据资源的文本文档。

Multi-filter（Special）：用于导入含有不同来源文献的文档。

EndNote generated XML：用于从 EndNote 导出的 XML 格式的文件。

Other Filters：进入"Choose A Filter"对话框看到 EndNote 自带的大量滤镜，对应于不同的网络数据库。记住每个数据库都需要一个特定的滤镜，即使供应商相同也不可混用。

Use Connection File：可以将一个 connection file 作为滤镜。当用 EndNote 的 Connect 命令搜索某一数据库时会生成 Connect. log 文件，将此文件导入成文献库数据。该 Connect. log 应该包含 all references from your previous session。

（5）选择"Duplicates"下拉菜单。

Duplicates 下拉菜单说明：

Import All：导入所有文献，包括与目的库内有重复的文献。

Discard Duplicates：导入文献时剔除与目的库内有重复的文献。

Import into Duplicates Library：导入文献到目的库，但将所有重复文献放入一个名为"File-Dupl. enl"的库中，"File"是目的库的库名。使用者可以在稍后浏览这些文献或者合并两个库。

（6）选择"Text Translation"菜单：通常选择"No Translation"，只有机读目录（美国国会图书馆发行的磁带版图书目录，即 MARC 格式）的文档选择"ANSEL"。

（7）点击"Import"导入文献，结果如图 7-4-6。

只有最新导入的文献会显示在当前库内，要查看新旧所有文献，单击滑鼠右键的后点击"Show All References"。

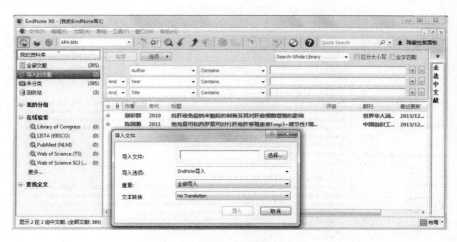

图 7-4-6　万方数据导入 EndNote

2. 中国知网数据的导入

（1）选择要导出的文献（如图 7-4-7），点击"导出/参考文献"。

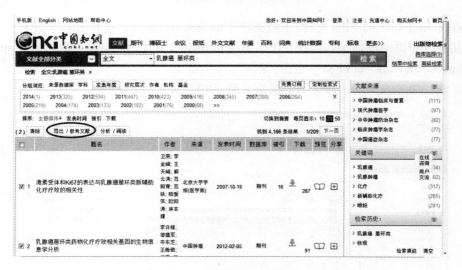

图 7-4-7　中国知网导出 1

（2）在文献管理中心－导出页面（如图 7-4-8），点击"导出/参考文献"。

（3）在文献管理中心－文献输出页面，选择"EndNote"，点击"导出"（如图 7-4-9）。

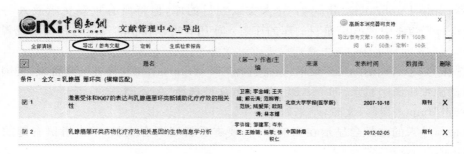

图 7-4-8　中国知网导出 2

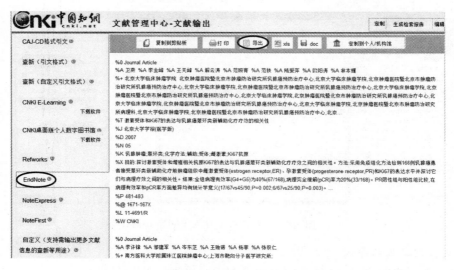

图 7-4-9　中国知网导出 3

（4）点击 EndNote 的 File（文件）下拉菜单中的 Import（导入），选择 file（文件）。

（5）在系统弹出的窗口（图 7-4-10）选择第③步导出的文件，导入选项设为 Endnote 导入，文本转换选择"unicode（UTF8）"，点击"导入"。

（6）系统成功导入中国知网导出的两篇文献，如图 7-4-10 所示。

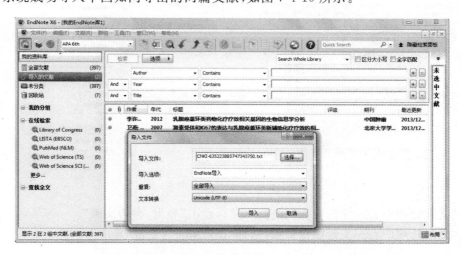

图 7-4-10　中国知网数据导入 Endnote

（三）导出文献

EndNote 库内的文献可以以 4 种格式导出：Rich Text Format（RTF），HTML，XML，和 plain text documents（TXT）。从而创建独立的文献集或者创建可以导入到其他数据库的参考文献。导出的文献样式由当前样式决定，当前样式可以从"Edit"下的"Output Styles"或者工具栏上的样式下拉框选定。

导出步骤：

（1）选定要导出的文献库；

（2）照自己的要求排列文献的顺序；

（3）择合适的文献样式；

（4）"File"菜单下点选"Export"；

（5）现导出对话框，选择要保存的文件格式. rtf；. html；. XML；. txt 和文件名；

（6）保存。

注意：如果文献库内有图像的话，图像将不会随之导出。只能另外粘贴。

（四）编辑库内文献

大多数 EndNote 的文献管理指令只针对当前显示在库内的文献，对隐藏的文献无效。EndNote 支持使用 Ctrl 和 Shift 键选取多个文献。

显示和隐藏文献：在"References"菜单或滑鼠右键菜单内点击"Show Selected References"、"Hide selected References"或"Show All References"，可以仅显示所选文献、隐藏所选文献，或显示所有文献；

在库内查找文献：在"References"菜单或鼠标右键菜单内点击"Search References"，出现检索栏，选择检索项，输入检索词，点击"Search"获得结果；

（五）合并文献库

将一个文献库内的文献导入到另一个库：按照文献导入步骤，只是要在"Import Options"下拉菜单中选择"EndNote Library"。在导入之前最好将源库和目的库都做好备份，以防数据的改变带来不利后果。映像不会随文献导入到新库中，必须将保存在源库的. DATA 文件夹内的映像文件拷贝到目的库的. DATA 文件夹里。

注意：如果从当前文献库内导入文献到目的库，被导入的文献将只会是当前库内显示出来的文献，隐藏的文献不会被导入。

拖拽：在源库中选定要转移的文献，直接用滑鼠左键拖拽文献到目的库。同样，操作前应备份。

拷贝和粘贴：在源库内用"Copy"命令拷贝文献，在目的库中用"Paste"粘贴。同样，操作前应备份。

注意：备份是必要的，尤其是当你在用 EndNote 书写文章时，插入引文的记录号直接与库内文献关联。一旦库内文献改变了，文献记录号也会改变，很有可能影响到文章里插入文献的正确性。

（六）定制文稿

直接在 Word 中格式化引文和图形，利用文稿模板直接书写合乎杂志社要求的文章撰写。

EndNote 在安装时可以自动整合到 Word 97、2000、XP 中，使用者可以简单轻松地将 EndNote 的库内文献加入到 Word 文档里，进而格式化引文形成合乎杂志要求的引文样式。另外 EndNote 提供各种文稿的模板，写文章实现了流水线模块化。

注意：最好先安装 Word 后再安装 EndNote，反之有可能不整合。解决办法是重装 End-Note。

文稿模板：EndNote 提供了大量合乎各种杂志要求的稿件模板，收集在"Templates folder"里，写文章时选择合适的模板可大大简化写作过程。文稿模板经过了格式化，对页边距、标题、行距、首页、摘要、图形位置、字型字号等都做了规范。

用模板书写文章的流程：

（1）打开模板：从 EndNote 里打开：点击"Tools"下拉菜单里的"Manuscript Templates"后选择模板；或者从 Word 里打开："新建""通用模板""EndNote"选择模板；

（2）模板在 Word 里打开后，出现"Template Wizard"；

（3）依次填写"Template Wizard"所要求的信息，Template Wizard 会将其转入到文章合适的位置；

（4）填写完后点击"Finish"，进入 Word 里的模板；

（5）按照版式填写。

"Cite While You Write"是 EndNote 与 Word 整合的元件，可以直接从 Word 的"工具"菜单里找到和使用。

"Cite While You Write"里的选项：

Find Citation(s)：用于打开"EndNote Find Citations"对话框搜索和插入库内文献，其搜索方式是"任何字段"式的。

Go To EndNote：打开 EndNote。

Format Bibliography：对引文样式进行格式化。格式化就是将当前临时的引文转化成一定格式的引文，同时在文章结尾处自动生成引文列表。在缺省设置时即时格式化（"Instant Formatting"）是启动的，随时对插入的引文进行格式转换。引文的输出样式设置可以自己修改。

Insert Selected Citations：插入在已经打开的 EndNote 文献库内所选定的文献。一次最多插入 50 篇。

Edit Citations：打开"Edit Citation"对话框编辑引文。例如省略作者和年代、添加前缀后缀等。

Insert Note：添加注释（自己定义的引文）。

Edit Library Reference(s)：在 Word 里选定引文所在位置后利用本命令进入 EndNote 自动打开相应文献和编辑。

Unformat Citation(s)：对一个引文或所有引文去格式化，即恢复到系统缺省的临时引文格式（只含有作者的 last name、年代和文献记录号）。

Remove Field Codes：去掉文章里所有的 EndNote 域代码后生成一个新的文件，此时已经格式化的引文和引文列表都以文本的形式存在（之前是域）。这利于投稿。

Export Traveling Library：将文章里引用的文献导入到 EndNote 建立成一个新库。

Find Figure(s)：在 EndNote 库内寻找带有映像（即图表或附件）的文献，将该映像插入到文章里光标所在位置，形成文内图表。

Generate Figure List：对文内映像重新计次序。当前输出样式决定了映像是紧跟在文中段落后还是位于文章结尾。

（七）引文编排

建好 EndNote 文献库后，在撰写论文时，能够随时从 Word 文档中调阅、检索相干文献，并将须要引用的文献主动遵照期刊请求的款式放在正在撰写论文的参考电阻器文献处；在转投其他期刊时，能够很快将引用文献的编排款式转换成其他期刊要求的款式。

1. 加入引文

（1）Word 里将光标移到想加入文献的位置。

（2）找到和插入想加入的文献。

方法一：从 Word 的工具栏里进入 EndNote 子菜单选择"Find Citation(s)"，出现"End-Note Find Citations"对话框。输入要查找的文献字段，点击"Search"。出现检索结果后点选要引用的文献，点击"Insert"，引文即插入到 Word 文件里。

方法二：从 Word 的工具栏里进入 EndNote 子菜单选择"Go To EndNote"。打开文献库，点选要加入的文献，回到 Word，进入 EndNote 子菜单选择"Insert Selected Citation(s)"。也可以把选定的文献直接拖到 Word 里或者在 EndNote 里 Copy，在 Word 里粘贴。

注意：在缺省设置状态下"Instant Formatting"即"立即格式化"是启动的，每次加入的引文会立刻转换成相应格式，同时在文章结尾自动加上文献列表。如果"立即格式化"未启动，引文则保持临时引用格式即{第一作者，年代#记录号}，文章结尾也没有文献列表产生。

（3）所有引文加入完成以后，从 Word 的工具栏里进入 EndNote 子菜单选择"Format Bibliography"，进入"Format Bibliography"对话框。点击"Browse"选择合适的杂志类型，点击"确定"，EndNote 会扫描整个文章将引文转换成该杂志要求的格式；

（4）编辑引文（基本不用，没事不要瞎改）：对引文的编辑只能在引文格式化之后进行，否则系统会提示找不到可编辑的引文。在引文格式化以后，从 Word 的工具栏里进入 EndNote 子菜单选择"Edit Citation(s)"，出现"Edit Citation"对话框，进行编辑。编辑后要重新格式化才会保存所作更改。

Exclude Author：省略所选引文的作者。

Exclude Year：省略所选引文的年代。

Prefix：给引文加上前缀。

Suffix：给引文加上后缀。

Pages：给引文加上页码，在文章内以"@页码"的形式出现在临时格式里上下箭头：改变引文的顺序

（5）在已经格式化的文章里可以继续加入引文，加入以后重新格式化，EndNote 会对引文重新排序和整合。如果该处原有多个旧引文，EndNote 只能在旧有引文之前或之后加入新引文，而不能在旧引文中间加入新引文。

注意：对已经格式化的引文，Word 里会保持其域代码，此时即使在 EndNote 的文献库里删除了相应文献，也不会影响到文章。但未格式化的引文只是占位符，不含域代码，如果文献在库里删除了相应文献，EndNote 就会找不到文献信息。

（八）加入注释

一些杂志（如 Science）要求在文章结尾加上注释，加入的注释会和引文一样被编号，进而按照出现的顺序出现在文献列表里，也就是成为文献列表的一部分。

注意：只有在以"编号样式（numbered style）"格式化过的文章里加入注释才是有意义的，否则注释只能以全文本形式出现在文章里。

加入步骤：

（1）在 Word 里将光标移到想加注释的位置；

（2）从 Word 的工具栏里进入"EndNote 7.0"子菜单选择"Insert Note"，出现"EndNote Insert Note"对话框；

（3）写入注释，字数不限；

（4）点击 OK。注释以临时引文的格式出现在相应位置；

（5）再次格式化文章，你会看到在文章加入注释的位置出现数字标号，在文献列表里会出现注释的内容，注释同样可以用"Edit Citation"编辑，方法同前。

注意：加入的注释只能是文本，而且注释里不能出现临时引文格式所用的定界符。

（九）修改样式

一般不作修改，如果确有必要修改：

从 Word 的工具栏里进入 EndNote 子菜单选择"Format Bibliography"，进入"Format Bibliography"对话框。对话框包括以下内容：

（1）Format Bibliography 键下的内容：

Format document：显示当前要进行修改的文章。

With output：选择合适的格式，点击"Browse"可呈现更多种类格式。

Temporary citation delimiters：临时引文格式的定界符，缺省为大括号。

（2）Layout Tab 键下的内容：

Font and size：参考文献的字型字号。

Bibliography title：参考文献列表的标题，一般是"REFERENCES"或"参考文献"。

Text Format：参考文献列表标题的字型字号。

Start with bibliography number：第一个文献的编号。

First line indent and Hanging indent：首行缩进和悬挂缩进，同 Word。

Line spacing and Space after：文献内行距和文献间行距 Set the line spacing for within a reference and the space after for spacing between references。

"Instant Formatting"键：启动和停止"立即格式化（Instant Formatting）"，使 EndNote 在插入引文的同时能/不能对引文进行格式化。

"Libraries Used"键：显示文章引文的来源库对以上各项进行修改后点击"确定"，EndNote 会依据上述参数重新格式化文章，修改引文格式和参考文献的输出样式。

注意：自己也可以在文献列表里手动修改文献，但重新格式化的时候这些手动修改不会被保存下来。自己也可以在文献列表后手动填写新文献，但新文献必须位于文献列表域之外，否则也不会被保存。

（十）加入图表

存储在 EndNote 库里的映像文件都可以插入到文稿里。除了表格以外，文献里的映像文件在 Word 里都会被当作图形。表格类型文献里的映像在插入 Word 时还是被当作表格处理，与图片的编号各自独立。文稿中插入的图片以"（Figure X）"的形式存在，表格以"（Table X）"的形式出现。依据所选择的输出样式，图表可以在插入段落之后出现，或者在文稿结尾的图表列表里出现。

加入步骤：

（1）进入 EndNote 打开含有映像文件的库；

（2）在 Word 里移动光标至插入位置；

（3）从 Word 的工具栏里进入"EndNote 7.0"子菜单选择"Find Figure(s)"，出现"End-Note Find Figures"对话框；

（4）写入搜索词，搜索词之间可以用"and"连接；

（5）点击"Search"出现搜索结果，选中要加入的文献，点击"Insert"。文章内出现"(Figure X)"，EndNote 自动对其进行编号。

注意：

（1）"Instant Format"的设置只对引文有效，对映像文件无效，每次加入的映像文件都会自动格式化。但如果加入之后你又对映像文件作了修改（如剪切、粘贴、删除、移动），你必须从 Word 的工具栏里进入 EndNote 子菜单选择"Generate Figure List"重新对映像进行格式化。

（2）映像出现的位置由你所选择的输出样式（output style 也就是杂志的样式）决定，如果没有事先设置输出样式，系统缺省设置为出现在所加入的段落之后。要选择输出样式，和引文一样，从 Word 的工具栏里进入 EndNote 子菜单选择"Format Bibliography"，进入"Format Bibliography"对话框选择"With output"。

（3）可以手动调整映像的位置（如剪切、粘贴、删除、移动），但"Generate Figure List"重新格式化时会将映像放回到原先的位置，要使系统保留手动调整结果，进入"Cite While You Write Preferences"的"Figures and Tables"键，选择下面一个选项也就是"记住映像的当前位置"。这样即使重新格式化，映像仍在你想要的位置。

（4）手动调节映像引用处的位置：选择引用点，包括括号，如（Figure 1），拷贝、剪切或拖拽到新位置。

（5）和处理引文一样，对映像改动之后都要重新"Generate Figure List"。

（十一）去域代码

现在很多杂志都要求作者提供电子文稿。格式化后的文稿含有大量域代码，有可能与杂志社的软件不兼容，因此提交前需要去掉文稿里的域代码。方法是从 Word 的工具栏里进入 EndNote 子菜单选择点击"Remove Field Codes"，出现一个提示框，告诉你"该操作将创建一个新的去掉了所有域代码的 Word 文档，原文件仍然打开且无改动"，点击"确定"将新文件存到指定地点。新文件内容和原文件完全相同，只是无域代码，因此不能再对引文进行格式化。

附：域代码的由来和作用：当对文稿进行格式化时，EndNote 会自动生成一个随行库（Traveling Library）以隐藏方式植入到文稿，库里含有当前文稿里所有的文献信息（除了注释、摘要、映像和图解外），域代码可以认为就是这个随行库的触角，存在于格式化后的引文周围和内部，含有该引文的信息。因此即使换一台没有 EndNote 文献库的电脑上，格式化后的文稿也能靠随行库和域代码继续对引文进行修改，而一旦去掉了域代码也就去掉了文献信息。要查看域代码，选中引文所在处（区域呈灰色）点击滑鼠右键选定"切换域代码"，切忌胡乱修改。

二、NoteExpress

NoteExpress 是北京爱琴海软件公司开发的一款专业级别的文献检索与管理系统，其核心功能是帮助读者在整个科研流程中高效利用电子资源，检索并管理得到的文献摘要、全文，在撰写学术论文、学位论文、专著或报告时，可在正文中的指定位置方便地添加文中注释，然后按照不同的期刊，学位论文格式要求自动生成参考文献索引。完全支持中文，是学术研究、知识管理的必备工具,发表论文的好帮手。

NoteExpress 具备文献信息检索与下载功能,可以用来管理参考文献的题录,以附件方式管理参考文献全文或者任何格式的文档。数据挖掘功能可以帮助用户快速了解某研究方向的最新进展,各方观点等。除了管理以上显性的知识外,类似日记,科研心得,论文草稿等瞬间产生的隐性知识也可以通过 NoteExpress 的笔记功能记录,并且可以与参考文献的题录联系起来。在编辑器(比如 MS Word)中 NoteExpress 可以按照各种期刊的要求自动完成参考文献引用的格式化,精准的引用将大大增加论文被采用的几率。与笔记以及附件功能的结合,全文检索,数据挖掘等,使该软件可以作为强大的个人知识管理系统。

(一)新建数据库

在数据录入或导入进行编辑之前,我们需要先建立一个数据库,用于之后的各项操作保存数据之用。如图 7-4-11 左侧所示,建立 library 数据库。

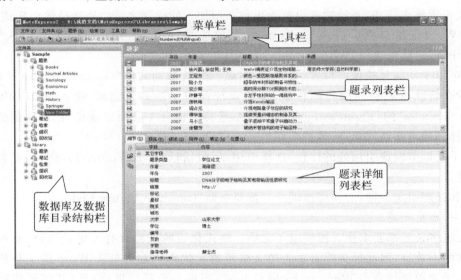

图 7-4-11　NoteExpress 界面

(二)数据添加

1.手工录入

在数据库栏中选定 library,点击菜单栏的"题录"下拉菜单,选择"新建题录"(也可在题录框点鼠标右键新建题录)。系统会弹出一个新建题录的对话框,选择题录类型为"期刊文章",再按需要逐项填写(如图 7-4-12 所示),多个姓名之间用分号隔开。填写完成后点击按钮,保存题录并退出手工录入界面。

2.从数据库中检索导入

维普(VIP)、万方、CNKI、PubMed、Web of Science、Wiley 和 ScienceDirect 等全文数据库厂商都发布其数据库的题录文件,通过检索相关数据库网站后直接导出题录,这些题录数据可以批量导入到 NoteExpress 数据库中供研究时使用。

下面我们将以 VIP、PubMed 为例介绍批量倒入题录(Reference)的方法。

(1)VIP 题录(Reference)批量导入步骤:

①在检索结果显示页面,打勾选中自己感兴趣的搜索结果,然后点击网页右上方"下载所选题录"按钮(如图 7-4-13)。在之后弹出的文本记录下载管理页面的下载内容选择"NoteExpress 输出格式"(如图 7-4-14),最后点击【确定】按钮,下载属性为 . net 的文件;

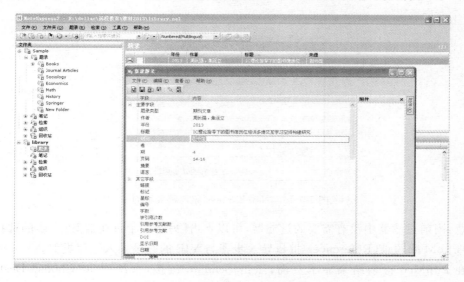

图 7-4-12　NoteExpress 新建题录

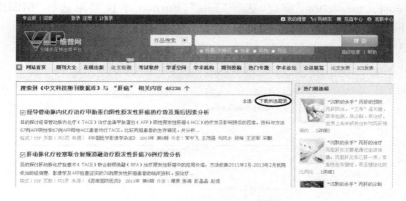

图 7-4-13　维普网检索结果页面

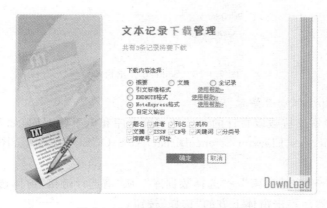

图 7-4-14　维普下载格式选择页面

②通过 NoteExpress 的菜单栏"文件"→【导入题录】进入 NoteExpress 的导入界面,点击"来自文件"后面的"….",指向下载的题录文件路径;

③在"当前过滤器"选择相应的过滤器"NoteExpress"，点击"开始导入"，就可以导入题录（如图 7-4-15）。

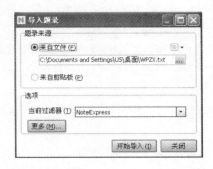

图 7-4-15　NoteExpress 导入题录页面

注意：当前过滤器中没有需要的过滤器，可以点击【另选一个过滤器】进一步的选择。

（2）PubMed 题录（Reference）批量导入步骤与 VIP 的题录导入过程类似。

①在 PubMed 检索结果显示页面，点击 Send to 链接，系统弹出"Choose Destination"窗口；

②在"Choose Destination"窗口，选择"File"，Format 下拉菜单选择"MEDLINE"，点击"Creat File"下载选中的题录（图 7-4-16）；

③同 VIP 的第 2）步操作 NoteExpress，当前过滤器

选择"PubMed"，点击"开始导入"就可以导入 PubMed 题录。

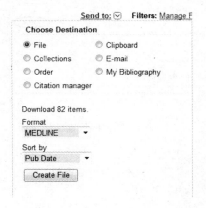

图 7-4-16　Send to 弹出窗口

3.通过 NoteExpress 检索导入

NoteExpress 检索支持数以百计的全球图书馆书库和电子数据库，如万方、维普、期刊网、PubMed、Web of Sciences、Elsevier ScienceDirect、ACS、OCLC、美国国会图书馆等。具体使用步骤如下：

（1）通过"检索"→"在线检索"→"选择数据库"，从"请选择链接"窗体选中将要检索的数据库名称如 PubMed，然后点击窗体下方的"选择"按钮；

（2）选中需要保存的题录，点击"保存题录"（如图 7-4-17）。

4.利用 Word 和 NoteExpress 撰写论文

NoteExpress 支持 Word 和 Latex，可以将参考文献题录作为文中注释插入文章中，软件

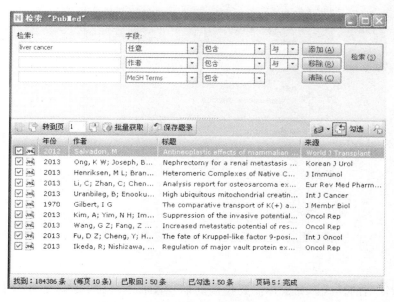

图 7-4-17　NoteExpress 检索导入页面

内置 3000 种国内外期刊和学位论文的格式定义,同时可以在文章末尾自动按照各个期刊杂志的格式要求自动生成参考文献列表。首创的多国语言模板功能,可以自动根据所引用参考文献语言不同差异化输出。这样处理既精确又快速,节约了研究人员的宝贵时间。

具体的使用步骤如下:

(1)将鼠标移至想插入文中注释处,并加上一个空格以区分文章与引文;

(2)选择 NoteExprss Word 插件上的按钮"切换到 NoteExpress",打开 NoteExpress 并选中某条参考文献(Reference),然后点击 Word 插件列表中的"插入引文"按钮;

(3)在需要插入引文处重复步骤(2)即可;

(4)点击 Word 插件上的按钮"格式化参考文献",在出现的"格式化"窗体中点击"浏览"按钮,选择要使用的输出样式,点"确定"按钮,即可自动完成引文格式化,如图 7-4-18 所示。如果需要撤消"格式化参考文献"的结果,点击"引文及参考文献去格式化"按钮。

也可以在 Word 插件的"设置"按钮中,启动即时格式化功能,这样用户插入文中注释后,NoteExpress 可以当即在文章末尾生成格式化的参考文献列表。甚至可以在"设置"中为 Word 插件的所有按钮设置快捷键;

如果希望自己编辑输出样式的格式,可以通过 NoteExpress 的菜单"工具"→"输出样式"→"编辑当前样式"来进行,具体的编辑方式请参见帮助文件;也可以将自己需要的输出样式要求提出在技术支持论坛,由爱琴海软件技术支持人员帮您制作完成。

如果引入论文中的某些参考文献信息的格式化已经完成,而不想被再次改变,可以先在文中选中,然后点击"清除所有域代码"按钮。清除所有域代码后,再点击"格式化参考文献"或"引文及参考文献去除格式化"时,对本篇文章中该文献信息不再产生影响。

(三)输出样式编辑

在引述题录时,样式(Style)很重要。通过工具→输出样式→选择输出样式,将需要的题录输出样式确定下来,才能使文档中的引述题录符合投稿对方的要求。

不同的刊物、出版社,对注释的要求往往有异。NoteExpress 收集了上千种国内外一些常

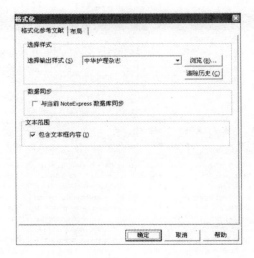

图 7-4-18

见刊物对文献征引的样式。如果你需要投稿的期刊没有 NoteExpress 收集的目录表中,也可以自己进行编辑输出样式,通过"工具"→"输出样式"→"输出样式管理器",可以自由地改造或创建样式。

点击新建,进入样式编辑器,选择参考文献→模板。点击"题录类型"按钮,选择适合的类型,如通用、期刊文章、书。这时编辑框中出现相应以"通用"、"期刊文章"或者"书"为名的编辑条。然后多次点击"插入字段"按钮,在需要的位置选择字段,如"作者"、"期刊"、"标题"、"年份"、"期"等等,并在其间按需要输入标点、插入分隔符(目前版本分隔符有问题,开发者已承诺改进),然后保存。保存时会提示文件名,输入你所定义的期刊或样式名即可。

改造是利用现有样式来作的。在管理器中选择一个与需要近似的模板,对其加以改造,以符合自己的需要。这样会简单一些。但这样做会有一点麻烦,即采用这样作出的样式引用题录时,会出现多余的段落标记,需要一一删去。

(四)搜索与查重

1.搜索

NoteExpress 的搜索功能作得简单实用。点选欲搜索的文件夹,References 或者 Notes,在搜索对象框中输入欲搜索的字段(作者、标题、关键词等等),满足条件的题录或笔记,就会全部列出。

2.查重

通过"工具"→"查找重复题录",在待查重文件夹中选定欲查重文件夹,在待查重字段中选定字段,按查找,重复的题录便显示出来。你可以将重复题录中的不需要者删除。

三、RefViz

RefViz 是 Thomson ISI ResearchSoft 和 OmniViz 公司联合推出的一款可视化文本分析和数据挖掘工具软件。它采用文献聚类地图的形式来输出对文献出处的分类,可视性强,便于理解,可以清晰地展示出不同主题之间相关性分析,从而为用户提供一种快速了解某一学术领域研究进展和概况的方法。

RefViz 并不是单纯通过词频来统计,而是通过一种数学模式找出哪些词是最重要的,哪些是次重要的,哪些是无关紧要的,然后利用这两种词对每篇文章进行标识,再通过标准的聚类方法将这批文献分成若干组(Group),通过图示的方式将这些组的文献根据相互间的关系呈现出来,每个文件夹图标表示一组文献,每组文献之间根据相互的类似程度进行排列。图标的大小代表文章数的多少,分布的位置靠得越近,内容越相似;文件夹越密集,说明这些方面的文献越多,是这批文献中研究的热点方向。

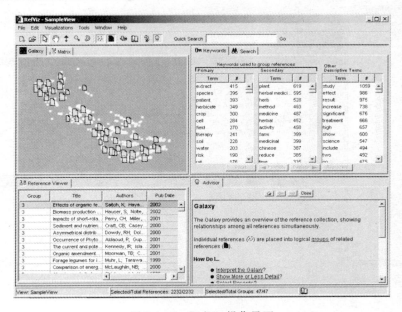

图 7-4-19　RefViz 操作界面

对于当今世界大量的科技文献来说,RefViz 为用户提供了一种快速了解某一学术领域的方法。归纳起来,RefViz 的功能主要有:

(1)文献信息分析和归类,并能通过直观的二维图形将各文献之间的相互关系显示出来。用户可以根据这种功能快速分析海量的文献,迅速获取自己感兴趣的信息,掌握一系列文献的主题内容,从而可以有选择地阅读文献,节约大量的宝贵时间。

(2)用户可以根据各文献之间的相互关系了解某一学科领域的发展动态,发现新的学科生长点等,从而开拓研究思路,提高研究效率。

(3)RefViz 可与文献管理软件 Endnote、Reference Manager(RM)和 ProCite 无缝链接,提供了在重要主题和标题下可视化浏览相关文献的一种强有力的方法。

四、Quosa

Quosa 软件是一款优秀的文献信息处理软件。Quosa 起源于 1996 年,旨在为生物医学研究者能够更有效地管理文章而研发,2002 年问世。Quosa 具有强大的检索功能,可以凭借直观化的档案管理接口来管理所有文献;同时提供书目与全文的同步储存功能,方便分析文献住处;读者还可以借助 Quosa 来编辑及分享文献中的重要数据。

Quosa 提供很多数据库检索接口,如 OvidSP 数据库、PubMed、Google、USPTO(美国专利检索)等。Quosa 能够从 PDF 文件中将文献的标题、专栏、刊物、作者等相关信息识别出来,这是其他软件所不具备的功能。

　　Quosa 提供自动追踪最新文献功能,读者可以按照设定的周期定期到网上检索相关的文献,如果有新的文献发布,Quosa 会自动下载到本地计算机或者通过 email 通知用户,省去用户重复上网检索的时间。

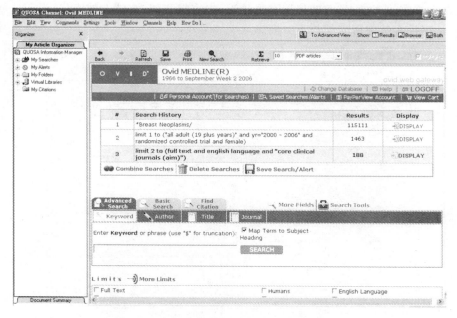

图 7-4-20　Quosa 在线检索页面

五、RefWorks

　　RefWorks(在线版)是个人书目信息管理工具,用于帮助用户建立个人的文献数据库。它可让你筛选和保存从各方面下载的文献数据,直接由因特网上的数据库或以人工输入方式,导入有关数据到 RefWorks 系统。同时把你编写的文章,按某一期刊的投稿要求格式化并自动加上引用参考文献,方便投稿。

　　RefWorks 可以提供超过 70 个不同数据库来源(如:EBSCOHost,SDOS,Proquest、PubMed 等)的书目资料统一管理的接口、提供超过 50 个不同图书馆自动化系统(如:国家图书馆,MIT 等)的书目资料统一管理的接口,帮助读者依照不同的书目输出格式(例,IEEE,APA,AMA 等)将个人的书目资料整合到期刊论文中。

　　Refworks(在线版)无需安装任何软件工具,不受时间与空间的限制,与多数电子资源系统兼容,并提供英文,简体中文及繁体中文等多种语言接口。

练习题

　　1.医学论文的常见类型有哪些?

　　2.学术论文由哪几部分组成? 每部分的主要内容有哪些?

　　3.掌握常见参考文献的著录格式,能够对期刊论文、图书、学位论文和电子期刊等类型参考文献进行正确著录。

第八章　科技查新

科研人员在申请课题立项、结题、申报奖励等时，相关机构往往需要课题组提供科技查新报告。科技查新须由具有查新资质的查新机构完成。

第一节　科技查新定义

科技查新简称查新，以反映查新项目主题内容的查新点为依据，以计算机检索为主要手段，以获取密切相关文献为检索目标，运用综合分析和对比方法，对查新项目的新颖性做出文献评价的情报咨询服务。

新颖性：查新委托日或指定日以前查新项目的查新点没有在国内或国外公开出版物上发表过。

这里要注意关键词"公开出版物"强调的是影响查新新颖性是指出版物公开，如果已有相同或类似成果在国内使用，但未在出版物上公开，不影响委托课题的新颖性。

公开出版物包括印刷型出版物、电子出版物、网络文献、缩微胶片等。一般内部资料或保密资料不属于公开出版物。

第二节　科技查新机构

科技查新机构是指具有科技查新业务资质的信息咨询机构。目前我国主要有教育部批准的教育部科技查新工作站，2003 以前由科技部批准的各省的科技情报查新中心，以及各省卫生厅批准的查新工作站等。一般而言，教育部科技查新工作站及各省具备一级查新资质的查新工作站所出具的查新报告适用于各地各级项目申报，而一些地方或部委批准的查新站所出具的查新报告的使用范围具有一定的局限性，一般适用于当地所属系统范围内。

教育部科技查新工作站根据机构资源特色和专业特色分为四大类：综合类、理工类、农学类、医学类（详见 http://www.chaxin.edu.cn/show/List.xhtml），分布在全国各地高校图书馆，委托人可就近进行查新委托。

以浙江省为例，教育部批准的查新工作站包括浙江大学科技查新工作站（Z09），可进行综合类查新；宁波大学科技查新工作站，可进行理工类查新。原属科技部的浙江省科技信息研究院查新咨询（评估）中心，可进行综合类查新。另外还有浙江省卫生厅批准的查新机构包括浙江省医学情报研究所、杭州市医学情报检索中心、温州医学院图书馆情报检索室和宁波市医学文献检索中心等可出具浙江省卫生厅立项等需要的查新报告。具体联系方式如下：

查新机构名称	地址	网址	电话
浙江大学科技查新工作站(Z09)	杭州市浙大路 38 号	http://cx.zju.edu.cn/index.php	0571—87951726
宁波大学科技查新工作站(GN01)	宁波市江北区风华路 818 号	http://kjcx.nbu.edu.cn/	0574—87609678
浙江省科技信息研究院查新咨询(评估)中心	杭州市环城西路 33 号	http://cx.zjinfo.gov.cn/	0571—85112281
浙江省医学情报研究所	杭州市天目山路 182 号	http://www.zjams.com.cn/yjs05/wxjs.htm	0571—88215547
杭州市医学情报检索中心	杭州市开元路 70 号	http://www.hzhic.com.cn	0571—87086315
温州医学院图书馆情报检索室	温州医学院	http://lib.wzmc.edu.cn/fwzn/ktcx.asp	0577—86689870
宁波市医学文献检索中心	宁波迎风街 23 号		0574—87326531

科技查新属情报服务范畴,一般需收取一定费用,收费标准根据地区和机构差异各自不同,但大多会在其查新站主页上公开。

科技查新的完成需要一定的时间,一般根据查新点的多少、查新目的是国内还是国内外查新、是否加急等不同而不同,具体完成时间可根据委托人与查新员就课题情况商议后,签订查新合同确定。

第三节　科技查新委托书撰写要求

科技查新委托人须向查新机构递交查新委托书,签订查新合同。

查新委托书的主要内容包括查新课题中英名称、委托人信息、查新机构信息、查新目的及范围、查新项目的科学技术要点、查新点、参考检索词、课题组已发表的相关论文、委托人已了解的相关文献等内容。下面介绍查新委托撰写过程中的注意事项。

一、查新目的及范围

查新目的是指科技查新报告的具体用途,例如用于立项、成果、产品、标准、专利等相关事务。

查新范围指的是查新的专业范围、地域范围和时间范围。其中专业范围指查新项目主题涉及的专业技术领域,如化工、医学等;地域范围指查新项目应当检索的区域,一般分国内查新和国内外查新;时间范围指查新项目应当检索的时间区间。

二、科学技术要点

查新项目主要研究内容关键点,包括研究目的、技术方案和技术效果。其中研究目的是指查新项目要解决的技术问题；技术方案是指查新项目为研究解决技术问题所采取的技术手段，通常包括产品的结构、配方、工艺、技术参数，采用的技术路线和方法等若干技术特征；技术效果指查新项目技术方案所获得的预期结果或实际结果，包括技术指标、功能、功效、适用范围、推广程度、社会经济效益等。科学技术要点应能包容或体现项目查新点。

需要注意的是，科学技术要点由委托用户提供，一般要求为涵盖上述内容的项目概述，要求用词简洁，且不得含有自我评价的主观用语，如"国内最好"，"性能最佳"，"指标高于同类产品百分之"等用语。

三、查新点

查新点是需要查证的查新项目的科学技术要点，能够体现查新项目新颖性和先进性的技术特征点。每一个查新点应清楚、准确，突出一个技术主题或技术特征。

查新点是整个查新报告围绕工作的核心，用户撰写查新点时首先要明确"我要做什么"，"我做的与别人的有什么不同"，强调的是"不同之处"。查新点的撰写要注意以下事项：

- 描述必须精练准确，用词简洁。
- 查新项目有多个查新点需要查证时，应逐条分别列出。每个查新点只可表达项目的一个基本特征。
- 不可将所查领域的一般技术特征作为查新点。
- 涉及技术时，须用专业术语或公认的表述，不能用自命名的词汇表述（除此命名已在课题组曾经公开发表的文献中出现过，且为大家所公知）。
- 突出重点，即选择项目的主要创新之处作为查新点。
- 表述须客观、科学。避免使用评价性语言，如"首次"、"填补空白"、"国际先进"等等。
- 查新点中涉及多个指标时，需要逐一将指标列出。

四、参考检索词

查新委托人委托查新时，须同时提交参考检索词，即与查新项目主题相关的供查新人员参考的中文或中英文对照的检索词，检索词是同行通常使用的词，包括规范词、关键词、同义词、缩写词、相关词、分类号、化学分子式、化学物质登记号（CAS登记号）、物种拉丁名等。

此外，委托人还需向查新机构提交真实可靠的支撑资料，如课题技术报告。查新委托单中如有需要查证的相关数据、指标，还应提交权威机构的检测报告。而且，委托人应尽可能向查新员提供国内外同类科学技术和相关科学技术的背景资料，提供与查新项目相关的国内外参考文献，以供查新员在检索时参考。

第四节　科技查新检索

查新检索是查新的关键，科技查新检索方法对于委托人自检、查新员检索、科研人员文献调研等均具指导意义。

广义的信息检索是指将杂乱无序的信息按一定的方式组织和存储起来，并根据信息用户的需要找出相关信息的过程和技术。

科技查新是文献检索和情报调研相结合的情报研究工作，它以文献为基础，以文献检索和情报调研为手段,以检出结果为依据,通过综合对比分析,对查新项目的新颖性进行情报学审查,写出有依据、有分析、有对比、有结论的查新报告。也就是说查新是以通过检出文献的客观事实来对项目的新颖性做出结论。因此,查新检索有较严格的年限、范围和程序规定,有查全、查准的严格要求。

由此可见,科技查新检索并非单纯的文献检索,要求既全又准。所谓全,是要求选择资源要全,专业文献要全,检索词选择要全,命中文献要全;所谓准,是要求选择的对比文献与查新课题必须相关,特别是直接影响查新结果的文献须为密切相关。

科技查新检索的结果直接影响查新报告的质量。查新课题包罗万象,但查新检索具有一定的基本流程,熟练掌握查新检索的基本流程,将有助于避免查新员因检索失误带来的查新结论的偏差。

一、全面分析查新课题

查新检索前,检索人必须先弄清楚课题的研究内容,课题研究者要达到的目的和意图,力求达到与课题研究者的想法一致,这样一方面既能使检索结果符合课题,另一方面,也能节省检索人的检索时间,避免因理解偏差带来的反复。

全面分析课题的目标:大致了解课题的研究内容,准确理解查新点含义。具体方法:

(一)精读技术报告

精读技术报告的目的在于搞清楚研究人员为什么要做这个课题,课题的研究内容,研究者是如何进行研究的。由于用户委托涵盖学科广泛,查新人员经常需要完成非本专业背景的查新课题,如何尽快读懂非查新员熟悉专业的技术报告,需要掌握一定的阅读技巧。通常,一般先通读技术报告,对于不甚了解的基础知识可以查询各种专业词典或各种网络百科中找到解释,而对较为专业问题则可直接与用户沟通。然后,有针对性地精读技术报告中查新点内容相关部分,明确用户的检索目的、要求、范围,为后续的检索策略的制定打下良好的基础。

(二)掌握科学技术要点

科学技术要点是对课题的客观概述,是用户技术报告的高度浓缩,它简述项目的背景技术、解决的技术内容及方法、主要的技术特征、技术参数或指标、应用范围等。检索人须在精读技术报告的基础上,熟练掌握课题的科学技术要求。

(三)梳理查新点

查新点应是课题的创新点,是用户要求查证新颖性的部分。查新点一般从科学技术要点中提取,或者是技术要点中的关键部分,是检索人拟定检索词和制定检索策略、撰写查新报告、进行对比分析和判定查新结论的依据,因此查新点是查新项目的核心,整个查新检索及报告撰写工作都是围绕查新点来进行,检索人须明确理解查新点的具体含义。需要注意的是,常常由于用户对查新的不了解或部分用户对非课题组成员的保密、戒备等原因,用户最初提交的查新点不一定是最终的查新点,往往需要通过检索人预检分析后,与用户进一步沟通修改查新点。因此,梳理查新点的要求一方面充分理解查新点含义,另一方面也需要根据查新规范重新精练、准确地规范处理查新点。

(四)明确查新要求

检索人须了解用户的查新要求是国内查新、国外查新或是国内外查新,是专利查新或是科技文献查新,这是确定查新范围的前提。

二、合理选择检索资源

检索人在了解用户的查新要求的基础上,明确检索资源的时间跨度、地域、语种及信息类型,以确定一个合理的检索范围。资源选择的时间跨度需要符合《科技查新规范》要求,应以查新项目所属专业的发展情况和查新目的为依据,一般要求对相关资源回溯 10～15 年。

合理选择查新检索资源,需要考虑课题的专业背景、查新类型等因素。课题的专业背景考虑课题所属的理、工、农、医、人文、社科等专业学科,从而选择合适的专业资源。目前查新检索基本以计算机检索为主,但不可忽视手工检索的辅助。资源选择时,还需要考虑课题的查新类型,如是立项查新、鉴定查新、报奖查新、新产品开发、专利申请、技术引进或转移,从而在资源选择时有所侧重。如新产品查新,除了基本的查新资源外,还需要特别考虑产品类专题数据库,网络搜索引擎检索产品性能参数、指标等也成为重点检索项。一般检索时所包括的文献类型包括期刊、会议论文、学位论文、专利、标准全文、产品规格及说明书、网络报道、图书等。

查新资源包括基本数据库及辅助资源。其中基本数据库是指涵盖相应学科或专业查新所需文献信息,针对性强、数据收录完整,更新及时,被公认为具有很高相关文献信息覆盖率的权威或主要数据库。基本数据库包括综合数据库和专业数据库。而辅助资源包括图书、参考工具书、网络文献等。

以中文查新为例,中文基本数据库中综合数据库包括 CNKI(中国知网)、万方数据库资源、维普、中国专利、国家科技成果网(科学技术部),专业数据库则包括中国生物医学文献数据库(CBM)等;相关的辅助资源则包括图书(包括印刷型图书和电子图书)、工具书(包括印刷型工具书和网络工具书)、标准、全球产品样本数据库(GPD)、网络报道(新闻报道、产品规格与参数)等。中文资源的选择相对比较简单,中文综合数据库大多同时是全文数据库,但各自的检索特点不尽相同,资源类型也各有侧重。

以外文查新为例,外文建议综合文摘库包括 Web of Science (SCI-E/SSCI/A&HCI)、Engineering Village、SCOPUS、德温特专利等,外文建议全文数据库包括 SpringerLink、Elsevier ScienceDirect、Wiley-Blackwell、EBSCO、PQDT 学位论文全文等。外文专业数据库则根据课题的不同进行相应的选择,如医学类查新检索必须选择 Pubmed,计算机类查新检索须选择 ACM、IEL,数学类查新检索须选择 MathSciNet,化学、化工、材料、药学等查新检索必须选择 SciFinder Scholar (CA),经济、管理类查新检索须选择 Emerald、Gale 专题数据库等。外文辅助资源的选择与中文类似。

三、选择检索词

主要从查新点中初步提取检索词。以与课题内容相关的规范性检索词为主,如关键词、主题词,辅以自由词,但不宜采用短语,也不能含有检索系统禁用词、介词等。检索词的提取是一个循环迭代的过程,一般需要经过初检、调整等。

例如,查新点为"视觉系统周边抑制的时间过程及其实验方法研究",从查新点中初步提取中文检索词"视觉;周边抑制",经过对命中文的初步理解,发现需要增加检索词"周围抑制"。

再如,查新点为"空调冷媒铜管钎焊施工方法",从查新点中初步提取检索词"空调;钎焊;冷媒铜管;施工",经过对命中文的初步理解,发现需要增加检索词"冷媒管;安装"。

检索词的选择需要考虑很多方面。一般说来,需要注意以下区别与联系:

（一）关键词、主题词、自由词

关键词（keywords）是指单个媒体在制作使用索引时所用到的词汇，是网络搜索索引主要方法之一，现在大部分的图书及网上检索都是用关键词检索的形式。主题词（subject）又称叙词，在标引和检索中用以表达文献主题的规范化的词或词组，是文献加工者根据规范提取的规范词。而自由词是指直接用自然语言中的词或词组，它在叙词中不出现，由于现代科技的迅猛发展，新的专业词汇不断出现，所以在科技论文中其关键词的提取大都是自由词[3]。不同的检索系统对这几种词的支持各不相同，但一般而言，用主题词命中的结果与查新课题的相关度最高，关键词其次，这二者都高于自由词。

（二）上位词与下位词

查新检索词的选择要特别注意上位词和下位词。上位词（hypernym）指概念上外延更广的主题词；下位词（hyponym）是指概念上内涵更窄的主题词[3]。例如："花"是"鲜花"的上位词，"花"同时是"植物"的下位词。如某查新点为"采用基于人工智能技术的考试系统"，此时不能只选择"人工智能"为检索词，须考虑一些常用的人工智能技术，如模式识别、神经网络、遗传算法、蚁群算法、粒子群算法等，应将这些人工智能的下位词同时作为检索词。一般检索人可借助工具书、维基百科、百度百科等查找某主题词的上位词、下位词。

（三）同义词

同义词是名称不同但表达的词条意思相同的词条[3]。从查新的角度来看，同义词的选择可考虑音译同义词、语义同义词、缩略词等。音译同义词是指因翻译拼法不同导致的同义词，如"Markov"译为中文后可能有"马尔科夫"、"马尔克夫"、"马尔卡夫"、"马尔可夫"、"马尔柯夫"等多种形式，在重庆维普系统关键词和题名中检索到"Markov"相关内容 2343 条记录，"马尔科夫"命中 1464 条记录，"马尔克夫"命中 19 条记录，"马尔卡夫"命中 1 条记录，"马尔可夫"命中 4723 条记录，"马尔柯夫"命中 666 条记录，而如果用"Markov OR 马尔科夫 OR 马尔克夫 OR 马尔卡夫 OR 马尔可夫 OR 马尔柯夫"检索，命中 8770 条记录。

语义同义词是指含义相同，但表达不同的词[3]。如"癌"和"肿瘤"，"图像"和"图象"；"三维"、"立体"、"3D"，"二维"、"平面"、"2D"均为此类同义词。

缩略词是一种词语的简易格式，又称缩略语或简称。它是从词中提取关键字来简要地代表原来的意思[3]。例如，"欧洲联盟"被省略作为"欧盟"。在查新中，此类词也用得较多。如"计算机辅助设计"的缩略词"CAD"用得更为广泛，"全球卫星定位系统"的缩略词"GPS"也更为大家所了解。因此在查新过程中，缩略词须作为同义词进行组合检索。

（四）分类号

此处主要是指专利分类号。专利的检索绝不能仅采用关键词，这将可能产生较多的漏检，必须利用专利分类号进行组合检索。

检索词选取注意事项：

（1）尽量不漏同义词。

如查新点"沉浸式视功能诊疗显示装置"

"视功能"的可能同义词有：视觉；视功能；视力；视野；色觉；斜视；弱视；远视；近视；色盲

"装置"的可能同义词有：机；器；仪；设备；装置；系统

（2）选词不能过于宽或过窄。

检索词过宽易影响所检文献与查新点的相关度，如尽量避免采用"稀土元素"，"食品"等这位级别很高的上位词，而应添加具体类别加以明确，必要时应向下位词扩检。如某查新点中采用了"电阻焊"技术,检索时可能需要考虑点焊、缝焊、凸焊等具体技术;再如某查新点中提到"过电压保护装置",查新检索时须考虑"避雷针"、"避雷器"、"接地装置"等具体设备。当然,选词也不能过窄,要慎用词组或短语,如"视功能诊疗显示装置",而是用几个规范词 and 的形式代替。

(3)形容词或副词不能做检索词。如"厚"、"大"、"微"等均不能选为检索词。

(4)注意词的全称、简称及缩写字母。如:乙型病毒性肝炎、乙型肝炎、乙肝、HB 在查新检索时均为同一含义。

(5)注意外来词的不同译法和含义。如"巴氏合金"、"白合金"、"锡基合金"等。

(6)希腊字母"α"、"β"和特殊符号"/"等不能作为检索词。

(7)根据查新项目和查新点的技术内容恰当选词,不能生搬硬套查新点中的关键词。

如某查新点"基于智能手机的、采用音频信号测距室内定位系统",初步利用(手机 OR 移动终端 OR 移动设备)AND(定位 OR 导航)AND 室内 AND(音频 OR 声波)并未能未检索到相关文献,分析检索策略后知道"室内"在此不宜作为检索词,拿掉该检索词后重新检索,命中了一篇密切相关专利文献"移动终端定位方法、设备和系统[发明专利]",该移动终端定位系统可用于超市内员工的定位。检索词的选择在此严重影响了查新点的新颖性是否成立。

(8)检索词应结合查新项目的主题进行分析与选择。

如某查新点"能源生态标签对消费者决策和购买行为的影响",初步用"能源 AND 生态 AND 标签 AND(消费 OR 决策 OR 购买)"并未能检索到相关文献,分析可发现所谓"能源生态标签"即为大众所知的能耗标签、能效标签等,故修改为"(能源 OR 能耗 OR 能效)AND(标签 OR 标志 OR 标识 OR 等级)AND(消费 OR 决策 OR 购买)"后仅在维普题名中就能检索到 100 余条记录。

(9)对于医学类或与医学学科交叉的课题,辅以主题词字段检索弥补检索选词的局限。

《中国生物医学文献数据库》采用《医学主题词表》(简称 Mesh 词表),提供了主题词检索途径 。主题词表是树状结构,默认为扩展所有下位类检索,在检索医学类查新课题时,一般要求必须考虑 Mesh 词表检索,但需要注意的是,如是检索很新的概念,特别是课题立项查新,查新概念尚未规范为主题词时,用主题词法检索就很难找到所需信息,需用自由词检索。

(10)通过 IPC 分类号检索提高专利文献的查全率和查准率。

四、检索策略的确定

检索策略是指为实现检索目标而制定的对检索过程的周密安排,具体反映在查新报告中体现为检索式词语的选择及其逻辑组配。检索式须真实反映查新报告中所列出相关文献的检出过程,检索式的逻辑组配应与所用数据库的检索要求相符合。

检索策略是科技查新的灵魂,其好坏直接影响查新报告的质量。一般不太可能一次检索就得到最相关而全面的文献,检索策略的制定实际上是一个不断反复、调整、逼近目标信息的过程。在不断的反馈调节过程中,明确目标信息需求,找到恰当的检索词及检索策略。

查新检索要求全而准,但在实际查新过程中,查准是必须的,而查全是相对的,这主要有数据资源的客观原因,也有检索局限的主观原因,而对于主观原因,要求检索人通过不断的学习、调整去尽量避免。

检索策略可能导致检索结果过多、过少(甚至为零)、误检等情况,对于这些情况可分类处理。

(一)检索结果为零或过少的处理

任何创新都是在前人研究的基础上进行的,因此查新检索的基本要求之一是检索结果不能为零。当检索结果为零或命中量过少时,需要扩检。扩检的方法包括减少检索词、将逻辑运算符"AND"改为"OR"、采用上位词检索、结合分类号检索、进行截词检索,另外还可增加检索途径,将检索字段限制由题名、关键词增扩到摘要、全文等。

(二)检索结果过多的处理

当检索结果过多时,需要缩检。具体缩检的方法包括:提高检索式的专指度,如增加检索词;将"OR"运算符改为"AND"运算符,增加相互制约;限制检索词出现的字段,如将检索字段限制在题名、关键词或摘要中;利用 NOT 限制与查新点不相关文献的输出,减小检索产生的噪音等。

(三)误检的处理

检索人对查新课题与查新点片面、甚至错误的理解,将可能出现检索结果与实际研究的偏离,导致错误的结论。解决此类问题的方法是重新阅读查新课题的技术报告,重新检索检索词。

对于产品类查新检索,还需要注意在进行参数与性能对比时,一般进行同级别对象的参数比较,否则检索无意义。

查新检索策略的制定是一个循序渐进的过程,具有一定的难度,但有两个比较经典的范式可以参考。

检索策略经典范式 1:基于 A 方法 B 研究

对于此类查新点,可能 A 方法与 B 研究均已有,在制定检索策略时,一般可本着先紧后松的原则进行。

制定第一个检索策略为"A AND B",在所选资源中检索是否命中相关文献?如果有相关文献命中,则直接否定了查新点,此时需要与用户讨论修改或删除原查新点。需要注意的是,在查新检索时,任何否定都需要在全文级别进行。如果全文中没有命中相关文献,则可制定第二个检索策略"A" OR "B",再到相关数据库中检索有没有相关文献,而此时可以不在全文级别检索,直接可在题名(TI)、摘要(AB)、关键词(KW)等级别进行。

例如查新点"铋、镍共掺钡长石氟氧化物透明微晶玻璃的近红外发光性能研究"。

制定检索式一为 CS1(镍 or NiO) and (铋 or Bi_2O_3) and (玻璃 and 微晶 or 玻璃陶瓷) and 近红外 and (发光 or 荧光),在全文中仅检索到此查新项目组成员发表的 3 篇文献。此时可将"铋、镍共掺"视为 A,余下为 B,扩大检索范围时可直接检索 B,即检索式二:CS2(玻璃 and 微晶 or 玻璃陶瓷) and 近红外 and (发光 or 荧光),结果在题名(TI)、摘要(AB)、关键词(KW)中检索到相关文献 40 余篇。

检索策略经典范式 2:基于 A 和 B 的 C 研究

①第一步:"A and B and C"有没有?如果有相关文献检出,直接否定或修改查新点;如果没有命中相关文献,转②和③

②第二步:"A and C"有没有相关文献?如果有相关文献检出,可选作查新对比文献进行分析;

③第三步:"B and C"有没有相关文献?如果有相关文献检出,可选作查新对比文献进行分析;

④第四步：如果②和③都没有检索出相关文献，可直接在题名（TI）中用"C"检索，以了解究竟有关 C 的研究采用什么方法，并选择典型文献做分析。

例如查新点"融合视觉感受野和小世界特性的神经振子网络模型的图像分割方法"的检索策略制定如下：

①CS1：视觉感受野 and 小世界 and 神经 and 网络 and（图像 or 图象）and 分割

②CS2：（视觉感受野 or 小世界）and（图像 or 图象）and 分割

③CS3：（振荡 or 脉冲耦合）and（图像 or 图象）and 分割

再如查新点"基于多吸引子工况分析、凸优化理论和紧耦合网格策略的复杂工业全局能耗优化及网格单元控制方法研究"的检索策略制定如下：

①CS1：（吸引子 or 稳态 or 稳定状态）and（凸优化 or LMI or 线性矩阵不等式）and（耦合 or 连接）——结果未检索到相关文献。

②CS2：多吸引子 ——检索到 20 余篇相关文献。

③CS3：（稳态 or 稳定状态）and（能耗 or 耗能 or 能源管理 or 单元控制 or 单元级控制）and 工业过程——检索到 30 余篇相关文献。

④CS4：（凸优化 or LMI or 线性矩阵不等式 or 紧耦合 or 强耦合 or 强连接）and（能耗 or 耗能 or 能源管理 or 单元控制 or 单元级控制）and 工业过程 ——检索到 10 余篇相关文献

无论是计算机检索，或是人工检索，查新检索的过程都是由人来设计检索方案并操作完成的，因此，检索人的水平决定了查新报告的质量。一个合格的查新人员需要具有必备的查新素质，在尊重每一位用户的前提下，对每一个查新点都要有高度怀疑精神和求是严谨的工作作风。可以说，查新是经验的积累，认真对待每一个查新课题的查新点，熟练掌握查新检索的技巧，将有助于更快地提升查新检索的能力与水平。

思考题

1. 科技查新的"新颖性"指的是什么？
2. 查新检索与一般的文献检索的区别和联系？
3. 检索结果过多或过少时如何处理？
4. 请尝试编制查新点"研制电磁兼容·传导干扰测试仪器，它的工作频率范围为 10K～300MHz，并具有峰值、准峰值和平均值三个检波器"的检索策略。

参考文献

[1] 科技查新手册
[2] http://baike.baidu.comview5169262.htm
[3] 百度百科

图书在版编目（CIP）数据

医学文献检索 / 邢美园,王鸿,何立芳主编.—杭州：
浙江大学出版社,2006.12(2019.1重印)
ISBN 978-7-308-05055-5

Ⅰ.①医… Ⅱ.①邢… ②王… ③何… Ⅲ.①医学—
情报检索—高等学校—教材 Ⅳ.①G252.7

中国版本图书馆 CIP 数据核字（2006）第 139722 号

医学文献检索（第三版）

邢美园　王　鸿　何立芳　主编

责任编辑	傅百荣	
封面设计	刘依群	
出版发行	浙江大学出版社	
	（杭州市天目山路 148 号　邮政编码 310007）	
	（网址：http://www.zjupress.com）	
排　　版	杭州中大图文设计有限公司	
印　　刷	杭州杭新印务有限公司	
开　　本	787mm×1092mm　1/16	
印　　张	17	
字　　数	446 千	
版 印 次	2014 年 2 月第 3 版　2019 年 1 月第 12 次印刷	
书　　号	ISBN 978-7-308-05055-5	
定　　价	36.00 元	